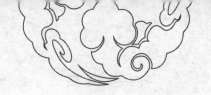

常见病奇效秘验方系列

关节炎
奇效秘验方

总　主　编◎吴少祯

执行总主编◎王馥恩　贾清华　蒲瑞生

主　　　编◎王　兵

U0233026

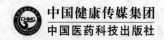

中国健康传媒集团

中国医药科技出版社

内 容 提 要

本书精选了中医药治疗关节炎的灵验效方千余首，包括内服方、外用方等，并且对每首方剂的功效、主治都加以详细说明，反映了中医药治疗关节炎的最新研究进展和研究成果，内容丰富，通俗易懂，具有较强的实用价值。本书既可供临床医生、科研人员及中医院校师生参阅，也可作为普及关节炎相关知识的科普书，供广大关节炎患者及家属阅读参考。

图书在版编目（CIP）数据

关节炎奇效秘验方/王兵主编 .—北京：中国医药科技出版社，2023.3
（常见病奇效秘验方系列）

ISBN 978-7-5214-2602-1

Ⅰ.①关…　Ⅱ.①王…　Ⅲ.①关节炎—验方—汇编　Ⅳ.① R289.5

中国版本图书馆 CIP 数据核字（2021）第 132536 号

美术编辑　陈君杞
版式设计　南博文化

出版　**中国健康传媒集团**｜中国医药科技出版社
地址　北京市海淀区文慧园北路甲 22 号
邮编　100082
电话　发行：010-62227427　邮购：010-62236938
网址　www.cmstp.com
规格　880×1230mm $^1/_{32}$
印张　20
字数　516 千字
版次　2023 年 3 月第 1 版
印次　2023 年 12 月第 2 次印刷
印刷　三河市万龙印装有限公司
经销　全国各地新华书店
书号　ISBN 978-7-5214-2602-1
定价　**49.00** 元

获取新书信息、投稿、为图书纠错，请扫码联系我们。

《常见病奇效秘验方系列》

编委会

总 主 编◎吴少祯

执行总主编◎王醊恩　贾清华　蒲瑞生

编　　　委（按姓氏笔画排序）

编委会

主　　编◎王　兵

副主编◎陈　斌　孟　璐　贾春晖

编　　委（按姓氏笔画排序）

王　兵　王玉玲　杨洪敏

肖诚浦　陈　斌　邵禹铭

孟　璐　赵文振　秦　雯

贾春晖　徐皓煊　黄云蕾

出版说明

中医方剂，肇自汤液，广于伤寒。在中医的历史长河中，历代医家留下了数以万计的验方、效方。从西汉的《五十二病方》，到明代的《普济方》，再到今天的《中医方剂大辞典》，本质上都是众多医家效验方的集录。这些优秀的效方、验方凝聚了古今医家的智慧和心血，为我们提供了宝贵的经验。

为此，我们组织专家编写了《常见病奇效秘验方系列》丛书，本套丛书包括儿科疾病奇效秘验方、颈肩腰腿痛奇效秘验方、消化系统疾病奇效秘验方、肝胆病奇效秘验方、痛风奇效秘验方、皮肤病奇效秘验方、关节炎奇效秘验方、失眠抑郁奇效秘验方、妇科疾病奇效秘验方、糖尿病奇效秘验方、神经痛奇效秘验方、高血压奇效秘验方、肺病奇效秘验方、中医美容奇效秘验方、便秘奇效秘验方，共计15个分册。每首验方适应证明确，针对性强，疗效确切，是临床医师、中医药学子和广大中医爱好者的必备参考书；同时，患者可对症找到适合自己的效验方，是患者家庭用药的便捷指导手册。

需要说明的是，原方中有些药物，按现代药理研究是有毒性或不良反应的，如附子、川乌、草乌、马钱子、木通、山慈菇、细辛等，这些药物大剂量、长期使用易发生中毒反应，故在使用之前，务必请教一下专业人士。

本套丛书在编写过程中，参阅了诸多文献资料，谨此对原作者表示衷心感谢！另外，书中难免会有疏漏之处，敬请广大读者提出宝贵意见。

中国医药科技出版社

2023年2月

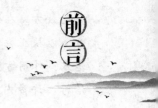

　　千方易得，一效难求。中医方剂，肇自《汤液》，广于《伤寒》。在中医的历史长河中，历代医者留下了数以万计的验方、效方。从西汉的《五十二病方》，到明代的《普济方》，再到今天的《中医方剂大辞典》，本质上都是众多医家效验方的集录。研究古今效验方，能使我们从众多医者对疾病病因病机及方药理论的认识中汲取精华，有助于探索疾病的辨治规律，这正是丰富中医理论的最佳方式。因此，验方的收集、整理、研究，对于推动中医学术的发展起着十分重要的作用。

　　在西医学中，关节炎是指发生在人体关节及其周围组织，由炎症、感染、退化、创伤或其他因素引起的炎性疾病。临床常见的关节炎有风湿性关节炎、类风湿关节炎、骨关节炎、痛风性关节炎、肩关节周围炎、强直性脊柱炎、银屑病性关节炎，还有其他类型如肠病性关节炎、反应性关节炎、化脓性关节炎、创伤性关节炎等。这些疾病共同的临床表现为关节的红、肿、热、痛、功能障碍或关节畸形，严重者会导致关节残疾，影响患者生活质量。

　　关节炎的共同临床表现，符合中医"痹证"的特点。在《黄帝内经》"风寒湿三气杂至，合而为痹"及"逆其气则病，从其气则愈"的理论指导下，历代医家积累了丰富的临床经验。他们从整体出发，关注痹证发生发展中正邪斗争的情况，创制了大量的灵验效方。在这些灵验效方中，既有内服方，也有外用方。内服方多以扶正祛邪为主要指导原则，重在调整气血运行状态，强调治本；外用方则更多地关注关节局部的肿胀、疼痛等表现，重在治标。许多内服方，除了煎汤内服外，还可以将药渣煎汤熏蒸、外洗，这样统筹兼顾，药尽其用，既发挥了疗效，又节约了医药资源。相较于西医学对关节炎的治疗思路，中医中药有更简捷的辨治方法、更佳的临床疗效、更少的不良反应。

本书精选了近三十年来中医类书籍及医学杂志中记载的治疗关节炎性疾病的灵验效方千余首，既有历经千年的经方、成方，也有现代医家自创的协定方；既有包括丸散膏丹在内的内服方，也有熏蒸外洗、熬膏敷贴的外用方。每首验方均记载了方药组成、用法、功效、主治，以便读者参考运用；同时，记载了验方的来源，以便读者追本溯源。全书内容丰富，通俗易懂，既是临床医师、中医药学子和广大中医爱好者的必备参考书，亦是关节炎患者家庭用药的指导手册。但疾病是复杂的，患者必须在专业医生指导下辨证使用本书中的方剂。

本书在编撰过程中，参考了大量的相关文献资料，在此向原作者表示最衷心的感谢。为保持验方原貌，凡入药成分涉及国家禁猎和保护动物的（如虎骨、穿山甲等），原则上不改，但在临床应用时，应使用相关的代用品。此外，某些方剂中运用了古代剂量单位及含有有毒药物的，在临证中应根据患者病情灵活、谨慎应用。本书第一章风湿性关节炎、第二章类风湿关节炎、第五章肩关节周围炎由王兵编写；第三章骨性关节炎、第七章银屑病性关节炎由陈斌编写；第四章痛风性关节炎由贾春晖编写；第六章强直性脊柱炎、第八章其他类型关节炎由孟璐编写。在编写过程中，王玉玲、肖诚浦、邵禹铭、赵文振、秦雯、徐皓煊、杨洪敏、黄云蕾搜集了大量的资料，并在统稿、校稿过程中付出了大量的时间和精力，在此一并致谢。由于编者水平有限，编写时可能会有所偏失、疏漏，还望读者在使用中提出宝贵意见，以便进一步修订和提高。

编者

2022年10月

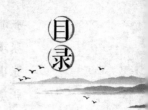

目录

第一章　风湿性关节炎

风湿性关节炎是一种常见的急性或慢性结缔组织炎症，与A组乙型溶血性链球菌感染有关，寒冷、潮湿等因素可诱发本病，临床以关节和肌肉游走性酸楚、红肿、疼痛为特征。

中医学认为本病属"痹证"范畴，病因病机为正气不足，感受风、寒、湿、热等邪气，导致经络闭阻不通，气血运行不畅。临床可参考"痹证""历节"进行辨治。

第一节　内服方

ᨳ·乌龙汤·ᨳ

【组成】制川乌（先煎）15克，当归15克，海桐皮15克，海风藤15克，全蝎6克，蜈蚣6克，地龙10克，川芎10克，威灵仙10克，甘草4克。

【用法】水煎服，每天3次，每日1剂。

【功效】祛风散寒除湿，通络止痛。

【主治】风湿性关节炎。

【来源】四川中医，2001，19（6）

ᨳ·藤黄连汤·ᨳ

【组成】藤黄连10克，百解藤15克，毛冬青45克，三叶青藤15克，铜钻30克，肿节风15克。

【用法】水煎服，每天2次，每日1剂。

【功效】清热利湿，消肿止痛，祛风散寒，益气活血。

【主治】风湿性关节炎。

【来源】广西中医药，1999，22（增）

❧·细附黄汤·❧

【组成】细辛9克，附子（先煎）9克，麻黄9克，苍术9克，薏苡仁15克，威灵仙15克，独活9克，五加皮9克，石楠藤9克。

【用法】水煎服，每天2次，每日1剂。

【功效】祛风除湿，补益脏腑，活血祛瘀。

【主治】风湿性关节炎。

【来源】职业与健康，2005（10）

❧·八珍汤加减·❧

【组成】白术12克，党参15克，茯苓12克，生甘草6克，当归20克，白芍30克，川芎9克，制川乌（先煎）6克，制草乌头（先煎）6克，羌活9克，独活15克，桂枝10克，桑寄生12克，川牛膝12克，生乳香6克，生没药8克，血竭4克，儿茶3克，香附9克，陈皮9克。

【用法】水煎服，每天2次，每日1剂。

【功效】养阴柔肝，补肾健骨。

【主治】风湿性关节炎。

【来源】中医药临床杂志，2004（4）

❧·祛湿通络汤·❧

【组成】独活10~12克，秦艽10~12克，木瓜15~20克，细辛3

克，桑枝12~15克，苍术10克，牛膝10克，薏苡仁30克，鸡血藤15~30克，地龙15克，车前子10克。偏热者酌加黄芩、黄柏、赤芍、牡丹皮。

【用法】水煎服，每天2次，每日1剂。

【功效】祛湿通络，活血止痛。

【主治】风湿性关节炎。

【来源】广西医学，2001，23（6）

祛风通络汤

【组成】羌活10克，防风10克，生黄芪15克，丹参15克，赤芍10克，鸡血藤15克，忍冬藤15克，乳香10克，没药10克，牛膝10克，蜈蚣2条。阳虚甚者，加桂枝、制附子；阴虚者，加知母、黄柏；痛甚者，加制川乌、制草乌；心慌气促、心律失常者，加炙甘草、瓜蒌皮。

【用法】水煎服，每天2次，每日1剂。

【功效】活血祛瘀，舒筋通络，祛风止痛。

【主治】风湿性关节炎。

【来源】浙江临床医学，2001，3（8）

柔润息风汤

【组成】豨莶草10克，桑枝10克，忍冬藤10克，赤芍10克，当归尾10克，鸡血藤10克，络石藤10克，全蝎10克，甘草10克，青风藤10克，八棱麻10克。

【用法】水煎服，每天2次，每日1剂。

【功效】柔润息风，通络缓痛。

【主治】风湿性关节炎。

【来源】湖南中医杂志，2001，17（1）

· 散痹通络汤 ·

【组成】羌活18克，独活18克，麻黄6克，甘草6克，桂枝10克，蜈蚣（冲服）2条，全蝎（冲服）8克，乌梢蛇15克，川芎15克，当归15克，白芥子12克。以上肢关节疼痛为主者，重用羌活，加威灵仙、姜黄、桑枝；以下肢关节疼痛为主者，重用独活，加牛膝、木瓜、防己、土茯苓；痛处不温、畏寒较甚者，加制附子、干姜；久治不愈者，加露蜂房、穿山甲、海风藤、地龙；久病体虚、年老体弱者，加黄芪、白术。

【用法】水煎服，每天2次，每日1剂。

【功效】益气养血，补养肝肾，扶正祛邪。

【主治】风湿性关节炎。

【来源】实用中医药杂志，2006，22（3）

· 四物汤加味 ·

【组成】当归15克，生地黄15克，白芍15克，伸筋草15克，寻骨风15克，葛根15克，透骨草15克，萆薢15克，独活12克，威灵仙12克，川牛膝12克，川芎10克，桂枝10克，松节10克，红花10克，秦艽10克，党参10克，地龙9克，没药9克，制川乌头（先煎）9克，制草乌头（先煎）9克，乳香6克，甘草6克。

【用法】水煎服，每天2次，每日1剂。

【功效】益气补血，温经散寒，祛湿通络。

【主治】风湿性关节炎。

【来源】陕西中医，2004，25（12）

～· 通痹汤加减 ·～

【组成】桂枝15克，白芍30克，苍术30克，防风10克，制附子（先煎）10克，麻黄6克，干姜6克，羌活15克，鸡血藤30克，红花30克，生薏苡仁30克，甘草6克。寒胜者，加制川乌头、制草乌、细辛；湿胜者，加木瓜、苍术；热胜者，加石膏、知母；久病而气血亏虚者，加黄芪、当归。

【用法】水煎服，每天2次，每日1剂。

【功效】祛风通络，散寒除湿，通痹止痛。

【主治】风湿性关节炎（风寒湿痹）

【来源】中国中医急症，2006，15（5）

～· 四物四藤合剂 ·～

【组成】当归15克，生地黄25克，赤芍15克，川芎10克，鸡血藤25克，海风藤25克，宽筋藤25克，络石藤25克，独活10克，桑寄生25克，地龙10克。上肢关节酸痛者加桂枝、威灵仙；下肢关节酸痛者加牛膝、木瓜；发热及关节肿痛者加生石膏、黄连、牡丹皮。

【用法】水煎服，每天2次，每日1剂。

【功效】养血凉血，祛风化湿，舒筋活络止痛。

【主治】风湿性关节炎。

【来源】吉林中医药，2005，25（2）

～· 通络祛痹胶囊 ·～

【组成】制马钱子34克，乳香16克，没药16克，陈皮16克，木瓜9克，三七18克，炙全蝎16克。

【用法】上药研细粉，装胶囊。每粒0.25克，3~4粒/次，每日2次。

【功效】活血通络，祛风除痹。

【主治】风湿性关节炎。

【来源】中医研究，2002，15（5）

❦ 身痛逐瘀汤加减 ❦

【组成】当归30克，川芎15克，红花9克，桃仁9克，五灵脂9克，威灵仙15克，秦艽15克，羌活12克，川牛膝12克，香附12克，地龙15克，乳香9克，没药9克，甘草6克。气虚者，加黄芪、党参；湿热肿痛者，加苍术、黄柏；寒重者，加附子；下肢痛重者，加木瓜、独活；腰痛者，加续断、狗脊；上肢痛而麻木者，加桂枝；四肢麻木，不甚疼痛者，加丹参。

【用法】水煎服，每天2次，每日1剂。

【功效】活血通络，逐瘀止痛。

【主治】风湿性关节炎。

【来源】现代中医药，2004（2）

❦ 五子涤痰汤 ❦

【组成】紫苏子10克，白芥子6克，莱菔子10克，冬瓜子10克，皂角子6克。

【用法】水煎服，每天2次，每日1剂。

【功效】涤痰通络。

【主治】痹证（痰饮留滞型）。

【来源】中国医药学报，1994（5）

❦ 张沛虬经验方1 ❦

【组成】桂枝6克，赤芍10克，知母10克，防风10克，羌活

15克，独活15克，防己15克，细辛5克，制川乌（先煎）10克，牛膝15克，生甘草3克。

【用法】水煎服，每天2次，每日1剂。

【功效】祛风除湿，通络止痛。

【主治】热痹。

【来源】江西中医药，1992（4）

张沛虬经验方2

【组成】生石膏（先煎）30克，知母10克，羌活15~20克，生地黄30克，忍冬藤30克，金雀花根30克，黄柏10克，地龙10克，连翘15克。

【用法】水煎服，每天2次，每日1剂。

【功效】清热除痹利湿。

【主治】热痹。

【来源】江西中医药，1992（4）

张沛虬经验方3

【组成】当归10克，赤芍10克，桂枝6克，制川乌（先煎）6克，炙全蝎（研末吞服）5克，炙甘草5克，制马钱子3克，炙地龙10克。

【功效】通络除痹，活血祛瘀。

【用法】水煎服，每天2次，每日1剂。

【主治】痹证（痰瘀阻络、邪实留恋型）。

【来源】江西中医药，1992（4）

张沛虬经验方4

【组成】生石膏30~60克，知母10克，桂枝10克，忍冬藤30

克，天花粉30克，生甘草3克，威灵仙15~30克，豨莶草15~30克。

【用法】水煎服，每天2次，每日1剂。

【功效】清热通络，疏风胜湿。

【主治】风湿热痹（风湿性关节炎急性期）。

【来源】浙江中医杂志，2002（1）

·张琪治痹方1·

【组成】独活15克，秦艽15克，防风15克，川芎15克，当归20克，熟地黄20克，白芍20克，桂枝15克，党参20克，黄芪30克，牛膝15克。疼痛明显者，加细辛5克；便溏食少、腹胀者，加茯苓15克，白术15克；腰膝冷痛明显者，加附子15克。

【用法】水煎服，每天2次，每日1剂。

【功效】益气养血，祛风除湿。

【主治】痹证（肝肾两亏，气血不足，外为风寒湿邪侵袭型）。

【来源】《张琪临床经验集要》

·张琪治痹方2·

【组成】秦艽15克，生石膏40克，羌活10克，独活10克，黄芩10克，防风10克，生地黄20克，当归15克，川芎15克，赤芍15克，白芷15克，细辛5克，苍术5克。腰酸膝软、头晕耳鸣者，加熟地黄20克、白芍30克；便秘者，加大黄7克；关节肿胀者，加薏苡仁20克、萆薢15克；筋脉拘急牵引作痛者，加白芍至50克，甘草至15克。

【用法】水煎服，每天2次，每日1剂。

【功效】养血清热，祛风除湿。

【主治】风寒湿痹（夹有里热型）。

【来源】《张琪临床经验集要》

❧ · 张琪治痹方3 · ❧

【组成】牛膝15克，地龙15克，羌活15克，秦艽15克，香附15克，当归15克，川芎10克，苍术15克，黄柏15克，五灵脂15克，红花15克，黄芪20克，桃仁15克。疼痛甚者，加乳香10克、没药10克。

【用法】水煎服，每天2次，每日1剂。

【功效】养血通络，祛风除湿。

【主治】痹证。

【来源】《张琪临床经验集要》

❧ · 张琪治痹方4 · ❧

【组成】穿山甲（代）50克，地龙50克，雷公藤50克，薏苡仁50克，苍术15克，黄柏15克，知母15克，白芍40克，牛膝15克，萆薢20克，茯苓20克，甘草10克。若以筋脉抽掣酸痛为主，则重用白芍至50克；伴腰酸腰痛膝软无力者，加枸杞子20克、菟丝子20克、熟地黄20克。

【用法】水煎服，每天2次，每日1剂。

【功效】清热利湿，舒筋活络。

【主治】痹证（湿热伤筋型）。

【来源】《张琪临床经验集要》

❧ · 张琪治痹方5 · ❧

【组成】制川乌（先煎）15克，麻黄15克，赤芍20克，桂枝20克，黄芪20克，干姜10克，白术20克，茯苓20克，甘草10克。若病程较久，皮肤失润，舌质紫暗，可加鸡血藤30克、薏苡仁20

克；白带量多者，加桑螵蛸20克、小茴香15克、龙骨20克；自觉有心悸、气短、头晕者，减麻黄用量至5克。

【用法】水煎服，每天2次，每日1剂。

【功效】祛寒除湿，温经通络。

【主治】痹证（寒湿型）。

【来源】《张琪临床经验集要》

～·张琪治痹方6·～

【组成】苍术15克，黄柏15克，桂枝15克，威灵仙10克，防己15克，天南星15克，桃仁15克，红花15克，龙胆草10克，羌活10克，川芎10克。

【用法】水煎服，每天2次，每日1剂。

【功效】清热化痰，逐湿祛痰，活血通络。

【主治】痹证（风、湿、热、痰、瘀交织型）。

【来源】《张琪临床经验集要》

～·张琪治痹方7·～

【组成】蕲蛇20克，当归20克，蜈蚣2条，全蝎5克，土鳖虫5克，穿山甲（代）7克，淫羊藿15克，熟地黄25克，秦艽15克。

【用法】水煎服，每天2次，每日1剂。

【功效】搜风活血通络，补肾强筋壮骨。

【主治】痹证（关节变形严重者）。

【来源】《张琪临床经验集要》

～·张琪治痹方8·～

【组成】生石膏50克，金银花50克，防己20克，草薢20克，秦艽15克，薏苡仁30克，桂枝20克，黄柏15克，苍术15克，木通15克。若有恶寒、发热、头痛等表证者，加麻黄10克；小便短者，加滑石15克、泽泻15克、竹叶15克；有红斑结节者，加牡丹皮15克、赤芍15克、生地黄20克；关节积液较多者，加茯苓20克、猪苓15克。

【用法】水煎服，每天2次，每日1剂。

【功效】清热解毒，疏风胜湿。

【主治】风湿热痹。

【来源】《张琪临床经验集要》

∽ 张琪治痹方9 ∾

【组成】当归20克，苍术15克，黄柏15克，黄芩15克，知母15克，防风10克，羌活15克，泽泻15克，茵陈15克，苦参15克，猪苓15克，甘草10克。若病程较久，红斑紫暗，舌质暗者，加红花15克，桃仁15克，鸡血藤30克；红斑结节明显者，加牡丹皮15克，赤芍15克，生地黄20克；关节肌肉肿胀不明显者，减泽泻、猪苓。

【用法】水煎服，每天2次，每日1剂。

【功效】清利湿热，宣经通络。

【主治】湿热痹。

【来源】《张琪临床经验集要》

∽ 张琪治痹方10 ∾

【组成】黄芪75克，白芍20克，甘草10克，生姜10克，大枣5枚，牛膝15克，桃仁15克，红花15克，桂枝15克。

【用法】水煎服，每天2次，每日1剂。

【功效】益气和营，活血通络。

【主治】风湿性关节炎（气虚络阻之痹）。

【来源】《张琪临床经验集要》

·朱政纯经验方1·

【组成】威灵仙12克，桑枝15克，羌活10克，防风10克，秦艽10克，寻骨风10克，桂枝10克，当归尾10克，赤芍10克，川芎10克，白芷10克，苍术10克，麻黄10克。

【用法】水煎服，每天2次，每日1剂。

【功效】散风通络，除湿理血。

【主治】风湿性关节炎（行痹）。

【来源】湖北中医杂志，1996（5）

·朱政纯经验方2·

【组成】制附片（先煎）6克，制川乌（先煎）10克，制草乌（先煎）10克，川芎10克，麻黄10克，苍术10克，蚕沙10克，白芷10克，甘草10克，酒当归12克，赤芍12克，木瓜12克。

【用法】水煎服，每天2次，每日1剂。

【功效】温经散寒，佐以燥湿。

【主治】风湿性关节炎（痛痹）。

【来源】湖北中医杂志，1996（5）

·朱政纯经验方3·

【组成】生石膏60克，桑枝15克，忍冬藤15克，薏苡仁15克，地龙12克，赤芍12克，木瓜10克，牡丹皮10克，桂枝10克。

【用法】水煎服，每天2次，每日1剂。

【功效】清热除湿，参以疏风活血。

【主治】风湿性关节炎（热痹）。

【来源】湖北中医杂志，1996（5）

∿· 杨干潜经验方1 ·∿

【组成】杭菊花6克，忍冬藤10克，钩藤6克，桑枝30克，秦艽6克，葛根10克。

【用法】水煎服，每天2次，每日1剂。

【功效】祛风通络。

【主治】风湿性关节炎（风痹）。

【来源】广州医药，1987（2）

∿· 杨干潜经验方2 ·∿

【组成】制川乌（先煎）8克，桂枝8克，白芍8克，生姜4片，炙甘草6克，大枣（擘）5个，蜜糖1匙。

【用法】水煎服，每天2次，每日1剂。

【功效】散寒止痛。

【主治】风湿性关节炎（寒痹）。

【来源】广州医药，1987（2）

∿· 杨干潜经验方3 ·∿

【组成】蚕沙6克，杏仁6克，生薏苡仁30克，滑石15克，栀子6克，防己6克，大豆黄卷30克，制半夏6克，连翘8克。

【用法】水煎服，每天2次，每日1剂。

【功效】除湿通络。

【主治】风湿性关节炎（湿热痹）。

【来源】广州医药，1987（2）

ᕙ· 杨干潜经验方4 ·ᕗ

【组成】白芍8克，生姜5片，知母6克，防风8克，白术9克，桂枝8克，熟附子（先煎）9克，麻黄5克，炙甘草5克。

【用法】水煎服，每天2次，每日1剂。

【功效】除湿通络。

【主治】风湿性关节炎（寒湿痹）。

【来源】广州医药，1987（2）

ᕙ· 杨干潜经验方5 ·ᕗ

【组成】生石膏20克，知母8克，甘草5克，白芍10克，白茅根30克，茵陈9克，桑枝30克，忍冬藤10克，枳实8克。孕妇去白茅根、枳实。

【用法】水煎服，每天2次，每日1剂。

【功效】清热通络。

【主治】风湿性关节炎（热痹）。

【来源】广州医药，1987（2）

ᕙ· 杨干潜经验方6 ·ᕗ

【组成】独活5克，桑寄生6克，秦艽6克，防风5克，细辛4克，川芎5克，当归9克，熟地黄12克，白芍9克，桂枝6克，茯苓12克，杜仲6克，党参12克，炙甘草5克，怀牛膝9克。

【用法】水煎服，每天2次，每日1剂。

【功效】养血通痹。

【主治】风湿性关节炎（血虚痹）。

【来源】广州医药，1987（2）

⁕·杨干潜经验方7·⁕

【组成】茯苓5克，枳实9克，制半夏9克，石菖蒲5克，郁金6克，生薏苡仁12克，草薢12克。大便闭者加玄明粉（冲服）9克。

【用法】水煎服，每天2次，每日1剂。

【功效】除痰湿，通痹阻。

【主治】风湿性关节炎（痰湿痹）。

【来源】广州医药，1987（2）

⁕·杨干潜经验方8·⁕

【组成】牛膝9克，地龙6克，秦艽6克，川芎5克，当归8克，香附6克，甘草5克，桃仁5克，红花5克，五灵脂6克，三七末（冲服）1克。

【用法】水煎服，每天2次，每日1剂。

【功效】祛瘀通痹。

【主治】风湿性关节炎（瘀痹）。

【来源】广州医药，1987（2）

⁕·杨干潜经验方9·⁕

【组成】酸枣仁12克，茯苓12克，生麦芽12克，知母5克，甘草5克，茉莉花干（冲）5克，菟丝子12克，玉竹12克，莲须5克，入地金牛9克，络石藤6克。

【用法】水煎服，每天2次，每日1剂。

【功效】养阴通痹。

【主治】风湿性关节炎阴虚热痹。

【来源】广州医药，1987（2）

❦·金线虎头蕉汤·❧

【组成】金线虎头蕉30克，鸡血藤30克，海风藤30克，薏苡仁60克，马蹄蕨50克，猪蹄1只。

【用法】先取鸡血藤、海风藤、薏苡仁、马蹄蕨4药加水5大碗，煎取药汁3碗半左右，入猪脚蹄（去骨），烧至蹄肉烂熟。再取此药汁煎金线虎头蕉，煎30分钟倒出，加红酒适量，合猪蹄内分2日吃完。服药后第2天，出现皮肤瘙痒或疹点是驱邪外出之象，说明药已见效，在停药后几日自然消除。如需服第2剂者，要相隔半个月后方可再服。

【功效】祛湿逐瘀，通络止痛。

【主治】风湿性关节炎、类风湿关节炎等。

【来源】《浙江名中医临床经验选辑（第一辑）》

❦·刘仕昌经验方·❧

【组成】秦艽15克，独活12克，防风12克，牛膝12克，川木瓜12克，威灵仙12克，生薏苡仁30克，茯苓25克。偏寒者，加羌活10克、桂枝9克、蚕沙12克、姜黄12克。偏热者，加知母15克、桑枝15克、忍冬藤30克、石膏18克。兼气血不足者，加黄芪30克、鸡血藤30克、当归12克、川芎10克。疼痛较甚者，加海桐皮30克、豨莶草15克、宽筋藤18克、络石藤18克、海风藤18克；经久不愈而成尪痹者，加乌梢蛇15克、穿山甲12克、蜈蚣9克、地龙15克。

【用法】水煎服，每天2次，每日1剂。

【功效】祛风除湿，调和气血，通痹止痛。

【主治】风湿性关节炎。

【来源】《中国百年百名中医临床家丛书·刘仕昌》

❧· 欧阳琦通络息风汤 ·❧

【组成】桑枝12克，忍冬藤12克，白芍12克，草薢12克，秦艽10克，当归尾12克，蚕沙10克，豨莶草15克，薏苡仁15克，甘草1.5克。痛在上肢者，加姜黄；痛在下肢者，加五加皮、威灵仙；关节肿大，屈伸不利者，加松节、竹节；小指关节肿大僵硬者，加僵蚕、全蝎；关节拘挛者，加蝉蜕、木瓜；手足心热、关节热痛者，加生地黄、丹皮；畏冷者，加苏梗；麻木者，加泽兰；心悸者，加丹参、远志；恶风寒，无汗身痛者，加苏叶、防风、羌活。

【用法】水煎服，每天2次，每日1剂。

【功效】柔肝息风，通络缓痉。

【主治】慢性风湿痹病。

【来源】湖南中医药导报，1995，1（2）

❧· 四藤痹通汤 ·❧

【组成】青风藤15克，鸡血藤15克，络石藤15克，海风藤15克，千年健12克，茜草12克，香附15克，当归15克，泽兰12克，桃仁10克，制附子（先煎）10克，桂枝10克。偏风者，加防风10克；偏寒者，加制川乌10克；偏湿者，加薏苡仁30克。

【功效】蠲除风湿，温散风寒，理气行血，逐瘀活络。

【主治】风湿性关节炎风寒湿痹。

【来源】山东中医杂志，1993（1）

❦ · 柴金忍冬汤 · ❧

【组成】紫荆皮15克，忍冬藤15克，知母10克，地骨皮12克，黄柏10克，桑枝12克，薏苡仁30克，生地黄30克，赤芍30克，青风藤10克，海风藤10克，香附15克。兼有表证者，加荆芥10克，蝉蜕10克；热不退者，加生石膏30克、柴胡20克。

【用法】水煎服，每天2次，每日1剂。

【功效】清热解毒，凉血通络。

【主治】风湿性关节炎（热痹，痹证初发，邪从表入型）。

【来源】山东中医杂志，1993（1）

❦ · 麻黄痛痹方 · ❧

【组成】麻黄12克，肉桂6克，威灵仙10克，伸筋草10克，独活10克，白芍10克，甘草6克，熟地黄10克，牛膝6克。

【用法】水煎服，每天2次，每日1剂。

【功效】温散寒结，祛风除湿，通络止痛。

【主治】风湿性关节炎（痛痹）。

【来源】中国农村医学，1993（2）

❦ · 五桑六藤饮 · ❧

【组成】桑枝18克，桑叶18克，桑寄生15克，桑白皮10克，桑螵蛸6克，鸡血藤18克，海风藤15克，络石藤15克，钩藤15克，忍冬藤15克，青风藤15克。痹在上肢者，可选加桂枝、羌活；痹在下肢者，可选加独活、川牛膝；颈部不适较重者，可加葛根、片姜黄；腰痛甚者，可加狗脊、杜仲；关节拘挛较重者，可加木瓜、防己；关节腔积液者，可加土茯苓、猫爪草；小关节疼痛肿胀较甚者，可加土贝母、猫眼草。

【用法】水煎服，每天2次，每日1剂。

【功效】疏通经络，养血活血，解痉止痛，滋补肝肾。

【主治】风湿性关节炎（风湿痹）。

【来源】江西中医药，2004（4）

·豨莶四物汤·

【组成】豨莶草30克，当归身10克，川芎9克，赤芍12克，生地黄15克，秦艽9克，防己9克。

【用法】水煎服，每天2次，每日1剂。儿童用量宜按年龄递减。亦可用米酒1000毫升，用上药1剂，浸泡半个月，每服10~25毫升，饭后服，每天2次。

【功效】补血活血，祛风湿，镇痹痛。

【主治】风湿性关节炎（血虚血瘀型）。

【来源】广西中医药，1991，14（5）

·四物四藤汤·

【组成】当归10克，生地黄15克，赤芍10克，川芎10克，鸡血藤15克，宽根藤15克，络石藤15克，独活6克，桑寄生15克，地龙6克。上肢关节酸痛者，加桂枝、威灵仙；下肢关节酸痛者，加怀牛膝、木瓜；发热及关节肿痛者，加生石膏、黄连、牡丹皮；湿重者，加苍术。

【用法】水煎服，每天2次，每日1剂。

【功效】理血通络，祛湿清热。

【主治】急性风湿性关节炎。

【来源】中国乡村医生杂志，1990（1）

❧ 朱晓鸣热痹方 ❧

【组成】忍冬藤30~60克，牡丹皮10克，苍术12克，制川乌（先煎）12克，红花12克，薏苡仁30克，秦艽15克，丁公藤15克，豨莶草30~60克，海桐皮20克。咽部肿痛者，加山豆根15克、玄参15克；发热者，加生石膏30~60克、知母12克、桂枝10克；病在下肢者，加牛膝15克；若关节红肿灼热消除，去牡丹皮，加川芎。

【用法】水煎服，每天2次，每日1剂。

【功效】清热利湿，祛风通络。

【主治】风湿性关节炎热痹。

【来源】安徽中医临床杂志，1997，9（4）

❧ 羌桂防己地黄汤 ❧

【组成】木防己15克，生地黄15克，桂枝9克，防风9克，甘草9克，羌活30克，蒲公英30克。

【用法】水煎服，每天2次，每日1剂。

【功效】祛风清热，化湿通络。

【主治】风湿性关节炎（活动期）。

【来源】《实用单验方精选》

❧ 白薏仙灵汤 ❧

【组成】淫羊藿30克，白术30~60克，威灵仙20克，薏苡仁30~60克，鸡血藤20克。下肢关节痛者，加牛膝10克；上肢关节痛者，加桑枝15克；寒重者，加川乌6克、麻黄6克；热重者，加生石膏20克、知母15克、黄柏10克；四肢关节肿痛严重、屈伸不利者，加全蝎（研末冲服）6克，蜈蚣（研末冲服）2条，炮穿山甲（研末冲服）6克，乌梢蛇20克，蜂房20克，秦艽20克，当归20克。

【用法】水煎服，每天2次，每日1剂。

【功效】温阳健脾，祛风燥湿，舒筋活络。

【主治】风湿性关节炎。

【来源】四川中医，1994（2）

·松子当归煎·

【组成】松子10克，当归6克，桂枝6克，羌活6克，黄酒100毫升。

【用法】加清水100毫升，煮沸后再煮20分钟。每天2次，每日1剂。

【功效】散寒除湿，温经通络。

【主治】风湿性关节炎（寒湿型）。

【来源】《颈肩腰腿痛千家妙方》

·散寒除湿通络汤·

【组成】片姜黄10克，当归10克，赤芍10克，防风10克，黄芪10克，附子（先煎）10克，独活10克，羌活6克，桂枝6克，桑枝15克，威灵仙15克，鸡血藤30克，甘草5克。

【用法】水煎服，每天2次，每日1剂。

【功效】祛风散寒除湿，通络宣痹止痛。

【主治】风湿性关节炎。

【来源】《中医治验偏方秘方大全》

·三石汤·

【组成】石膏120克，滑石15克，寒水石5克，羚羊角粉（冲服）2克。

【用法】除羚羊角粉外，余药水煎取汁，每天2次，每日1剂。

【功效】祛风除湿，清热通络。

【主治】风湿性关节炎（风湿热痹）。

【来源】中医杂志，2000（5）

❧ · 复方雷公藤酒 · ❧

【组成】雷公藤240克，乌梢蛇30克，威灵仙21克，生川乌60克，生草乌60克，红花21克，木瓜30克，杜仲21克，羌活21克。

【用法】将上药切碎，放入瓷器中，加水2500克，文火煎至约100克，过滤去渣，加入冰糖250克融化，冷却后，加入低度米酒1000克即可。成人每次服10~20毫升，每日3次，饭后服用。

【功效】温经散寒，逐痹止痛，补养肝肾。

【主治】风湿性关节炎（风寒湿痹）。

【来源】黑龙江中医药，2005（2）

❧ · 黄芪萸肉细辛汤 · ❧

【组成】黄芪200克，威灵仙10克，秦艽10克，防己10克，白术15克，茯苓15克，蜂房10克，地龙10克，雷公藤10克，青风藤20克，山萸肉15克，乌梢蛇10克，制附片（先煎）15克，制草乌（先煎）10克，制川乌（先煎）10克，细辛（先煎）10克，生甘草10克，蜈蚣（研末冲服）2条。

【用法】水煎服，每天2次，每日1剂。

【功效】补益肝肾，除湿止痛，舒筋活络。

【主治】风湿性关节炎、类风湿关节炎。

【来源】中华养生保健，2004（3）

❧ · 黄芪银花汤 · ❧

【组成】生黄芪60克，金银花30克，木瓜15克，川牛膝15

克，远志15克，桂枝5克。

【用法】水煎服，每天2次，每日1剂。

【功效】清热解毒，理气活血，养血生肌。

【主治】风湿性关节炎（湿热痹）。

【来源】《家用秘单验方》

娄多峰清痹汤

【组成】忍冬藤60克，青风藤60克，络石藤18克，败酱草30克，土茯苓21克，老鹳草30克，丹参30克。

【用法】每日1剂，水煎早、晚饭后分服。

【功效】祛风通络，散寒除湿，活血养血。

【主治】风湿性关节炎（风寒湿痹）。

【来源】光明中医，2009，24（10）

风湿合剂

【组成】桂枝5克，生赤芍10克，知母10克，龙胆10克，防风10克，防己10克，生甘草10克，羌活10克，独活10克，雷公藤（先煎）10克，鹿衔草20克，生石膏（先煎）20克，忍冬藤30克。

【用法】水煎服，每天2次，每日1剂。

【功效】清热解毒，利湿通痹。

【主治】风湿性关节炎。

【来源】《颈肩腰腿痛千家妙方》

风湿定痛汤

【组成】金银花30克，蒲公英20克，连翘15克，五加皮12克，防己12克，寻骨风30克，当归12克，丹参20克，桃仁10克，红花10克，黄芪20克，茯苓皮30克，血竭6克，延胡索10克，川牛膝15克，全蝎10克，蜈蚣3条。

【用法】水煎服，每天2次，每日1剂。

【功效】清热解毒，利湿通络，益气升阳，化瘀止痛。

【主治】风湿性关节炎（急性发作期）。

【来源】《当代难治病荟萃》

秦亮甫经验方

【组成】独活9克，桑寄生9克，秦艽9克，防己9克，细辛3克，当归9克，川芎9克，熟地黄15克，白芍9克，牛膝9克，麻黄6克，桂枝6克，甘草3克，白花蛇9克，杜仲9克。

【用法】水煎服，每天2次，每日1剂。

【功效】祛风除湿，养血通络。

【主治】风湿性关节炎。

【来源】《方药传真》

桂枝加术附汤

【组成】桂枝15克，白芍15克，甘草6克，生姜6克，大枣4枚，白术15克，制附子（先煎）6克。

【用法】水煎服，每天2次，每日1剂。

【功效】祛风散寒，除湿止痛。

【主治】风湿性关节炎（寒湿型）。

【来源】《方药传真》

通痹汤

【组成】钻地风30克，防风12克，当归12克，熟地黄15克，薏苡仁15克，鸡血藤15克，桂枝9克，全蝎9克，制乳香6克，制没药6克，生甘草6克。

【用法】水煎服，每天2次，每日1剂。

【功效】温经散寒，祛风活络。

【主治】风湿性关节炎。

【来源】时珍国药研究，1992（2）

❦ · 桂芍祛风汤 · ❧

【组成】桂枝15~20克，白芍15克，赤芍25克，防风15克，牛膝30克，鸡血藤30克，当归20克。

【用法】水煎服，每天2次，每日1剂。

【功效】温经散寒，祛风通络。

【主治】风湿性关节炎（活动期）。

【来源】《实用单验方精选》

❦ · 温经通络汤 · ❧

【组成】桂枝20克，鸡血藤20克，制川乌（先煎）15克，附子（先煎）15克，白芍12克，当归12克，黄芪12克，防风9克，炙甘草6克。

【用法】水煎服，每天2次，每日1剂。

【功效】温经散寒，通络止痛。

【主治】慢性风湿性关节炎。

【来源】《实用单验方精选》

❦ · 赵金铎经验方 · ❧

【组成】桂枝9克，附子（先煎）9克，白术9克，羌活9克，独活9克，白芍9克，党参9克，生姜9克，茯苓12克，甘草6克，大枣5枚。

【用法】水煎服，每天2次，每日1剂。

【功效】温经通络。

【主治】风湿性关节炎。

【来源】《名老中医经验集》

❧ 朱良春经验方1 ❧

【组成】当归10克，熟地黄15克，淫羊藿15克，桂枝（后下）10克，乌梢蛇10克，鹿衔草30克，制川乌（先煎）10克，甘草5克。风盛者，加独活20克、钻地风20克；湿盛者，加苍术10克、白术10克、生薏苡仁15克、熟薏苡仁15克；关节肿胀明显者，加白芥子10克、穿山甲10克、蛴螬虫10克；寒盛者，制川乌加重至15~20克，制草乌加重至15~20克，并加熟附子片10克；痛剧者，加炙全蝎（或炙蜈蚣）3克，研粉分吞；刺痛者，加土鳖虫10克、参三七末（分吞）3克、延胡索20克；体虚者，淫羊藿加至20克，并加炙蜂房10~12克。

【用法】水煎服，每天2次，每日1剂。

【功效】祛风散寒，除湿通络。

【主治】风湿性关节炎（风寒湿痹）。

【来源】《朱良春精方治验实录》

❧ 朱良春经验方2 ❧

【组成】生地黄15克，熟地黄15克，当归10克，淫羊藿15克，鸡血藤20克，鹿衔草30克，青风藤20克，炙僵蚕12克，土鳖虫10克，乌梢蛇10克，甘草5克。气虚者，加黄芪15~30克、炒白术15克；阳虚者，加肉苁蓉10克、补骨脂10克；血虚者，加当归、潞党参；阴虚者，加石斛、麦冬。

【用法】水煎服，每天2次，每日1剂。

【功效】补益培本，蠲痹通络。

【主治】风湿性关节炎（正虚邪实型）。

【来源】《朱良春精方治验实录》

·地龙鸡血藤汤·

【组成】地龙40克，鸡血藤30克，白芍20克，络石藤15克，忍冬藤15克，穿山甲（代）10克，当归10克，天麻10克，威灵仙10克，防风10克，桑枝10克，桂枝10克，川乌（先煎）10克，甘草6克。

【用法】水煎服，每天2次，每日1剂。

【功效】温经散寒，活血通络。

【主治】风湿性关节炎。

【来源】《颈肩腰腿痛千家妙方》

·虎蛇千灵汤·

【组成】虎杖12克，乌梢蛇12克，千年健12克，威灵仙12克，蚕沙30克，薏苡仁30克，鸡血藤30克，海风藤15克，青风藤15克，豨莶草15克，苍术10克，甘草3克。

【用法】水煎服，每天2次，每日1剂。

【功效】祛风除湿，通络止痛。

【主治】风湿性关节炎。

【来源】陕西中医，1996（5）

·杨惠勤经验方·

【组成】金毛狗脊30克，全蝎30克，土鳖虫30克，八角茴香

30克。

【用法】上药共研细末，水泛为丸如梧桐子大，每次10克，每日2次。

【功效】益气养阴，祛痹壮骨。

【主治】风湿性关节炎（正虚久痹）。

【来源】《千家妙方》

·蛇仙汤·

【组成】乌梢蛇30克，鸡血藤30克，老鹳草30克，威灵仙15克，伸筋草15克，路路通15克。

【用法】水煎服，每天2次，每日1剂。

【功效】祛痹壮骨，补血益气。

【主治】风湿性关节炎（正虚久痹）。

【来源】实用中医内科杂志，1992（2）

·杜仲桑豆松节汤·

【组成】松节4.5克，萆薢9克，桑枝9克，狗脊9克，杜仲9克，牛膝12克，桑寄生9克，蒺藜9克，炒黑豆9克，珍珠母12克。

【用法】水煎服，每天2次，每日1剂。

【功效】益肾壮骨，补肝荣筋，祛风除湿，活血通络。

【主治】慢性风湿性关节炎。

【来源】《蒲辅周医疗经验》

·康鼎尧经验方·

【组成】炙黄芪15克，当归15克，赤芍12克，防风12克，姜黄10克，羌活10克，制附子片（先煎）10克，甘草5克，生姜3片，大枣3枚。

【用法】水煎服，每天2次，每日1剂。

【功效】养血益气，祛风通络。

【主治】慢性风湿性关节炎。

【来源】《颈肩腰腿痛千家妙方》

～·· 袁有富经验方 ··～

【组成】黄芪15克，当归13克，制川乌（先煎）10克，制草乌（先煎）10克，制乳香10克，制没药10克，乌梢蛇10克，寻骨风10克，威灵仙10克，桃仁10克，制附子片（先煎）6克。

【用法】水煎服，每天2次，每日1剂。

【功效】益气养血，散寒除湿，通络止痛。

【主治】风湿性关节炎（风寒湿痹）。

【来源】中国医刊，1984（11）

～·· 抗风湿酒 ··～

【组成】川乌15克，草乌15克，乌梅15克，红花15克，川牛膝15克，忍冬藤30克，甘草15克，白糖200克，白酒700毫升。

【用法】先将白酒倒入密封的广口容器内，加白糖搅拌使之溶解后，将上述诸药放入容器内，浸15天过滤备用。每次服10毫升，每日2次。

【功效】祛风散寒，胜湿止痛。

【主治】慢性风湿性关节炎。

【来源】《百病良方·第二集（增订本）》

❧ · 风痹液 · ❧

【组成】艾草6克，羌活15克，独活15克，川芎15克，红花4克，虎杖8克，鳖甲（先煎）10克，鹿角胶（烊化）3克。

【用法】水煎服，每天2次，每日1剂。

【功效】补益肝肾，通气活血。

【主治】风湿性关节炎（风寒湿痹阻型）。

【来源】实用医技杂志，2006（7）

❧ · 痹痛丸 · ❧

【组成】全蝎60克，乌梢蛇30克，肉苁蓉20克，土鳖虫20克，蜈蚣15克，地龙15克。

【用法】上药为末，炼蜜为丸，如梧桐子大。每服6克，每日2次。

【功效】祛风湿，散寒邪，通经络，活血止痛。

【主治】风湿性关节炎。

【来源】黑龙江中医药，2010，39（1）

❧ · 补阳还五汤加味 · ❧

【组成】当归20克，川芎10克，赤芍15克，桃仁10克，红花10克，地龙10克，黄芪50克。上肢关节痛甚者，加桂枝10克、姜黄10克、羌活10克；下肢关节痛甚者，加川牛膝10克、独活10克、薏苡仁20克、桑枝15克；腰痛甚者，加杜仲20克、续断10克、杭巴戟10克；关节变形日久者，加炮川甲10克、制川乌10克、制草乌10克、乌梢蛇10克。

【用法】水煎服，每天3次，每日1剂。

【功效】益气活血，祛风除湿，强筋壮骨。

【主治】风湿性关节炎。

【来源】中国医药指南，2012，10（24）

❦·趁痛散·❧

【组成】当归20克，黄芪20克，桑寄生15克，白术12克，牛膝15克，甘草6克，独活12克，薤白12克。

【用法】水煎服，每天2次，每日1剂。

【功效】补气，祛湿，通瘀。

【主治】风湿性关节炎、类风湿关节炎、强直性脊柱炎、产后受风、关节疼痛。

【来源】医学理论与实践，2004（5）

❦·黄烈生经验方·❧

【组成】桑寄生15克，川断15克，黄芪15克，当归9克，鸡血藤12克，独活12克，秦艽10克，羌活10克，茯苓10克，川芎10克。

【用法】水煎服，每天2次，每日1剂。

【功效】补肝肾益气血为主，祛风湿活血通络为辅。

【主治】风湿性关节炎。

【来源】四川中医，2001（11）

❦·侗药痹痛宁汤·❧

【组成】桂枝10克，白术10克，制附子（先煎）10克，川牛膝10克，风车藤10克，桑枝10克，秦艽10克，茯苓20克，薏苡仁20克，广木香6克，红花6克。

【用法】水煎服，每天3次，每2日1剂。

【功效】祛风除湿，舒筋活血，行气镇痛，扶正祛邪。

【主治】风湿性关节炎。

【来源】中国民族民间医药杂志，2006（3）

·ᕫᗆ· 甘草附子汤加减方 ·ᕬᕫ·

【组成】桂枝10克，炒白术15克，炙甘草10克，制附子（先煎）3克，地龙10克，生黄芪30克，葛根30克，川牛膝15克，怀牛膝15克，海龙1条。

【用法】水煎服，每天2次，每日1剂。

【功效】祛风通络，散寒除湿。

【主治】风湿性关节炎。

【来源】广西中医药，2010，33（5）

·ᕫᗆ· 桂枝活络汤 ·ᕬᕫ·

【组成】桂枝20克，赤芍20克，丹参30克，白芍30克，当归15克，炒穿山甲（代）15克，乳香15克，没药15克，蜈蚣3条，秦艽10克，甘草5克。

【用法】水煎服，每天2次，每日1剂。

【功效】调和营卫，活血通络，搜风祛邪。

【主治】风湿性关节炎。

【来源】齐齐哈尔医学院学报，2001（9）

·ᕫᗆ· 加味三痹汤 ·ᕬᕫ·

【组成】独活15克，续断15克，川牛膝15克，防风15克，姜片15克，人参15克，当归15克，熟地黄15克，黄芪70克。寒重者，加制附子；疼痛严重者，加全蝎、蜈蚣；脾虚者，加苍术、白术；湿重者，加薏苡仁。

【用法】水煎服，每天2次，每日1剂。

【功效】祛风除湿，散寒止痛，益气养血，标本兼治。

【主治】风湿性关节炎。

【来源】中外医疗，2011，30（30）

桂枝附子汤

【组成】附片（先煎）15克，桂枝15克，白芍15克，防风15克，川芎15克，独活15克，羌活15克，怀牛膝15克，海风藤15克，淫羊藿15克，薏苡仁15克，生姜15克，细辛3克，海桐皮10克，大枣10克，甘草10克。

【用法】水煎服，每天3次，每日1剂。

【功效】解表通阳化湿。

【主治】风湿性关节炎。

【来源】黑龙江中医药，2008（1）

麻杏薏甘汤加减

【组成】麻黄5克，甘草5克，杏仁10克，桂枝10克，半夏10克，防风10克，羌活15克，苍术15克，白术15克，薏苡仁30克。

【用法】水煎服，每天2次，每日1剂。

【功效】祛湿散寒，健脾益气。

【主治】风湿性关节炎。

【来源】江西中医药，2002，33（5）

鹿角川附汤

【组成】鹿角霜20克，制川乌（先煎）10克，熟附片（先煎）

15克，川断15克，老桑枝20克，秦艽15克，白花蛇15克，黄芪20克，麻黄8克，白术15克，薏苡仁20克，乌药12克。

【用法】水煎服，每天2次，每日1剂。

【功效】温经散寒，强筋壮骨。

【主治】急、慢性风湿性关节炎。

【来源】广东药学，1994（3）

梳痹药酒

【组成】三百棒30克，鸡血藤20克，竹叶椒20克，血三七20克，拦路虎30克，乌筋草20克，白星金梅30克，鸡粮刺30克，类叶牡丹30克，桄牛儿20克，窑归30克，杜仲15克。

【用法】将上诸药研粗末，用50°的苞谷酒浸泡7天后，滤过取汁，日服2次，每次服30~60克。

【功效】祛风除湿止痛，活血伸筋蠲痹。

【主治】风湿性关节炎。

【来源】中国民族医药杂志，2007（11）

清解通痹利湿汤

【组成】黄芪30克，鸡血藤30克，生地黄20克，滑石20克，川牛膝20克，秦艽15克，木瓜15克，黄柏15克，车前子（包煎）15克，防风10克，桂枝10克，羌活10克，独活10克，红花10克，黄连10克，炒穿山甲10克，甘草10克，生姜6克，石膏40克，蜈蚣3条。

【用法】水煎服，每天1剂，每剂煎3次，混匀后分早、中、晚温服。

【功效】益气养阴补虚，祛风通络解痉，清热利湿消肿，活血化瘀止痛。

【主治】急、慢性风湿性关节炎。

【来源】湖北中医杂志，1999（21）

❧· 沈宝藩经验方 ·❧

【组成】羌活15克，独活12克，桂枝8克，防风12克，苍术8克，当归6克，络石藤12克。

【用法】水煎服，每天2次，每日1剂。

【功效】祛风散寒除湿，温经通络。

【主治】风寒湿热诸痹证。

【来源】陕西中医，2008（8）

❧· 益气化瘀利水方 ·❧

【组成】生黄芪15克，汉防己12克，土鳖虫8克，制苍术10克，川牛膝6克，全当归8克，淫羊藿10克。

【用法】水煎服，每天2次，每日1剂。

【功效】益气化瘀，利水通络。

【主治】风湿性关节炎。

【来源】中华中医药杂志，2011，26（10）

❧· 牛蒡子汤 ·❧

【组成】牛蒡子20克，僵蚕10克，白蒺藜15克，独活12克，秦艽12克，白芷8克，半夏10克，桑枝6克。

【用法】水煎服，每天2次，每日1剂。

【功效】祛湿化痰，疏风通络。

【主治】风湿性关节炎。

【来源】中华中医药杂志，2011，26（3）

·治痹汤·

【组成】桂枝12克，制附子（先煎）10克，白术9克，羌活10克，独活10克，威灵仙15克，防己9克，千年健15克，寻骨风12克，当归12克，海桐皮9克，甘草5克。

【用法】水煎服，每天2次，每日1剂。

【功效】疏风活血，温阳散寒，健脾除湿。

【主治】风湿性关节炎。

【来源】吉林中医药，2012，32

·桃红饮加味·

【组成】桃仁20克，红花20克，威灵仙20克，川芎15克，当归尾15克。痰重于瘀者，加白芥子15克、胆南星20克；瘀重于痰者，加穿山甲15克、地龙15克、土鳖虫15克；痰瘀并重而兼见风邪盛者，加全蝎（研末吞服）8克，乌梢蛇（研末吞服）15克，蜈蚣（研末吞服）2条。

【用法】水煎服，每天2次，每日1剂。

【主治】风湿性关节炎（痰瘀痹）。

【来源】四川中医，1999（1）

·天龙桃红散·

【组成】全蝎6克，蜈蚣6克，炮穿山甲6克，红花12克，桃仁12克，怀牛膝15克，车前子15克，甘草6克。

【用法】共研细末，每天2次，每次5克，以黄酒50毫升送服。

【功效】祛除风湿，活血通络，消肿散结，息风止痉，散寒止痛。

【主治】风湿性关节炎。

【来源】中国药业，2006，15（14）

᠁·　宣痹汤　·᠁

【组成】防风6克，苍术6克，桂枝6克，制川乌（先煎）3克，制草乌（先煎）3克，络石藤9克，薏苡仁30克，当归9克。

【用法】水煎服，每天2次，每日1剂。

【功效】清热祛湿，通络止痛。

【主治】风湿性关节炎。

【来源】福建中医药，2000，1（31）

᠁·　腰痛验方　·᠁

【组成】木瓜20克，威灵仙15克，升麻12克，川牛膝6克，防己12克，独活12克，防风12克，薏苡仁12克，五加皮10克。

【用法】水煎服，每天2次，每日1剂。

【功效】祛风散寒，舒筋活络。

【主治】风湿性关节炎。

【来源】四川中医，2011，29（6）

᠁·　三圣逍遥汤加味　·᠁

【组成】独活30克，制附子（先煎）20克，细辛15克，逍遥丸20克，甘草梢10克。遇冷痛甚至局部肿胀明显者，加麻黄5~10克；着痹及局部肿胀明显者，加薏苡仁40克以上，去甘草；56岁以上者，均加用桑寄生、怀牛膝；跳痛明显者，加白芍；骨痹加炒白芍、狗脊；痰甚者，加法半夏；瘀血者，加乳香、没药；下肢痛者，加怀牛膝或川牛膝；下肢痛甚者，加羌活、桑枝；行痹者，加秦艽、防风；热痹者，加石膏40克以上，易附子为桂枝。

【用法】水煎服，每天2次，每日1剂。

【功效】温阳散寒，祛风除痹。

【主治】风湿性关节炎、类风湿关节炎及风寒湿痹。

【来源】中医药管理杂志，2006，14（3）

❧·治尪汤·❧

【组成】山药10克，雷公藤10克，法半夏10克，桂枝10克，当归10克，山茱萸15克，骨碎补15克，补骨脂15克，淫羊藿15克，威灵仙15克，制川乌（先煎）30克，制草乌（先煎）30克，白芍30克，鸡血藤30克，肉桂5克，生甘草5克，独活20克，细辛6克。

【用法】水煎服，每天2次，每日1剂。

【功效】补肾祛寒，活血通络，散瘀止痛。

【主治】类风湿关节炎、风湿性关节炎等。

【来源】湖北中医杂志，2004，26（3）

❧·马理奇自拟抗痹丸·❧

【组成】独活25克，羌活20克，秦艽15克，防风15克，黄柏12克，桂枝12克，细辛12克，乌梢蛇5克，白花蛇5克，土鳖虫5克，当归6克，川芎8克，红花5克，鸡血藤15克。

【用法】上药为末，炼蜜为丸如梧桐子大。温开水送服，每服8克，一日3次。

【功效】祛风胜湿，散寒止痛，舒筋活血通络。

【主治】风湿性关节炎、类风湿关节炎及寒湿痹证。

【来源】黑龙江中医药，2003（3）

·老鹳草汤·

【组成】老鹳草30~60克，羌活15克，独活15克，当归20克，桑寄生20克，牛膝15克，鸡血藤20克，红花6克，川芎6克，木瓜10克，附片（先煎）6克，桂枝6克，制乳香3克，制没药3克，络石藤20克，川断15克，杜仲10克，秦艽15克，麻黄6克，山萸肉15克，乌梢蛇15克，千年健6克，地龙6克，防风8克，加桑枝7节、黄酒30毫升。

【用法】水煎服，每天3次，每日1剂。

【功效】祛风散寒，除痹止痛。

【主治】风湿性关节炎、类风湿关节炎、肩周炎等。

【来源】光明中医，2002，17（6）

·秦艽乌头汤·

【组成】秦艽15克，制川乌（先煎）6克，制草乌（先煎）6克，麻黄9克，甘草15克，赤芍12克，白芍12克，黄芪30克，木瓜30克，牛膝15克，蜂蜜15克。

【用法】水煎服，每天2次，每日1剂。

【功效】温经散寒，祛风除湿。

【主治】风湿性关节炎。

【来源】中医药研究，1999，15（5）

·追风丸·

【组成】防风100克，川芎100克，当归100克，白芍100克，炙僵蚕100克，天麻100克，荆芥100克，制川乌50克，制草乌50

克，白芷50克，石膏50克，地龙50克，制白附子25克，雄黄粉25克，甘草25克，制半夏75克，桂枝40克，胆南星30克，橘络7.5克。

【用法】上药共研细末，炼蜜为丸，每丸重9克。每次1丸，每日2次，温开水送下。

【功效】祛风散寒，舒筋活血，豁痰通络。

【主治】风湿性关节炎。

【来源】《全国中药成药处方集》

·· 行痹汤 ··

【组成】秦艽9克，羌活9克，防风9克，续断9克，当归9克，没药9克，威灵仙9克，松节12克，蚕沙12克，桑枝（煎汤代茶）120克。头目痛者，加甘菊花、川芎；肩背痛者，加桔梗，倍用羌活；手臂痛者，加片姜黄；腰膝腿痛者，加牛膝、杜仲、川草薢；寒气偏胜者，加桂枝，倍当归，宜酒水各半煎；湿气偏胜者，加苍术、茯苓、泽泻、天麻，甚者再加白鲜皮。

【用法】水煎服，每天2次，每日1剂。

【功效】祛风除湿，通经活血止痛。

【主治】风湿性关节炎。

【来源】《名老中医秘方验方精选》

·· 三消饮子 ··

【组成】生川乌（先煎）12克，全当归12克，北细辛（先煎）6克，苍术9克，独活9克，牛膝9克，穿山龙30克，千年健30克，钻地风30克，威灵仙18克，乳香3克，没药3克。

【用法】水煎服，每天2次，每日1剂。

【功效】温经散寒，祛风除湿。

【主治】风湿性关节炎（风寒湿痹）。

【来源】《名老中医秘方验方精选》

五加皮汤

【组成】生地黄30克，茯苓20克，蚕沙15克，秦艽15克，豨莶草15克，五加皮15克，桑枝15克，薏苡仁15克，白芥子10克，制川乌（先煎）9克，威灵仙9克，怀牛膝9克，独活9克，苍术9克，乌梢蛇6克。

【用法】水煎服，每天2次，每日1剂。

【功效】祛风胜湿，温经通痹。

【主治】风湿性关节炎。

【来源】《名医妙方精华千首》

羌活乌头汤

【组成】羌活10克，独活10克，秦艽10克，木瓜10克，苍术10克，桂枝10克，赤芍10克，当归10克，草薢12克，桑枝30克，鸡血藤30克，生姜6克，制川乌（先煎）5克。

【用法】水煎服，每天2次，每日1剂。

【功效】温经化湿，活血通络。

【主治】风湿性关节炎。

【来源】《中医临床实用手册》

川乌通痹汤

【组成】制川乌（先煎）4~9克，麻黄（先煎）3~6克，独活3~9克，防己15~30克，木通6克，黄芪12~18克，当归15克，甘草5克。风重者，加桂枝、防风；寒重者，加制附子、鹿角片；湿重者，加薏苡仁、苍术、蚕沙；兼有表证者，与麻黄汤、桂枝汤、羌活胜湿汤等合用；疼痛明显者，加五灵脂、乳香、没药；日久不愈者，加僵蚕、全蝎、土鳖虫、蜈蚣、蜂房、乌梢蛇等。

【用法】水煎服，每天2次，每日1剂。

【功效】祛风散寒，化湿通痹。

【主治】风湿性关节炎（风寒湿痹）。

【来源】《张伯臾医案》

❧·羌活行湿汤·❧

【组成】羌活9克，细辛9克，春砂仁9克，川独活14克，酒川芎14克，秦艽18克，生地黄18克，熟地黄18克，甘草节18克，千年健30克，钻地风30克，酒当归30克，川杜仲30克，川续断30克，蔓荆子30克，白芍36克，狗脊45克，嫩桑枝45克，桑寄生45克，油松节72克。

【用法】先以上方1/3的药量配剂，每日1剂，水煎，早、晚温热服，连服5剂。待症状改善后，以上方药共研细末，炼蜜为丸，每丸重10克，每日早、晚各服1丸。

【功效】祛风湿，通经络，活气血。

【主治】风湿性关节炎。

【来源】《施今墨临床经验集》

❧·蜈蚣桂附汤·❧

【组成】熟附子（先煎）6克，细辛（先煎）6克，全蝎6克，片姜黄6克，桂枝9克，木防己9克，鹿角霜（先煎）12克，蚕沙15克，淫羊藿15克，大蜈蚣1条。疼痛以下肢关节为主者，加独活、牛膝；以上肢关节为主者，加羌活、防风；以腰背为主者，加杜仲、桑寄生。

【用法】每日1剂，水煎2次，分3次服，30天为1个疗程。

【功效】温经散寒，搜风止痛。

【主治】风湿性关节炎。

【来源】山西中医，1993（6）

∽· 风寒湿痹汤 ·∼

【组成】防风18克，制附片（先煎）12克，地龙12克，当归12克，秦艽20克，黄芪20克，苍术10克，红花10克，防己10克，徐长卿10克，甘草7克。风邪盛，痛无定处，游走不定者，重用防风30克；寒邪盛，疼痛遇寒加剧者，重用制附片20克，或改用制川乌10克；湿邪盛，疼痛重着不移，或伴肢体关节麻木不仁者，重用苍术18克。

【用法】水煎服，每天2次，每日1剂。

【功效】祛风除湿，温经散寒，活血通络。

【主治】风湿性关节炎。

【来源】安徽中医学院学报，1995（2）

∽· 加味蠲痹汤 ·∼

【组成】片姜黄10克，当归10克，赤芍10克，防风10克，黄芪10克，附子（先煎）10克，独活10克，羌活6克，桂枝6克，桑枝15克，威灵仙15克，鸡血藤30克，甘草5克。

【用法】水煎服，每天2次，每日1剂。

【功效】祛风散寒祛湿，通络宣痹止痛。

【主治】风湿性关节痛。

【来源】陕西中医，1996（2）

祛风通络活血汤

【组成】威灵仙12克，独活12克，防风12克，当归12克，川芎12克，青风藤20克，鸡血藤20克，丹参20克，赤芍15克，乳香9克，全蝎6克，甘草6克，蜈蚣2条。风气盛者，加秦艽9克；湿邪偏重者，加苍术12克、薏苡仁30克；寒邪偏重者，加制附子6克；热化者，加石膏30克、黄柏9克、忍冬藤30克；气虚者，加黄芪30克。

【用法】水煎服，每天2次，每日1剂。

【功效】通络活血，补气养血，散寒除湿镇痛。

【主治】风湿性关节炎。

【来源】安徽中医临床杂志，2003，15（3）

威灵仙痹痛康

【组成】威灵仙15克，木瓜30克，忍冬藤30克，独活10克，牛膝10克，姜黄10克，桂枝10克，炙甘草10克，当归20克。周身关节痛者，加制川乌8克；伴发热、关节红肿者，加石膏30克、金银花30克；有瘀血征象者，加制乳香6克、制没药6克。

【用法】水煎服，每天2次，每日1剂。若有局部关节肿大较甚者，可以用药渣布包，局部热敷。

【功效】益气活血，祛风散寒，通络止痛。

【来源】中国社区医师，2005，21（1）

加味桑枝虎杖汤

【组成】鲜桑枝60克，金雀根30克，臭梧桐30克，忍冬藤30克，石膏（先煎）30克，虎杖根15克，知母15克。

【用法】水煎服，每天2次，每日1剂。

【功效】祛风湿，化湿热，通经络，止疼痛。

【主治】风湿性关节炎（风湿热痹）。

【来源】《中医历代名方集成》

～· 祛湿汤 ·～

【组成】桑寄生30克，忍冬藤30克，清半夏9克，豨莶草9克，龙胆草9克，焦栀子9克，知母9克，桃仁9克，伸筋草12克，威灵仙12克，川牛膝12克，滑石12克，犀黄丸4.5克。

【用法】水煎服，每天2次，每日1剂。

【功效】清热利湿，通经活络。

【主治】风湿性关节炎（热痹）。

【来源】《孔伯华医集》

～· 生地黄薏仁汤 ·～

【组成】生地黄（酒润）13克，生薏苡仁13克，全当归10克，赤芍10克，牡丹皮10克，秦艽10克，北防风10克，怀牛膝10克，淮木通10克，汉防己（先煎）10克，鸡血藤9克，络石藤9克，生蒲黄（包煎）9克，净地龙6克，甘草节3克。

【用法】水煎服，每天2次，每日1剂。

【功效】通经活络，清热利湿。

【主治】风湿性关节炎（湿热痹）。

【来源】《李聪甫医案》

～· 王氏热痹方 ·～

【组成】桂枝3~6克，防己（先煎）12~15克，生石膏（先煎）

15~30克，海桐皮9~12克，木通、黄柏6~9克，生薏苡仁30克。无汗者，加独活，汗出热退者，则去之；关节红肿热痛，高热，尤以环形红斑、结节红斑明显者，可酌加水牛角、牡丹皮、赤芍、大黄；关节红肿痛极重，伴发热者，可酌用羚羊角、栀子、龙胆草等；发热渐退，关节红肿渐消者，生石膏、木通、黄柏逐渐减量，最后停用生石膏。

【用法】水煎服，每天2次，每日1剂。如诸症消失，血沉、抗"O"正常，此时以上药可配丸药，每丸重9克，每次1丸，日服2次。服药3~6个月，巩固疗效。

【功效】清热祛湿。

【主治】风湿性关节炎（热痹）。

【来源】《名老中医秘方验方精选》

·石藤热痹汤·

【组成】生石膏（先煎）30克，忍冬藤30克，鲜桑枝60克，白茅根60克，夜交藤15克，鲜石斛15克，白芍15克，生地黄15克，知母10克，黄柏10克，甘草10克，竹茹10克，白粳米1勺。

【用法】水煎服，每天3次，每日1剂。

【功效】清热滋阴，息风通络。

【主治】热痹。

【来源】《名老中医秘方验方精选》

·防木桑丹红花汤·

【组成】防己（先煎）15克，木通（先煎）10克，红花10克，牡丹参30克，桑枝30克。热偏盛者，加生石膏；湿偏盛者，加苍术、陈皮、茯苓、石菖蒲；风偏盛者，加防风、威灵仙、桂枝；

夹阴虚者，减防己，加沙参、玉竹、地骨皮、白薇。

【用法】水煎服，每天2次，每日1剂。

【功效】清热利湿，散风止痛。

【主治】风湿性关节炎（热痹）。

【来源】《中国现代名医验方荟海》

海桐豨莶饮

【组成】豨莶草30克，海桐皮30克，忍冬藤30克，薏苡仁30克，桑枝30克，知母10克，葛根10克，防己10克，秦艽10克，鸡血藤15克。局部红肿严重，湿热较重者，加黄柏；瘀血者，可加丹参、莪术；关节变形，久病难愈者，加入土鳖虫、穿山甲、蜈蚣等，或配服麝香、三七。

【用法】水煎服，每天2次，每日1剂。

【功效】祛风除湿，清热通络。

【主治】风湿性关节炎（热痹或风寒湿痹化热型）。

【来源】《中国现代名医验方荟海》

萆薢蚕矢汤

【组成】萆薢10克，蚕沙10克，滑石10克，黄柏10克，苍术10克，防己（先煎）10克，木瓜10克，牛膝10克，桑枝20克，薏苡仁20克。

【用法】水煎服，每天2次，每日1剂。

【功效】祛湿毒，通经络，利关节。

【主治】风湿热性关节炎（湿热痹）。

【来源】《中国现代名医验方荟海》

秦艽羌活汤

【组成】秦艽9克，羌活9克，独活9克，防风9克，白芷9克，黄芩9克，生地黄16克，熟地黄16克，白芍16克，川芎13克，当归13克，生石膏（先煎）13克，白术25克。

【用法】水煎服，每天2次，每日1剂。取微汗，忌大汗。

【功效】清热，散风，除湿，和血。

【主治】风湿性关节炎（内热复感风湿之邪）。

【来源】《中国现代名医验方荟海》

风湿热痹汤

【组成】石膏（先煎）30克，生地黄30克，丹参20克，秦艽15克，知母10克，白芍10克，黄柏10克，桑枝10克，赤芍10克，桂枝8克，甘草3克。

【用法】水煎服，每天2次，每日1剂。

【功效】祛风化湿，清热通络。

【主治】风湿性关节炎（湿热型）。

【来源】《中国现代名医验方荟海》

生地黄石膏汤

【组成】生地黄120克，生石膏（先煎）240克，知母45克，山药30克，制川乌（先煎）9克，乳香6克，没药6克，甘草6克，三七6克。热毒蕴结者，加生大黄（先煎）15克、金银花30克；便秘者，加生大黄（后下）15克；舌苔黄腻者，加黄连10克、黄柏10克；关节不利者，加松节6克、威灵仙12克、地龙15克；舌质鲜红、脉弦细数、口干甚者，加石斛15克、玄参15克、枸杞子15克；恶风者，加桂枝9克、白芍9克；气虚自汗者，加黄芪

30克。

【用法】水煎服，每天3次，每日1剂。

【功效】清热祛湿，通痹止痛。

【主治】急性风湿热。

【来源】河北中医，1989（4）

五桑四藤防己汤

【组成】桑叶10克，桑白皮10克，桑寄生15克，桑枝15克，桑椹15克，钩藤10~12克，防己（先煎）10~12克，鸡血藤15~30克，忍冬藤15~30克，天仙藤15~30克。

【用法】水煎服，每天2次，每日1剂。

【功效】清热祛湿，舒筋活络。

【主治】风湿性关节炎（阴虚热痹）。

【来源】《魏长春临床经验选辑》

寒痹汤

【组成】制附片（先煎）30克，补骨脂30克，巴戟天30克，川杜仲30克，川续断30克，大熟地黄30克，钻地风30克，千年健30克，威灵仙30克，炙甘草节30克，黄芪72克，乌梢蛇肉72克，杭白芍18克，桂枝18克，左秦艽18克，虎骨胶（烊化）18克，春砂仁（后下）9克，北细辛（先煎）9克。

【用法】以上方的1/3药量，水煎，连服5剂。痛止后，以上方药研细末，炼蜜为丸，每丸重10克，早、午、晚各服1丸。

【功效】强腰肾，温命门，逐寒邪。

【主治】风湿性关节炎（肾虚寒痹）。

【来源】《施今墨临床经验集》

❧ · 龟鹿补肾汤 · ❧

【组成】大生地黄12克，淫羊藿12克，炙龟甲12克，豨莶草12克，桑寄生9克，泽泻9克，知母9克，鹿角霜（先煎）5克，黄柏5克，独活5克。

【用法】水煎服，每天2次，每日1剂。

【功效】补肾通络。

【主治】慢性痹证。

【来源】《程门雪医案》

❧ · 大防风汤 · ❧

【组成】制附子（先煎）45克，川芎45克，人参30克，牛膝30克，甘草30克，羌活30克，熟地黄60克，白术60克，防风60克，当归60克，白芍药60克，黄芪60克，杜仲60克。

【用法】水煎服，每天2次，每2日1剂。

【功效】补气血，益肝肾，祛风湿。

【主治】风湿性关节炎（痹证日久、气血不足型）。

【来源】《中医历代名方集成》

❧ · 驱寒理顽汤 · ❧

【组成】制川乌（先煎）12~15克，制草乌（先煎）12~15克，桂枝10~15克，雷公藤（先煎）10~15克，黄芪15克，杜仲15克，补骨脂15克，防己（先煎）15克，羌活12克，独活12克，防风12克，当归12克，麻黄（先煎）6克，全蝎6克，白花6克，细辛（先煎）3克。痛甚者，加姜黄10克、松节10克，或蜈蚣2~3条；肿甚者，加威灵仙15克、炮穿山甲10克，或白芥子10克；肾阳虚者，加熟附片15克、熟地黄12克，或鹿角15克；筋挛者，加伸筋草30克、白芍15克、甘草8克。

【用法】水煎服，每天2次，每日1剂。

【功效】温通祛寒，祛风燥湿，益气活血，补益肝肾。

【主治】风湿性关节炎（顽痹偏寒型）。

【来源】《中国现代名医验方荟海》

腿痛方

【组成】熟地黄15克，白芍15克，当归9克，川芎9克，羌活9克，木瓜9克，威灵仙9克，杜仲9克，川牛膝9克，川续断9克，独活12克，桂枝6克，醋炒香附6克，红花3克，醋炒知母3克。

【用法】水煎服，每天2次，每日1剂。

【功效】补血益肾，祛风止痛。

【主治】风湿性关节炎。

【来源】《中国现代名医验方荟海》

虎骨木瓜酒

【组成】虎胫骨（豹骨代）30克，川芎30克，川续断30克，红花30克，桑寄生30克，天麻60克，甘松60克，桑椹60克，栀子60克，川牛膝120克，当归120克，玉竹120克。

【用法】上药用高粱酒1500毫升，浸15日，加冰糖1.5千克、蜂蜜1.5千克，每次15~20毫升，日服2次。

【功效】祛风散寒，活血定痛。

【主治】风湿性关节炎。

【来源】《中医历代名方集成》

大神效活络丹

【组成】防风75克，白花蛇60克，麻黄60克，贯众60克，两头尖60克，炙甘草60克，官桂60克，草豆蔻60克，羌活60克，天麻60克，藿香60克，何首乌60克，熟地黄60克，白芷60克，黄连60克，黄芩60克，大黄60克，木香60克，全蝎45克，葛根45克，威灵仙45克，当归45克，沉香30克，白术30克，茯苓30克，骨碎补30克，白豆蔻30克，香附30克，黑附子30克，青皮30克，安息香30克，乌药30克，人参30克，龟甲30克，天竺黄30克，玄参30克，虎胫骨30克，乳香30克，没药30克，朱砂30克，赤芍30克，白僵蚕30克，丁香30克，细辛30克，乌梢蛇15克，乌犀屑15克，地龙15克，麝香15克，松香脂15克，牛黄7.5克，片脑4.5克。

【用法】上药共研细末，炼蜜为丸，金箔为衣，如弹子大，约重6克。每次1丸，黄酒化服，或温开水送服，日服1~2次。

【功效】舒筋活络，祛风化湿。

【主治】慢性风湿性关节炎。

【来源】《风湿病实用方》

❦ · 四斤丸 · ❧

【组成】木瓜（酒浸）500克，牛膝（酒浸）500克，天麻（酒浸）500克，肉苁蓉（酒浸）500克，附子60克，虎骨（豹骨代）60克。

【用法】上药共研细末，用浸药酒打面糊为丸，每次6克，日服2~3次，温开水或盐汤送服。

【功效】补肝肾，祛风湿。

【主治】风湿性关节炎（肝肾两虚型）。

【来源】《太平惠民和剂局方》

❦ · 舒筋保安散 · ❧

【组成】虎骨（豹骨代）30克，草薢30克，五灵脂30克，牛膝

30克，续断30克，白僵蚕30克，松节30克，白芍30克，乌药30克，天麻30克，威灵仙30克，黄芪30克，当归30克，防风30克，木瓜150克。

【用法】 用酒5000毫升，浸上药，紧封扎。14日后，取药焙干，捣为细末。每服6克，用所浸药酒调下，酒尽，再用米汤调下。也可改用饮片作水煎剂服，各药用量按常规剂量酌减。

【功效】 益气血，壮筋骨，祛风湿，通经络。

【主治】 骨性关节炎。

【来源】《中医历代名方集成》

❧ 补肾祛风汤 ❧

【组成】 菟丝子10~15克，制狗脊10~15克，炒杜仲10~15克，生川续断10~15克，怀牛膝10~15克，党参10~15克，炒白术10~15克，当归10~15克，炒白芍10~15克，威灵仙10~15克，大熟地黄15~20克，肉桂5~15克，炙川乌（先煎）6~15克，细辛（先煎）3~15克，独活6~12克，防风6~12克。气虚者，加黄芪15~30克、炙甘草6~10克、茯苓10~15克；血虚者，加川芎8~12克、炒阿胶10~15克；风甚者，加赤芍15~20克、鸡血藤20~30克；寒邪甚者，加制附子（先煎）10~30克、制草乌（先煎）10克；湿邪甚者，加苍术10~15克、生薏苡仁15~25克；上肢痛甚者，去独活，加羌活10克，肉桂改用桂枝10~15克，或桑枝30克；下肢痛甚者，加木瓜15~18克、千年健10~15克；肾阳虚甚者，加巴戟天10~15克、鹿角胶10克；大便秘结者，加肉苁蓉30克；肾阴虚甚者，加盐龟甲15克、山茱萸10克。

【用法】 水煎服，每天2次，每日1剂。

【功效】 温补肝肾，益气养血，佐以祛风散寒燥湿。

【主治】 慢性风湿性关节炎。

【来源】《名老中医秘方验方精选》

·寄生慢痹汤·

【组成】桑寄生30克，鸡血藤20克，威灵仙10克，地龙10克，蕲蛇6克，乳香5克。风偏胜者，加羌活10克、独活10克、穿山甲（先煎）10克、桂枝6克；寒邪甚者，加附子6克、桂枝6克、川芎6克、细辛3克、麻黄3克、当归10克；湿偏甚者，加草薢15克、炒白术12克、苍术10克、黄柏10克、防风10克、羌活10克、独活10克；热偏甚者，加生石膏30克、忍冬藤30克、知母10克、黄柏10克；膝关节有积液者，加木通10克、防己10克、甘草3克；上肢痛者，加桂枝9克；肩关节痛者，加片姜黄10克；下肢痛者，加牛膝15克、青风藤15克、海风藤15克、松节20克，或加川乌5克、草乌5克；腰痛者，加杜仲炭12克、川续断12克、狗脊12克，或加茯苓12克、川草薢12克。

【用法】水煎服，每天2次，每日1剂。

【功效】活血搜风，通络止痛。

【主治】慢性风湿性关节炎。

【来源】《肘后积余集》

第二节 外用方

·中药外洗方·

【组成】制川乌头5克，制草乌头5克，独活15克，羌活15克，桂枝15克，当归尾20克，川芎15克，白芷15克，川椒15克，防风15克，鸡血藤20克，威灵仙15克。

【用法】上药用布包，加水5000毫升，浸泡30分钟，水煎60

分钟，取液3000毫升，待温后浸洗患处20分钟，每日1剂，早、晚各浸洗1次。20天为1个疗程。

【功效】祛风散寒，除湿通络，化瘀止痛。

【主治】风湿性关节炎。

【来源】天津中医药，2003，20（1）

· 刘增昌灵仙膏 ·

【组成】威灵仙60克，生川乌30克，生草乌30克，生马钱子30克，麻黄30克，延胡索30克，鹿衔草30克，细辛15克，肉桂8克，蜈蚣15条，全蝎20克，骨碎补20克，乳香20克，没药20克，土鳖虫15克，麝香少许。

【用法】先将生马钱子放在凉水中浸泡5~7日，每日换水1次，然后刮除外皮，切成薄片晾干。再将上药共研极细粉，按黑膏药传统熬制法制成每贴重30克、内含生药12克的灵仙膏药。贴前用小火将膏药熏烤适度，然后贴在症状最明显部位。10日换药1次，3次为1个疗程。

【功效】祛瘀通络，温经散寒。

【主治】风湿性关节炎。

【来源】辽宁中医杂志，1986（10）

· 熥药方 ·

【组成】附子20克，肉桂25克，花椒15克，血竭5克，川牛膝25克，独活25克，羌活25克，桃仁25克，红花15克，海螵蛸20克，海桐皮25克，防风25克，当归25克，赤芍25克，杜仲25克，续断25克，乳香25克，没药25克，川芎25克，透骨草25克，细盐面10克，黄酒800毫升。

【用法】以上诸药制成粗末,桃仁捣成碎泥。将药及盐面、黄酒在盆中混合拌均匀,移时装入纱布袋中,缝合袋口,每天晚饭后把药袋放入锅内蒸,待开锅后再蒸半个小时许,将药袋取出,垫上干毛巾熨于患处,但须防止烫坏皮肉。以出红斑为度,1次可半小时左右。1剂药可以连续熨7次。

【功效】温经散寒祛湿,行气活血祛风,散瘀止痛。

【主治】风湿性关节炎。

【来源】黑龙江中医药,1982(1)

芥子延胡索散

【组成】白芥子30克,延胡索30克,甘遂15克,细辛15克,麝香1克。

【用法】上药共研细末,姜汁调如糊状,敷患处,每日换1次。

【功效】温阳散寒,祛风通络,活血止痛。

【主治】痛痹。

【来源】新中医,1987(7)

干姜川草乌散

【组成】干姜100克,生川乌20克,生草乌20克,白芥子20克,甘松根20克,红药20克,肉桂10克,细辛10克。

【用法】上药共研细末,用蜂蜜或40%乙醇调敷患处。

【功效】祛风散寒,通络止痛。

【主治】风湿性关节炎(寒湿型)。

【来源】《常见疼痛中医简便诊治》

干姜辣椒乌头煎

【组成】干姜60克,干辣椒30克,乌头20克,木瓜25克。

【用法】上药加水3000毫升，煮30~40分钟，趁热熏患部，然后将药汁倒出，用净毛巾蘸药汁热敷患部，每日早、晚各1次，5~10天为1个疗程。

【功效】散寒除湿，通络止痛。

【主治】风湿性关节炎（寒湿型）。

【来源】《中药贴敷疗法》

·· 川草乌苍术煎 ··

【组成】川乌10克，草乌10克，茅苍术10克，当归10克，鸡血藤6克，独活6克，牛膝10克，木瓜12克，川芎12克，郁金6克，生香附10克，细辛3克。

【用法】上药加水3000毫升，煮30~40分钟，趁热熏患部，然后将药汁倒出，用净毛巾蘸药汁热敷患部，每日早、晚各1次，5~10天为1个疗程。

【功效】祛风散寒，除湿止痛。

【主治】风湿性关节炎（寒湿型）。

【来源】《颈肩腰腿痛千家妙方》

·· 干姜苍术当归散 ··

【组成】干姜50克，苍术10克，当归15克。

【用法】上药共研细末，备用。用适量95%乙醇调敷患处，包扎固定，而后用白炽灯泡热烤20~40分钟，每日1次，7~14天为1个疗程。

【功效】散寒除湿止痛。

【主治】风湿性关节炎。

【来源】江苏中医，1989（4）

❦ 四生散 ❧

【组成】生川乌15克，生草乌15克，生天南星15克，生半夏15克。

【用法】上药共研细末，炒热，用酒蜜调和，趁热敷于患处。

【功效】祛风散寒止痛。

【主治】风湿性关节炎（寒湿型）。

【来源】《中药外贴治百病》

❦ 灵仙贴穴膏 ❧

【组成】威灵仙10克，鸡血藤6克，秦艽8克，花椒6克。

【用法】将上述诸药共研细末，用生姜汁调匀，取黄豆大小，敷于风池、大椎、肾俞、合谷、内关、足三里等穴位处，覆盖清洁纱布，胶布固定，隔日1次，6次为1个疗程。

【功效】祛风散寒，除湿止痛。

【主治】风湿性关节炎。

【来源】《颈肩腰腿痛千家妙方》

❦ 苍术黄柏饼 ❧

【组成】苍术9克，黄柏10克，龙胆3克，防己15克，羌活12克，桂枝9克，白芷10克，神曲适量。

【用法】将上述诸药共研细末，装瓶备用。用时取药末6~12克，加白酒少许制成药饼，敷贴于症状明显的关节等处之皮肤上，盖以纱布，用胶布固定。每日1次，7次为1个疗程。

【功效】胜湿止痛。

【主治】风湿性关节炎。

【来源】《骨伤科疾病外治法》

栀子半夏散

【组成】生栀子60克，生半夏30克，生大黄15克，当归15克，黄柏15克，桃仁10克，红花10克。

【用法】上药共研细末，用醋调敷患处。

【功效】清热利湿，活血止痛。

【主治】风湿性关节炎（湿热型）。

【来源】《颈肩腰腿痛千家妙方》

黄蜡膏

【组成】黄蜡7.5克，香油240毫升，松香30克，黄丹30克，乳香9克，没药9克，铜绿6克，轻粉3克。

【用法】取黄蜡7.5克，置于240毫升香油中加热溶化，再依次加入余药，搅匀成膏，取适量敷贴患处，用胶布固定，每日更换1次。

【功效】清热祛湿，活络止痛。

【主治】风湿性关节炎（湿热型）。

【来源】《颈肩腰腿痛千家妙方》

菖蒲膏

【组成】水菖蒲120克，干姜粉12克，樟脑90克，松香300克。

【用法】先将松香放入锅内，加热溶化后，再入樟脑，后入水菖蒲及干姜粉，搅拌均匀后制成膏药，用时烤软揭开，贴于患处，每日在膏药处热敷1次。

【功效】清热祛湿，行气活血。

【主治】风湿性关节炎。

【来源】《中国中医秘方大全》

❧·猪膀胱药袋法·❧

【组成】未破猪膀胱（晾干）2个，川乌30克，草乌30克，干姜30克，鲜葱白30克，生天南星20克，细辛20克，石菖蒲20克，生半夏20克，肉桂20克，白芷20克。

【用法】上药除猪膀胱及葱白外，余药共焙脆，研为粗末，再将葱白捶烂和匀，加黄酒500毫升，煮热如粥，干时加烧酒适量，分装于2个猪膀胱内，趁热熨痛处，从上到下，从内侧到外侧（以脊柱或肚脐为中心），冷却后另换，交替加热进行，汗出。连熨5~6遍后，将药膀胱封口、压扁，置于疼痛剧烈处，再用绷带固定好，次日晨起除去，晚间加温后趁热熨敷，连用3夜后另换新药。半个月为1个疗程，休息3天再用下一个疗程。

【功效】祛风除湿，散寒止痛。

【主治】风湿性关节炎。

【来源】四川中医，1987（11）

❧·风寒消痛砂·❧

【组成】生川乌20克，生草乌20克，透骨草20克，威灵仙20克，独活20克，牛膝20克，生铁末100克，樟脑10克。

【用法】将上药研粗末，加铁砂拌匀，用时加食醋适量搅拌，装袋放于患处熨敷，每次15~30分钟，每日2次。

【功效】祛风散寒，通络止痛。

【主治】风湿性关节炎。

【来源】中医外治杂志，1995（4）

❧·硫黄白芷散·❧

【组成】硫黄60克，白芷30克，川芎30克，乳香10克，没药10克。

【用法】上药共研细末，装入布袋中，拍平，调整为0.3厘米厚，以线纵横固定。取鲜姜片擦痛处，后将药袋放置在上面，外加热敷，灼热则移之。每日1次。用后密藏勿令泄气，可用2周。

【功效】祛风散寒，除湿止痛。

【主治】风湿性关节炎（风寒湿邪闭阻经络型）。

【来源】《实用单验方精选》

· 五倍子酒 ·

【组成】五倍子10克，白酒90毫升。

【用法】将五倍子置于酒中浸泡7天，过滤，于酒内加等量碘酒，涂搽患处。

【功效】活血通络。

【主治】急性风湿性关节炎。

【来源】《颈肩腰腿痛千家妙方》

· 四生松节酒 ·

【组成】生川乌30克，生草乌30克，生半夏30克，生天南星30克，松节30克。

【用法】上药共置于50%乙醇500毫升中浸泡1周，用药棉蘸药液涂擦肿痛关节，每日3次。

【功效】祛风散寒，胜湿止痛。

【主治】风湿性关节炎（寒湿型）。

【来源】《常见疼痛中医简便诊治》

· 醋熏法 ·

【组成】陈醋300毫升，新砖数块。

【用法】新砖放在炉内烧红，取出在醋内浸透，趁热放在关节下烟熏，隔日1次。

【功效】化瘀散结。

【主治】风湿性关节炎。

【来源】《非药物疗法》

❧ · 木瓜乌头煎 · ❧

【组成】宣木瓜25克，乌头20克，干姜60克，辣椒30克。

【用法】以上4味加水2000毫升，煎煮30~40分钟，取药液倒入盆中，备用。用毛巾蘸药液反复擦洗患处，然后将毛巾蘸药液热敷患处，每日早、晚各用药1次，每剂药可用2天。

【功效】温经通络，散寒止痛。

【主治】风湿性关节炎。

【来源】《颈肩腰腿痛千家妙方》

❧ · 黄柏二子汤 · ❧

【组成】黄柏20克，地肤子10克，蛇床子10克，苦参10克，浮萍10克。

【用法】以上5味加水2000毫升，煎沸15分钟，去渣后倾入盆内，待温用毛巾蘸药液擦洗患处，每次擦洗5~10分钟，每日洗3次。

【功效】清热除湿，散肿止痛。

【主治】风湿性关节炎（热痹）。

【来源】《颈肩腰腿痛千家妙方》

❧ · 桑枝二藤汤 · ❧

【组成】桑枝500克，络石藤200克，海风藤200克，豨莶草

100克，忍冬藤60克，海桐皮60克，鸡血藤60克。

【用法】水煎，先熏后洗病患关节或沐浴全身，每日1~2次，5~10天为1个疗程。

【功效】清热利湿，通络止痛。

【主治】风湿性关节炎（湿热型）。

【来源】《常见疼痛中医简便诊治》

∾· 透骨通络汤 ·∾

【组成】透骨草30克，寻骨风30克，白毛藤30克，老鹳草20克，茵陈20克，独活15克，乳香10克，没药10克，血竭10克。

【用法】水煎，先熏后洗病患关节或沐浴全身，每日1~2次，5~10天为1个疗程。

【功效】散寒除湿，通络止痛。

【主治】风湿性关节炎（寒湿型）。

【来源】《常见疼痛中医简便诊治》

∾· 当归乳没煎 ·∾

【组成】当归20克，没药20克，半夏20克，乳香18克，红花10克，制川乌15克，制草乌15克。

【用法】上药加清水用文火连煎2次，滤其药渣，留药液1000毫升左右，趁热熏患处15分钟，待药液稍凉能耐受时再反复擦洗患处10分钟，每日2次，7天为1个疗程。

【功效】清热利湿，祛瘀止痛。

【主治】风湿热（久痹）。

【来源】国医论坛，1992，7（6）

痹痛外洗液

【组成】生麻黄15克，桂枝12克，威灵仙12克，生川乌15克，生草乌15克，苍耳草15克，延胡索10克，伸筋草12克，秦艽15克，大黄20克，黄芪20克，细辛6克，冰片2克。

【用法】上药除冰片外，温水浸泡3~4小时，煎煮时加白酒250毫升，煎煮15分钟，洗敷时加冰片。保留药渣，以药液洗敷患处，每日2次以上，每剂可用2~4天，1周为1个疗程。

【功效】祛风散寒，除湿止痛。

【主治】风湿性关节炎。

【来源】内蒙古中医药，1993（4）

丹参五加皮煎

【组成】丹参12克，五加皮10克，透骨草10克，川花椒10克，川牛膝10克，宣木瓜10克，艾叶10克，白芷10克，红花10克，肉桂5克。

【用法】上药加清水1000毫升煎沸后，将药液倒入盆内趁热熏洗浸溃患处。每日1~2次。

【功效】祛风湿，活血通络止痛。

【主治】风湿性关节炎。

【来源】《穴位贴药与熨洗浸疗法》

黄芪牛膝煎

【组成】黄芪30克，怀牛膝30克，川木瓜30克，防风30克，红花15克，甘草15克。

【用法】上药加清水2000毫升，浸泡1天后，再煮沸，将药液倒入瓷盆内趁热熏洗患处（先熏后洗），并用纱布或棉垫覆盖患处。每日早、晚各熏洗1次。每剂可用4~6次。一般用药3剂，最多6剂即获显效。

【功效】益气活血，祛风通络。

【主治】风湿性关节炎。

【来源】新中医，1986（10）

∽·三枝艾蒿煎·∾

【组成】樟树枝120克，桑树枝120克，柳树枝120克，艾蒿120克。

【用法】上药加清水50升，放入大锅内煎煮10分钟，备用。先预备一口大水缸，放在避风之密室，缸中放入高、低小木凳各1条，将煎好之药水，连药渣倒入缸内。嘱患者赤身入缸，坐在大木凳上，脚踏小木凳，以厚布将患者颈部以下（头露在外）和缸周围覆盖熏之，待周身汗出透时，需用干毛巾拭净全身汗水，出缸上床避风盖被静卧。一般用药1次，最多2次，睡醒后病即痊愈。

【功效】温经通络止痛。

【主治】周身风湿痛。

【来源】《中草药外治验方》

∽·豨莶草煎·∾

【组成】豨莶草30克，刺五加15克，石菖蒲15克，石楠藤15克，水皂角15克。

【用法】将上药加水适量，煮煎药液，待温后洗浴，每日2次。

【功效】通经活络，利湿消肿。

【主治】风湿性关节炎伴下肢肿胀之着痹。

【来源】《伤科诊疗》

❧·桑枝海桐皮汤·❧

【组成】桑枝500克，海桐皮60克，忍冬藤60克，鸡血藤60克，豨莶草100克，海风藤200克，络石藤200克。

【用法】诸药共研细末，以纱布包扎好，加水煎煮，过滤去渣，趁热洗浴患肢。每日1次，每次约1小时，7~10天为1个疗程。

【功效】清热除痹，通经活络。

【主治】热痹证。

【来源】《中国民间疗法大全》

❧·透骨草煎·❧

【组成】透骨草10克，延胡索10克，当归10克，姜黄10克，川花椒10克，海桐皮10克，威灵仙10克，牛膝10克，乳香10克，没药10克，白芷10克，羌活10克，五加皮10克，苏木10克，红花10克，土茯苓10克。

【用法】将上述诸药共研细末，用纱布包裹，加水煎煮，趁热熏洗症状明显的患处，每日2次，每次1小时，40次为1个疗程。

【功效】祛风湿，止痹痛。

【主治】风湿性关节炎。

【来源】《骨伤科疾病外治法》

❧·川草乌透骨草煎·❧

【组成】制川乌30克，制草乌30克，透骨草30克，豨莶草30克，红花30克，羌活5克，独活5克，威灵仙5克，制乳香5克，制没药15克。

【用法】将上述药物装入布袋，封口，置容器中，加水约3000毫升，浸泡2小时，煎煮1小时，然后趁热熏洗患处，每次10~15分钟，每日2次。每剂药可用3~4天（伏天用1~2天）。

【功效】散寒除湿，祛风活血，通络止痛。

【主治】风湿性关节炎（寒湿型）。

【来源】浙江中医杂志，1994（8）

荆防苏麻汤

【组成】荆芥100克，防风100克，紫苏叶50克，麻黄40克，羌活100克，独活100克，秦艽60克，苍耳子50克，干姜100克，伸筋草40克，石菖蒲根500克，葱白300克，细辛30克，苍术100克，川芎80克，白芷40克。

【用法】上药加水煮沸15分钟，其温度保持在45~55℃，熏蒸病变部位，每次30~60分钟，每日蒸2~3次，7天为1个疗程，以大汗淋漓为度。

【功效】散寒除湿止痛。

【主治】风湿性关节炎（寒湿型）。

【来源】《颈肩腰腿痛千家妙方》

菖蒲葱白汤

【组成】石菖蒲根500克，葱白300克，羌活100克，独活100克，苍术100克，荆芥100克，防风100克，干姜100克，川芎80克，秦艽60克，紫苏叶50克，苍耳子50克，麻黄40克，白芷40克，伸筋草40克，细辛30克。

【用法】上药加水煮沸，用药蒸气熏蒸病患关节30~60分钟，至局部出汗为止，每日2~3次，7次为1个疗程。

【功效】祛风散寒，胜湿止痛。

【主治】风湿性关节炎（寒湿型）。

【来源】《常见疼痛中医简便诊治》

～· 当归秦艽汤 ·～

【组成】当归9克，秦艽9克，防风9克，木瓜9克，牛膝9克，威灵仙9克，萆薢9克，苍术9克，茯苓9克，红花6克，桑寄生12克。

【用法】水煎服，每天2次，每日1剂。同时用生地黄15克、金银花15克、紫花地丁15克、黄柏9克、木通9克、丝瓜络9克、牡丹皮9克、赤芍9克，煎汤浸泡患处。每日2~3次。

【功效】祛风散寒，除湿止痛。

【主治】风湿性关节炎。

【来源】《颈肩腰腿痛千家妙方》

～· 龙马精神方 ·～

【组成】当归10克，乳香15克，没药15克，续断15克，川花椒15克，补骨脂15克，红花15克，伸筋草15克，秦艽15克，甘草5克。

【用法】水煎滤净液，洗患部或全身浴，每日1~2次。

【功效】祛风散寒，除湿止痛。

【主治】风湿性关节炎（寒湿型）。

【来源】《中医治验偏方秘方大全》

～· 秦归汤 ·～

【组成】秦艽12克，当归12克，红花12克，土鳖虫12克，川乌12克，草乌12克，路路通12克，骨碎补12克，桑枝12克，桂枝12克。

【用法】水煎滤汁，洗浴患部或药浴全身，每日1次，每次20~30分钟。

【功效】祛风散寒，除湿止痛。

【主治】风湿性关节炎（寒湿型）。

【来源】《颈肩腰腿痛千家妙方》

桑枝海桐皮煎

【组成】桑枝50克，海桐皮60克，豨莶草100克，海风藤200克，络石藤200克，忍冬藤60克。

【用法】共研细末，用纱布包扎好，加水煎煮，过滤去渣，趁热洗浴患肢，每日1次，每次约1小时，7~10天为1个疗程。

【功效】祛风清热利湿。

【主治】风湿性关节炎（湿热型）。

【来源】《颈肩腰腿痛千家妙方》

蚕沙酒

【组成】蚕沙500克。

【用法】将蚕沙用白酒炒热，制成药带，围护于病患关节。

【功效】祛风除湿，散寒止痛。

【主治】风湿性关节炎。

【来源】《常见疼痛中医简便诊治》

狗脊热敷药带

【组成】金毛狗脊60克，桑寄生30克，川牛膝30克，钻地风

20克，续断20克，千年健15克，五加皮15克，当归15克，独活15克，桂枝15克，川乌10克，草乌10克。

【用法】共研细末，用白酒炒热，制成药带，围护于病患关节。

【功效】祛风散寒，除湿止痛。

【主治】风湿性关节炎。

【来源】《颈肩腰腿痛千家妙方》

伸筋草卧垫

【组成】伸筋草5000克。

【用法】伸筋草炒热制成卧垫、被褥，让患者睡在卧垫上，覆盖药被睡觉。

【功效】散寒通络。

【主治】风湿性关节炎。

【来源】《常见疼痛中医简便诊治》

铁醋化热熨药法

【组成】麻黄10克，白芷10克，羌活10克，独活10克，苍耳草10克，木瓜10克，海桐皮10克，伸筋草10克，茯苓10克，防己10克，茵陈10克，白毛藤10克，当归尾10克，苏木10克，红花10克，细辛10克，川草乌10克，干姜10克，白芥子10克，生半夏10克，皂角刺10克，蒲公英10克，透骨草10克，牛膝10克，地榆10克，甘草10克，马钱子15克，附子15克，肉桂15克，生南星15克，无名异15克，大黄15克，川芎6克，雄黄6克。上药混合研细，用小塑料袋分装，每袋6克，密封袋口，避热保存备用。

引药（按病痛部位）：①头颈部：川芎10克，葛根10克，藁本10克，升麻10克，蜈蚣10克；②四肢部：桂枝10克，秦艽10克，防风10克，桑枝10克，乌梢蛇10克；③腰背部：胡桃叶10克，杜仲叶10克，桑寄生10克，地龙10克；④瘀肿部：丹参10克，赤芍10克，桃仁10克，蒲黄10克，土鳖虫10克。

以上四部引药，共研细末，每包10克，与前熨药同样包装备用。

生铁屑500克（车床加工废碎铸铁碾细即成）。食醋（必需足度陈醋）100~200毫升。

【用法】用洁净棉布缝制成15厘米×25厘米布袋1只，袋口备有扎口线绳20~30厘米。将铁屑置于碗内，按病位取引药及熨药各1袋，拆开与铁屑拌匀，再加食醋混调成饭糊状，盛入布袋中，扎紧袋口，袋外复包毛巾几层，停15~30分钟即渐发热，夏天产热较快，冷天较慢（如适当靠近人体产热较快），此热可持续10小时左右，最高温度可达80℃以上，恒温40~60℃之间。熨药一发热即可熨敷患者病处，热量过高时可反复移动，免致烫伤，发热消失时即停用。冷却后的铁屑再加熨药及食醋，仍可发热5~7次，不必抛弃，一般以5~7次为1个疗程，每天或隔天1次。

【功效】祛风化湿，温经散寒，活血行瘀，通络镇痛，化痰破积。

【主治】风湿性关节炎、肥大性腰椎炎、腰肌劳损等病。

【来源】中医外治杂志，2002（6）

❧· 中药足浴方 ·❧

【组成】伸筋草40克，透骨草40克，红花15克，鸡血藤30克，川芎20克，黄芪30克，桂枝15克，艾叶50克。

【用法】上药用水3000毫升，浸泡10分钟，煎沸15分钟，过滤倒入盆中，先熏蒸双足，待水温冷却到40℃左右，浸泡双足大约20分钟，每日1剂，每煎2次，早、晚各1次，14天为1个疗程。

【功效】疏通筋脉，活血通络。

【主治】类风湿关节炎、风湿性关节炎、肩周炎、骨性关节炎、肱骨外上髁炎。

【来源】齐齐哈尔医学院学报，2011（32）

～·热敷散·～

【组成】艾叶40克，川椒20克，细辛10克，羌活20克，独活20克，炙川乌10克，炙草乌10克，红花20克，丹参20克，苍术20克，淫羊藿20克，威灵仙20克，防风20克，附子20克。

【用法】将上药混合压成粗粉，装入双层纱布袋中，放在高压锅内蒸30分钟，同时在需热敷的患部辅以毛巾，将纱布袋放置在毛巾上，再在其上覆一塑料袋或热水袋以保温，掌握好温度，避免烫伤，待凉后取下。每日1~2次。

【功效】活血祛瘀，温经通络。

【主治】风寒湿痹证。

【来源】齐齐哈尔医学院学报，1999，20（4）

～·蠲痹镇痛外治液·～

【组成】威灵仙30克，细辛10克，川乌10克，草乌10克，马钱子10克，羌活10克，独活10克，白芥子10克，透骨草15克，皂角刺15克，生南星8克，乳香8克，没药8克，蜈蚣2条，川椒5克，冰片2克。

【用法】上药除冰片外，取水500毫升浸泡2小时，加入陈醋500毫升，煎煮2小时取汁400毫升，冲入冰片装瓶密封备用。采用骨质增生药物电泳治疗机。取7厘米×4厘米大小的两块药垫浸透药液，一块放于主要疼痛部位接正极，一块放于附近部位接负极，电极板上压沙袋或用细绳固定，接通电源，调节电流以耐受为度。每次25分钟，10次为1个疗程。

【功效】温经散寒，除湿祛风，化痰通络，祛瘀止痛。

【主治】风湿性关节炎。

【来源】中医外治，1996（3）

～ · 强腰散 · ～

【组成】川乌30克，肉桂30克，干姜30克，樟脑30克，白芷20克，南星20克，赤芍20克。

【用法】将上药共研为极细粉末，每次用30~50克，温开水冲调如糊状，摊于纱布上，趁热敷贴于痛处，隔日1次。

【功效】温肾散寒，行滞通络，活血镇痛。

【主治】慢性腰腿痛。

【方剂出处】《中国现代名医验方荟海》

～ · 四生散外敷 · ～

【组成】生半夏1份，生天南星1份，生黄柏1份，生大黄1份。

【用法】上药烘干粉碎，过60~80目过筛，置于钵中加食醋5份，充分研匀，呈糊膏状，备用。将调制成的药物，均匀外敷于关节患处，厚度3~5毫米，并以多层纱布覆盖包扎，待敷药干燥后（1~2天）再行换药，10天为1个疗程。

【功效】燥湿化痰，消痞散结。

【主治】风湿性关节炎。

【来源】天津药学，2005，17（3）

第二章 类风湿关节炎

类风湿关节炎是一种以关节病变为主的慢性全身性自身免疫性疾病。以手足指、趾、腕、踝等小关节对称的多发关节炎为主要临床表现。早期或急性期发病关节呈红、肿、热、痛和运动障碍；晚期则关节强直和畸形，并有骨和骨骼肌萎缩，严重者可致残。

中医认为本病属"痹证"范畴，病因病机为正气不足，感受风、寒、湿、热等邪气，导致经络闭阻不通，气血运行不畅。可参考"痹证""历节""痛风"进行辨治。

第一节 内服方

通络清热汤

【组成】忍冬藤30克，桑枝30克，薏苡仁30克，秦艽15克，赤芍15克，萆薢15克，防己（先煎）15克，蚕沙（包煎）15克，豨莶草15克，当归12克，生地黄12克，甘草3克。

【用法】水煎服，每天2次，每日1剂。

【功效】清热祛湿，活络止痛。

【主治】类风湿关节炎（湿热痹）。

【来源】《中国丸散膏丹方药全书·关节炎》

连藤饮

【组成】黄连20~30克，黄芩5克，苍术5克，白术15克，大黄5~10

克，连翘30克，青风藤30克，薏苡仁30~60克，干姜10克，甘草10克。

【用法】水煎服，每天2次，每日1剂。

【功效】清热通络，健脾化湿。

【主治】类风湿关节炎（湿热痹）。

【来源】山东中医杂志，2001，20（1）

·秦知汤·

【组成】知母20克，秦艽15克，豨莶草15克，炮穿山甲（先煎）15克，桑枝30克，土茯苓30克，薏苡仁30克，牡丹皮10克，地骨皮10克，威灵仙10克，白芥子6克，全蝎6克。

【用法】水煎服，每天2次，每日1剂。

【功效】滋阴清热祛湿，舒筋通经，透络止痛。

【主治】类风湿关节炎（湿热夹痰瘀型）。

【来源】山西中医，2005，21（4）

·桂枝芍药知母汤·

【组成】麻黄（先煎）6克，桂枝10克，秦艽10克，甘草10克，白术12克，薏苡仁25克，川牛膝15克，赤芍15克，白芍15克，防己15克，地龙15克，忍冬藤30克，生姜5片。

【用法】水煎服，每天2次，每日1剂。

【功效】祛风胜湿，消热止痛。

【主治】类风湿关节炎（湿热痹）。

【来源】河南中医药学刊，1999，14（2）

·白虎桂枝汤加味·

【组成】生石膏（先煎）30克，知母12克，地龙12克，防己10克，桂枝9克，忍冬藤20克，桑枝15克，乳香9克，穿山甲

（先煎）9克，甘草6克。

【用法】水煎服，每天2次，每日1剂。

【功效】祛风除湿清热，化瘀通络。

【主治】类风湿关节炎（湿热型）。

【来源】现代中西医结合杂志，2003，12（11）

∽·白虎加桂汤·∾

【组成】生石膏（先煎）30克，桑枝30克，知母20克，威灵仙20克，甘草6克，桂枝6克，黄柏10克，炒苍术10克，秦艽10克，薏苡仁15克，金银花15克，黄芩15克。

【用法】水煎服，每天2次，每日1剂。

【功效】清热疏风，祛湿通络。

【主治】类风湿关节炎（风湿热痹）。

【来源】辽宁中医学院学报，2005，7（5）

∽·痹通汤·∾

【组成】石膏15克，知母10克，薏苡仁10克，黄柏10克，苍术10克，牛膝15克，全蝎3克，生地黄15克，忍冬藤15克，桑枝15克，路路通10克，白芍15克，甘草15克。

【用法】水煎服，每天2次，每日1剂。

【功效】清热除湿，疏风通络。

【主治】类风湿关节炎（湿热内蕴型）。

【来源】中国中医药信息杂志，2004，11（4）

∽·清热宣痹汤·∾

【组成】苍术10克，黄柏10克，蚕沙（包煎）10克，姜黄12

克，连翘12克，海桐皮12克，桑枝15克，豨莶草15克，防己（先煎）15克，牛膝15克，薏苡仁20克，土茯苓30克。

【用法】水煎服，每天2次，每日1剂。

【功效】清热利湿，宣痹通络。

【主治】类风湿关节炎（湿热痹）。

【来源】广西中医药，2004，27（5）

～⌒･ 清热通痹汤 ･⌒～

【组成】忍冬藤20克，雷公藤（先煎）15克，豨莶草15克，生地黄15克，丹参15克，威灵仙12克，秦艽12克，知母12克，赤芍12克，全蝎3克。

【用法】水煎服，每天2次，每日1剂。

【功效】清热祛湿，活血通络。

【主治】类风湿关节炎（湿热阻络型）。

【来源】广西中医药，2005，28（3）

～⌒･ 清热祛湿通络汤 ･⌒～

【组成】麻黄（先煎）6克，石膏（先煎）30克，防己（先煎）10克，威灵仙10克，秦艽10克，桑枝10克，独活10克，伸筋草10克，生地黄10克，玄参10克，白术10克，茯苓10克。

【用法】水煎服，每天2次，每日1剂。

【功效】清热养阴，祛湿通络，伸筋止痛。

【主治】类风湿关节炎（湿热痹）。

【来源】中医药信息，2004，21（1）

～⌒･ 风湿热方 ･⌒～

【组成】麻黄（先煎）10克，独活10克，甘草10克，桑枝15

克，伸筋草15克，秦艽15克，防己（先煎）15克，威灵仙15克，白术15克，玄参20克，生石膏（先煎）30克，生地黄30克，茯苓30克。

【用法】水煎服，每天2次，每日1剂。

【功效】养阴清热，祛风除湿，活血通络。

【主治】类风湿关节炎（风湿热痹、郁热伤阴型）。

【来源】《中国现代名医验方荟海》

·四妙散加味·

【组成】玄参15克，牛膝15克，苍术10克，黄柏10克，白芍10克，细辛（先煎）3克，丹参20克，青风藤20克，薏苡仁30克，甘草6克。

【用法】水煎服，每天2次，每日1剂。

【功效】利湿消肿，散结止痛。

【主治】类风湿关节炎（湿热痹）。

【来源】江西中医学院学报，2000，12（S1）

·宣痹加味汤·

【组成】防己（先煎）20克，栀子15克，连翘15克，姜黄连15克，海桐皮15克，赤小豆15克，薏苡仁15克，滑石15克，杏仁10克，制半夏10克，蚕沙6克。

【用法】水煎服，每天2次，每日1剂。30天为1个疗程。

【功效】清热利湿，宣痹止痛。

【主治】类风湿关节炎（湿热痹）。

【来源】湖北中医杂志，2003，25（5）

·穿藤汤·

【组成】穿山龙30克，青风藤30克，忍冬藤30克，赤芍15

克，白芍15克，豨莶草10克，僵蚕10克，延胡索10克。

【用法】水煎服，每天2次，每日1剂。

【功效】清热祛湿，舒筋通络，止痛除痹。

【主治】类风湿关节炎（湿热痹）。

【来源】四川中医，2004，22（6）

❦· 祛痹汤 ·❦

【组成】雷公藤（羊血制）30克，锦鸡儿30克，陈皮15克，当归12克，绣花针10克，地龙10克，僵蚕10克，炮穿山甲（先煎）6克，全蝎6克，乌梢蛇6克，蜂蜜（兑服）60克。

【用法】水煎服，每天3次，每日1剂。

【功效】散寒除湿，通络祛风。

【主治】类风湿关节炎（寒湿痹）。

【来源】实用中医内科杂志，2000，14（4）

❦· 乌雷蠲痹汤 ·❦

【组成】雷公藤（先煎）15~30克，乌梢蛇（冲服）15克，白花蛇（约2克，研末冲服）1条，独活10克，桑寄生10克，杜仲10克，牛膝10克，秦艽10克，桂枝10克，防风10克，人参10克，茯苓10克，当归10克，赤芍10克，川芎10克，熟地黄10克，甘草6克，细辛（先煎）3克。

【用法】水煎服，每天2次，每日1剂。

【功效】散寒除湿，蠲痹止痛，活络强筋。

【主治】类风湿关节炎（寒湿痹）。

【来源】云南中医中药杂志，1999，20（4）

消痹丸

【组成】制川乌200克，制草乌200克，海风藤200克，鸡血藤200克，羌活100克，独活100克，威灵仙100克，秦艽100克，防风100克，防己100克，当归100克，赤芍100克，川芎100克，桃仁100克，红花100克，苍术100克，桂枝100克，延胡索100克，木香100克，细辛30克，甘草80克，白花蛇3条。

【用法】上药烘干，共研细末，水泛为丸。每服10克，早、晚各1次。

【功效】祛风散寒，除湿通络，活血止痛。

【主治】类风湿关节炎（寒湿痹）。

【来源】江苏中医，2000，21（6）

草乌风湿酒

【组成】草乌30克，桂枝30克，当归30克，陈皮30克，枳壳30克，延胡索30克，川芎30克，牛膝30克，千年健30克，甘草30克，香附75克，木瓜75克，钻地风75克，豨莶草75克，全蝎27克。

【用法】将上药共置玻璃瓶中，加入白酒（50~60度）500毫升，浸泡15日，滤渣备用。每日早、晚各服1次，每次30毫升。

【功效】温经散寒，祛风胜湿，活血通络，化瘀止痛。

【主治】类风湿关节炎（寒湿痹）。

【来源】新中医，1995（11）

六虫汤加味

【组成】炙川乌（先煎）15克，全蝎10克，乌梢蛇15克，甲珠15克，土鳖虫10克，蜈蚣2条，地龙15克，鸡血藤30克，青风藤30克，秦艽15克，独活15克，桂枝15克，白芍20克，当归20克，黄芪30克，甘草15克。

【用法】水煎服，每天2次，每日1剂。

【功效】祛寒除湿通络，兼以活血化瘀。

【主治】类风湿关节炎（寒湿之邪闭阻经络型）。

【来源】中国乡村医生杂志，2000（2）

⌘· 张琪经验方 ·⌘

【组成】黄柏15克，苍术15克，南星15克，桂枝20克，防己20克，灵仙15克，桃仁15克，红花15克，羌活15克，白芷15克，川芎15克，青风藤30克，地龙15克，全蝎10克，乌梢蛇15克，知母15克，生石膏30克。

【用法】水煎服，每天2次，每日1剂。

【功效】祛风通络，清热除湿。

【主治】类风湿关节炎（寒湿日久，瘀而化热型）。

【来源】中国乡村医生杂志，2000（2）

⌘· 阳和汤 ·⌘

【组成】熟地黄15克，肉桂3克，麻黄（先煎）3克，鹿角胶（烊化）10克，炮姜6克，甘草6克，白芥子6克。

【用法】水煎服，每天2次，每日1剂。

【功效】温肾散寒，通络止痛。

【主治】类风湿关节炎（肾虚寒痹）。

【来源】天津中医学院学报，2003，22（3）

⌘· 通用痛风加味方 ·⌘

【组成】黄柏10克，知母10克，白芷10克，龙胆草10克，羌活10克，防己10克，桃仁10克，红花10克，桑枝10克，神曲10克，川芎15克，威灵仙15克，天南星（先煎）5克。

【用法】水煎服，每天2次，每日1剂。服后将药渣敷患侧关节30分钟。

【功效】清热除湿，疏散风寒，通络止痛。

【主治】类风湿关节炎（湿热痹）。

【来源】河北中医，2000，3（3）

❧ · 清热透骨方 · ❧

【组成】羚羊骨（先煎）15克，双钩藤15克，威灵仙18克，老桑枝30克，水牛角（先煎）30克，路路通30克，地骨皮30克，茯苓皮30克，生石膏（先煎）30克。

【用法】水煎服，每天2次，每日1剂。

【功效】清热解毒，透骨通络。

【主治】类风湿关节炎（热毒痹）。

【来源】《中国现代名医验方荟海》

❧ · 清热利湿解毒汤 · ❧

【组成】金银花30克，白花蛇舌草30克，土茯苓30克，蒲公英30克，薏苡仁30克，赤芍21克，紫花地丁18克，土贝母12克，黄柏12克，苍术9克，羌活9克。

【用法】水煎服，每天2次，每日1剂。服药时忌茶。

【功效】清热利湿解毒，祛风除湿，活血化瘀。

【主治】类风湿关节炎（热毒痹）。

【来源】《中国现代名医验方荟海》

❧ · 八草八根汤 · ❧

【组成】积雪草20克，鬼针草20克，龙葵草20克，三桠苦根20克，山稔根20克，野蔷薇根20克，半枫荷根20克，茅莓根20克，天青地白草10克，豨莶草10克，白茄根10克，地耳草30克，白花蛇舌草30克，猕猴桃根30克，败酱草15克，枸骨根15克。

【用法】水煎服，每天2次，每日1剂。

【功效】清热解毒，活血通络，祛风除湿。

【主治】类风湿关节炎（热毒痹）。

【来源】江西中医药，2002，33（3）

❧ 清热解毒方 ❧

【组成】土茯苓60克，金银花30克，生地黄30克，桃仁30克，防风20克，秦艽20克，赤芍15克，桑枝15克，马鞭草15克，栀子15克，白花舌蛇草15克，甘草10克。

【用法】水煎服，每天2次，每日1剂。

【功效】清热除湿，凉血解毒，通络止痛。

【主治】类风湿关节炎（热毒痹）。

【来源】四川中医，2003，21（3）

❧ 热痹清通汤 ❧

【组成】金银花30克，黄柏30克，鸡血藤30克，伸筋草30克，薏苡仁30克，刘寄奴30克，水牛角（先煎）30克，白僵蚕15克，苏木15克，乌梢蛇15克，胆南星15克，马勃6克。

【用法】水煎服，每天2次，每日1剂。

【功效】清热解毒，通络止痛。

【主治】类风湿关节炎（热毒痹）。

【来源】中国中医急症，2004，13（4）

通关解毒汤

【组成】忍冬藤30克，丹参30克，土茯苓30克，徐长卿20克，三棱10克，莪术10克，白术10克，当归10克，黄芪10克。

【用法】水煎服，每天2次，每日1剂。

【功效】解毒通络，活血化瘀。

【主治】类风湿关节炎（热毒瘀痹）。

【来源】河北医学，1999，5（2）

清养通痹汤

【组成】金银花60克，蒲公英30克，薏苡仁30克，白芍30克，生地黄30克，红藤30克，忍冬藤30克，蜂房12克，牡丹皮12克，赤芍12克，土茯苓45克，石斛15克，豨莶草20克，细辛（先煎）10克，甘草10克。

【用法】水煎服，每天2次，每日1剂。

【功效】清热解毒利湿，养阴活血通络。

【主治】类风湿关节炎（热毒痹）。

【来源】四川中医，2003，19（4）

清痹汤

【组成】忍冬藤60克，青风藤60克，败酱草30克，老鹳草30克，丹参30克，土茯苓21克，络石藤18克，香附15克。

【用法】水煎服，每天2次，每日1剂。

【功效】清热解毒，疏风除湿，活血通络。

【主治】类风湿关节炎（热毒痹）。

【来源】《中国现代名医验方荟海》

❧· 清骨热痹汤 ·❧

【组成】青蒿30克，地骨皮30克，土茯苓30克，桑枝30克，防己（先煎）15克，钩藤15克，钻地风15克，苍术12克，防风12克，地龙12克，黄柏12克。

【用法】水煎服，每天2次，每日1剂。

【功效】清热除骨蒸，祛风除湿，益气通络。

【主治】类风湿关节炎（湿热痹）。

【来源】《中国现代名医验方荟海》

❧· 加味白术附子汤 ·❧

【组成】制附子（先煎）10克，当归10克，干姜10克，白术15克，薏苡仁15克，五加皮15克，炙甘草6克。

【用法】水煎服，每天2次，每日1剂。

【功效】温经散寒，化湿通络。

【主治】类风湿关节炎（寒湿痹）。

【来源】《中医历代名方集成》

❧· 加减类风汤 ·❧

【组成】生麻黄（先煎）8克，桂枝8克，制苍术10克，防风10克，防己（先煎）10克，威灵仙10克，制南星10克，桃仁10克，红花10克，雷公藤15克，鸡血藤15克，全蝎3克。

【用法】水煎服，每天2次，每日1剂。病情严重者每日2剂。

【功效】散寒通络，祛风除湿，化痰消瘀。

【主治】类风湿关节炎（风、寒、湿、痰、瘀、痹阻经脉）。

【来源】《中国现代名医验方荟海》

· 乌头通痹汤 ·

【组成】制乌头（先煎）9克，蜂房9克，黄芪15克，地龙15克，穿山龙15克，青风藤15克，钻地风15克，僵蚕15克，乌梢蛇15克，芍药12克，桂枝6克，甘草6克。

【用法】水煎服，每天2次，每日1剂。

【功效】温经散寒，祛风除湿，通络扶正。

【主治】类风湿关节炎（寒湿痹）。

【来源】《中国现代名医验方荟海》

· 王氏顽痹饮 ·

【组成】白附子（先煎）3克，制南星（先煎）5克，炒白芥子5克，赤芍10克，羌活10克，独活10克，防风10克，防己（先煎）10克，乌梢蛇10克，当归12克，桑寄生12克，青风藤30克。

【用法】水煎服，每天2次，每日1剂。

【功效】温阳散寒，祛风燥湿，化痰散结，活血通络。

【主治】类风湿关节炎（寒湿痹）。

【来源】《中国现代名医验方荟海》

· 散寒除湿汤 ·

【组成】制附子（先煎）30克，茯苓30克，桑枝15克，威灵仙15克，白术15克，桂枝10克，独活10克，甘草10克，麻黄（先煎）6克，细辛（先煎）3克。

【用法】水煎服，每天2次，每日1剂。

【功效】温阳散寒，祛风除湿，活血通络。

【主治】类风湿关节炎（风寒湿痹）。

【来源】《中国现代名医验方荟海》

❧·　温经逐寒方　·❧

【组成】乌梢蛇15克，制川乌（先煎）15克，熟附子（先煎）15克，桂枝12克，威灵仙18克，熟地黄30克，黄精30克，小茴香6克，炙甘草3克，干姜6克。

【用法】水煎服，每天2次，每日1剂。

【功效】温经逐寒，搜剔络邪。

【主治】类风湿关节炎（寒湿痹）。

【来源】《中国现代名医验方荟海》

❧·　蠲痹冲剂　·❧

【组成】黄芪50克，桂枝15克，当归15克，白芍50克，伸筋草30克，透骨草30克，雷公藤（制）15克，青风藤15克，鹿衔草15克，丹参20克，炙甘草10克，牛膝15克。

【用法】共研细末。每次服20~25克，每日2次，白开水冲服。

【功效】益气活血，祛风除湿，舒筋通络。

【主治】类风湿关节炎。

【来源】《中国当代中医名人志》

❧·　芪附汤　·❧

【组成】附片（先煎）6~30克，补骨脂30克，炙黄芪30克，淫羊藿20克，肉苁蓉20克，当归20克，桂枝10克，炙甘草10克，秦艽15克，玉带草15克，炒白术15克，鹿角片（先煎）15克。

【用法】水煎服，每天2次，每日1剂。

【功效】温肾填精，益气补血，活血通络，祛风除湿。

【主治】类风湿关节炎（风寒湿痹、肝脾肾虚型）。

【来源】《中国现代名医验方荟海》

❧ · 桂芍知附汤 · ❧

【组成】制附片（先煎）30克，桂枝10克，白芍10克，防风10克，生姜10克，知母10克，麻黄（先煎）10克，甘草10克，白术15克，桑枝15克，威灵仙15克。

【用法】水煎服，每天2次，每日1剂。

【功效】温阳散寒，祛风除湿，疏经活络，养阴清热。

【主治】类风湿关节炎（风寒湿痹、损阳耗阴型）。

【来源】《中国现代名医验方荟海》

❧ · 乌头二仙黄酒汤 · ❧

【组成】制川乌（先煎）5克，桂枝6克，五加皮6克，淫羊藿15克，仙茅15克，牛膝15克，酒当归10克，防己（先煎）10克，赤芍10克，白芍10克，苍术10克，黄酒100毫升。

【用法】水煎服，每天2次，每日1剂。

【功效】温经散寒，通络止痛。

【主治】类风湿关节炎（寒湿痹）。

【来源】《中国现代名医验方荟海》

❧ · 寒湿合剂 · ❧

【组成】制川乌（先煎）9克，生姜6克，桂枝6克，防风12克，羌活15克，独活15克，柴胡15克，苍术18克，白术18克，大枣10枚。

【用法】水煎服，每天2次，每日1剂。

【功效】健脾燥湿，散寒祛风。

【主治】类风湿关节炎（寒湿型）。

【来源】《中国现代名医验方荟海》

❧· 消关汤 ·❧

【组成】羌活15克，独活15克，淫羊藿15克，乌梢蛇15克，薏苡仁15克，蚕沙10克，防风10克，当归10克，白芍24克，制马钱子（研末冲服）0.3克，甘草6克。

【用法】水煎服，每天2次，每日1剂。

【功效】祛风胜湿，通络止痛。

【主治】类风湿关节炎（寒湿痹）。

【来源】河北中医，2004，26（5）

❧· 天龙散 ·❧

【组成】蜈蚣10条，全蝎18条，制马钱子12克，生黄芪90克，炒乳香25克，露蜂房25克。

【用法】上药研末，装入胶囊，每次2克，每日3次。

【功效】搜风剔邪，通络散瘀。

【主治】类风湿关节炎（寒湿痹）。

【来源】陕西中医，2001，22（12）

❧· 柔痹汤 ·❧

【组成】豨莶草30克，土茯苓30克，白术30克，白芍30克，当归20克，全蝎6克，鸡血藤15克，桑寄生15克，杜仲15克，熟地黄15克，威灵仙12克，桑枝10克，焦三仙各10克，白芷10克，茜草10克，独活9克，炙甘草9克。

【用法】水煎服，每天2次，每日1剂。

【功效】活血化瘀，扶正补肾，祛湿通络，柔筋止痛。

【主治】类风湿关节炎（寒湿痹）。

【来源】陕西中医，2003，24（3）

❧ · 清痹汤 · ❧

【组成】丹参30克，当归尾20克，川牛膝20克，地龙15克，全蝎15克，白花蛇10克，三棱10克，莪术10克，桂枝8克，生甘草6克。

【用法】水煎服，每天2次，每日1剂。

【功效】化瘀通络，搜风散结。

【主治】类风湿关节炎（寒湿痹）。

【来源】福建中医药，2000，31（6）

❧ · 仙龙汤 · ❧

【组成】威灵仙12克，穿山龙12克，秦艽12克，乌梢蛇9克，制川乌头（先煎）9克，细辛（先煎）3克。

【用法】水煎服，每天2次，每日1剂。

【功效】祛风除湿，温经散寒，通络止痛。

【主治】类风湿关节炎（寒湿痹）。

【来源】陕西中医学院学报，2006，29（2）

❧ · 麻附三藤汤 · ❧

【组成】麻黄（先煎）6克，制附子（先煎）10克，地龙10克，海风藤15克，络石藤15克，白术15克，蜂房15克，鸡血藤30克，全蝎3克，蜈蚣3克。

【用法】水煎服，每天2次，每日1剂。

【功效】散寒通络，解毒散结，消肿止痛。

【主治】类风湿关节炎（寒湿痹）。

【来源】河北中医，1999，21（4）

·一白二乌汤·

【组成】白芍12克，防风12克，羌活12克，伸筋草12克，青风藤15克，制川乌（先煎）9克，制草乌（先煎）9克，乌梢蛇9克，雷公藤（先煎）9克，当归10克，桂枝6克，甘草6克。

【用法】水煎服，每天2次，每日1剂。

【功效】温经散寒，祛风除湿。

【主治】类风湿关节炎（寒湿痹）。

【来源】中医研究，2005，18（9）

·乌头汤加味·

【组成】制川乌（先煎）20克，白芍20克，海桐皮20克，麻黄（先煎）10克，桂枝10克，炙甘草10克，当归12克，川芎15克，红花15克，苍术30克，黄芪30克，蜂蜜（兑服）30克。

【用法】水煎服，每天3次，每日1剂。

【功效】温经散寒，化瘀通络。

【主治】类风湿关节炎（寒湿痹）。

【来源】四川中医，2006，24（1）

·五藤二乌汤·

【组成】黄藤15克，鸡血藤15克，络石藤15克，海风藤15克，木瓜15克，制川乌（先煎）6克，制草乌（先煎）6克，忍冬藤10克，桂枝10克，川牛膝10克，淫羊藿10克，甘草10克。

【用法】水煎服，每天2次，每日1剂。

【功效】舒筋活络，祛风除湿，温经散寒，通络止痛。

【主治】类风湿关节炎（风寒湿痹）。

【来源】四川中医，2002，20（11）

❧ · 温经通痹汤 · ❧

【组成】麻黄（先煎）6克，细辛（先煎）3克，天麻10克，全蝎10克，土鳖虫10克，地龙12克，独活12克，苍术12克，鸡血藤15克，杜仲15克，牛膝18克，川芎20克，丹参20克，透骨草20克，薏苡仁20克，黄芪30克。

【用法】水煎服，每天2次，每日1剂。

【功效】温经散寒，祛风除湿，除痹止痛。

【主治】类风湿关节炎（寒湿痹）。

【来源】中国民间疗法，2005，13（6）

❧ · 舒筋通痹汤 · ❧

【组成】麻黄（先煎）6克，甘草6克，制川乌（先煎）10克，桂枝10克，防风10克，地龙10克，全蝎10克，红花10克，白芍9克，黄芪15克。

【用法】水煎服，每天2次，每日1剂。1个月为1个疗程。

【功效】益气养血，祛风散寒，活血化瘀，舒筋通络。

【主治】类风湿关节炎（寒湿痹）。

【来源】中国民间疗法，2006，14（7）

❧ · 乳香追风汤 · ❧

【组成】乳香15克，没药15克，白术15克，白芍15克，秦艽12克，当归12克，乌梢蛇10克，知母10克，炙甘草10克，制川乌（先煎）8克，寻骨风8克，透骨草8克，黄芪20克。

【用法】水煎服，每天2次，每日1剂。

【功效】祛风除湿，温经散寒，搜风通络。

【主治】类风湿关节炎（风寒湿痹）。

【来源】山东中医杂志，2004，23（6）

ᖇᖱᖱ·三乌祛痹汤·ᖱᖱ

【组成】制附子（先煎）3~10克，制川乌（先煎）3~10克，制草乌（先煎）3~10克，桂枝10~30克，甘草10~30克，羌活10~30克，独活10~30克，牛膝6~15克，三七6~15克，防己6~15克，细辛（先煎）6~15克。

【用法】水煎服，每天2次，每日1剂。2个月为1个疗程，一般服用3个疗程。

【功效】温经通络，扶正活血。

【主治】类风湿关节炎（风寒湿痹）。

【来源】陕西中医，2002，23（3）

ᖇᖱᖱ·雷公藤四虫汤·ᖱᖱ

【组成】雷公藤（先煎）10克，蜈蚣10克，乌梢蛇10克，全蝎10克，僵蚕10克，羌活10克，制草乌（先煎）10克，制川乌（先煎）10克，黄芪10克，当归10克，牛膝10克，甘草10克。

【用法】水煎服，每天2次，每日1剂。2周为1个疗程，最短1个疗程，最长6个疗程。

【功效】祛风除湿，散寒止痛，舒筋活血。

【主治】类风湿关节炎（寒湿痹）。

【来源】浙江中医学院学报，2004，28（4）

ᖇᖱᖱ·羌防通痹汤·ᖱᖱ

【组成】羌活15克，防风15克，威灵仙15克，土鳖虫15克，独活10克，桂枝10克，当归10克，桃仁10克，木香（后下)10克，蜈蚣2条。

【**用法**】水煎服，每天 2 次，每日 1 剂。

【**功效**】祛风除湿，温经通络，理气止痛。

【**主治**】类风湿关节炎（风寒湿痹）。

【**来源**】实用临床医学，2004，5（2）

❧ 黄芪除痹汤 ❧

【**组成**】黄芪 30~50 克，桂枝 10 克，桑枝 10 克，羌活 10 克，独活 10 克，细辛（先煎）10 克，五加皮 10 克，薏苡仁 10 克，当归 10 克，川芎 10 克，桑寄生 10 克，川牛膝 10 克，枸杞子 10 克，山药 10 克，白术 10 克。

【**用法**】水煎服，每天 2 次，每日 1 剂。

【**功效**】祛风除湿，温经通络，益气活血。

【**主治**】类风湿关节炎（风寒湿痹）。

【**来源**】湖北中医学院学报，2003，5（2）

❧ 桂附通痹汤 ❧

【**组成**】桂枝 15 克，制附子（先煎）15 克，黄芪 30 克，党参 30 克，淫羊藿 20 克，仙茅 20 克，当归 20 克，川芎 20 克，羌活 10 克，独活 10 克，乳香 10 克，没药 10 克，防风 10 克，甘草 10 克。

【**用法**】水煎服，每天 2 次，每日 1 剂。

【**功效**】温阳益气，补养肝肾，活血通痹。

【**主治**】类风湿关节炎（肝肾阳虚型）。

【**来源**】《名老中医秘方验方精选》

❧ 补肾活血汤 ❧

【**组成**】淫羊藿 10 克，仙茅 10 克，桂枝 10 克，当归 10 克，泽泻10克，木瓜10克，牡丹皮10克，赤芍10克，生地黄15克，桃仁6克，红花6克，川芎6克，蜂房6克。

【用法】水煎服，每天2次，每日1剂。

【功效】补养肝肾，通络止痛。

【主治】类风湿关节炎（肝肾虚损型）。

【来源】《中国丸散膏丹方药全书·关节炎》

类风湿汤

【组成】黄芪20~60克，秦艽20克，青风藤20克，海风藤20克，防己15克，桂枝15克，穿山甲珠（先煎）15克，白芷15克，白鲜皮15克，甘草15克，红花15克，桃仁15克。

【用法】水煎服，每天2次，每日1剂。

【功效】祛风散寒，除湿清热，活血通络。

【主治】类风湿关节炎（肾虚寒痹）。

【来源】《当代名医临证精华·痹证》

蛇归类风汤

【组成】蕲蛇20克，当归20克，熟地黄25克，白芍25克，淫羊藿15克，秦艽15克，穿山甲珠（先煎）9克，全蝎5克，地龙5克。

【用法】水煎服，每天2次，每日1剂。

【功效】搜风通络，活血镇痛，补养肝肾。

【主治】类风湿关节炎（肾虚血瘀型）。

【来源】《当代名医临证精华·痹证》

补肾祛寒汤

【组成】川续断12~15克，熟地黄12~15克，松节12~15克，补骨脂9~12克，淫羊藿9~12克，桂枝9~12克，赤芍9~12克，白芍9~12克，制附子（先煎）6~12克，骨碎补10克，独活10克，牛膝10克，知母10克，威灵仙12克，炙豹骨（另煎兑入）12克，防风6~9克，炙穿山甲（先煎）6~9克，伸筋草20~30克，麻黄3克。

【用法】水煎服，每天2次，每日1剂。

【功效】补肾祛寒，散风祛湿，活血通络。

【主治】类风湿关节炎（肾虚寒凝型）。

【来源】《名老中医秘方验方精选》

类风汤

【组成】鹿角胶（烊化）20克，白芍20克，阿胶（烊化）15克，乌梢蛇15克，熟地黄15克，独活15克，土鳖虫10克，全蝎10克，桑枝10克，天南星10克，蜈蚣2条，制川乌（先煎）6克，制草乌（先煎）6克。

【用法】水煎服，每天2次，每日1剂。

【功效】补益肝肾，温阳填督。

【主治】类风湿关节炎（肝肾虚痹）。

【来源】湖南中医杂志，2000，16（4）

顽痹汤

【组成】黄芪30克，赤芍15克，白芍15克，防己（先煎）15克，青风藤15克，海风藤15克，透骨草15克，千年健15克，桂枝12克，川芎12克，当归12克，补骨脂12克，女贞子12克，伸筋草12克。

【用法】水煎服，每天2次，每日1剂。

【功效】补肝肾，强筋骨，活血通络，祛风除湿。

【主治】类风湿关节炎（肝肾虚痹）。

【来源】河南中医，2006，26（3）

❧·　泽补汤　·❧

【组成】泽漆30克，补骨脂30克，虎杖30克，威灵仙30克，雷公藤（先煎）30克，白花蛇舌草30克，秦皮20克，生地黄20克，丹参20克，当归20克，全蝎9克，昆布10克，海藻10克，川蜈蚣3条，细辛（先煎）30~35克。

【用法】水煎服，每天2次，每日1剂。

【功效】补益肝肾，活血通络。

【主治】类风湿关节炎（肝肾虚痹）。

【来源】新中医，1986（2）

❧·　固本蠲痹汤　·❧

【组成】黄芪30克，熟地黄30克，寻骨风30克，当归20克，白芍20克，桑寄生20克，千年健15克，制乳香10克，制没药10克，制川乌（先煎）10克，全蝎6克，甘草6克，蜈蚣2~3条。

【用法】水煎服，每天2次，每日1剂。

【功效】补益肝肾，祛邪蠲痹。

【主治】类风湿关节炎（肝肾虚痹）。

【来源】浙江中医杂志，1994（3）

❧·　袴痹汤　·❧

【组成】续断10克，淫羊藿10克，露蜂房10克，白芥子10克，骨碎补15克，白芍15克，乌梢蛇15克，蜈蚣（去头足）1条，䗪虫6克，甘草3克。

【用法】水煎服，每天2次，每日1剂。

【功效】调补肝肾，搜风活血，通络止痛。

【主治】类风湿关节炎（肝肾虚痹）。

【来源】湖南中医杂志，2000，16（6）

加减斑龙汤

【组成】鹿角霜（先煎）30克，菟丝子30克，茯苓30克，寻骨风30克，穿山龙30克，当归30克，补骨脂20克，全蝎10克，土鳖虫10克，蜈蚣2条，炮穿山甲（先煎）15克，乌梢蛇15克，青风藤12克，海风藤12克，雷公藤（先煎）12克。

【用法】水煎服，每天2次，每日1剂。

【功效】补益肝肾，扶助正气，化瘀散结，通经活络。

【主治】类风湿关节炎（肝肾虚痹）。

【来源】四川中医，2002，20（8）

补肾抗痹合剂

【组成】五加皮15克，补骨脂15克，肉苁蓉15克，薏苡仁15克，鸡血藤15克，淫羊藿12克，徐长卿12克，寻骨风12克，鳖甲（先煎）12克，白芥子12克，老鹳草12克，熟地黄10克，当归10克，制附子（先煎）10克，羌活10克，独活10克，蚂蚁粉10克（入空心胶囊，分2次吞服），桂枝3克，米酒60毫升（分2次调服）。

【用法】水煎服，每天2次，每日1剂。2~3个月为1个疗程。

【功效】补益肝肾，温阳壮督。

【主治】类风湿关节炎（肝肾虚痹）。

【来源】江西中医药，2005，36（11）

⤜⤏ · 益肾化痰蠲痹汤 · ⤐⤛

【组成】补骨脂15克，山茱萸15克，海风藤15克，当归30克，鸡血藤30克，熟地黄30克，生地黄30克，鳖甲（先煎）25克，莱菔子12克，白芥子10克，青风藤10克，土鳖虫10克。

【用法】水煎服，每天2次，每日1剂。

【功效】补益肝肾，健脾化湿，化痰通络，活血蠲痹。

【主治】类风湿关节炎（肝肾虚痹）。

【来源】四川中医，2005，23（7）

⤜⤏ · 温阳蠲痹汤 · ⤐⤛

【组成】黄芪30克，熟地黄30克，浙贝母30克，白芥子12克，鹿角胶12克，肉桂（冲）0.9克，当归6克，制川乌（先煎）6克，姜炭3克，麻黄（先煎）3克，甘草3克，乳香5克，没药5克。

【用法】水煎服，每天2次，每日1剂。

【功效】益气养血，祛风散寒，通络止痛。

【主治】类风湿关节炎（肝肾虚痹）。

【来源】新中医，1992（11）

⤜⤏ · 补气活血祛风汤 · ⤐⤛

【组成】黄芪120克，当归30克，牛膝30克，川芎30克，赤芍30克，萆薢30克，桂枝20克，姜黄20克，桃仁20克，羌活15克，红花15克，麻黄（先煎）15克，白芥子15克，白芷15克，炮穿山甲（先煎）15克，制川乌（先煎）12克，制草乌（先煎）12克，秦艽10克，白芍40克，甘草10克。

【用法】水煎服，每天2次，每日1剂。

【功效】补益气血，祛风除湿。

【主治】类风湿关节炎（气虚血瘀久痹）。

【来源】辽宁中医学院学报，2006，8（2）

补肾养肝活血汤

【组成】巴戟天15克，杜仲15克，当归15克，防风15克，续断20克，熟地黄20克，枸杞子20克，制何首乌30克，鸡血藤30克，秦艽10克。

【用法】水煎服，每天2次，每日1剂。6个月为1个疗程。

【功效】补肝肾，强筋骨，祛风湿，通络活血。

【主治】类风湿关节炎（肝肾虚痹）。

【来源】河南中医，2003，23（6）

益肾活血蠲痹汤

【组成】鹿角霜12克，雷公藤12克，桑寄生20克，黄芪15克，熟地黄15克，续断15克，当归10克，乌梢蛇6克，羌活6克，独活6克，秦艽6克，炙甘草6克，乳香3克，没药3克。

【用法】水煎服，每天2次，每日1剂。

【功效】补肝肾，益气血，扶正祛邪，通络止痛。

【主治】类风湿关节炎（肝肾虚痹）。

【来源】云南中医中药杂志，2000，21（6）

益肾通痹汤

【组成】淫羊藿15克，墨旱莲15克，女贞子15克，菟丝子15克，青风藤15克，海风藤15克，鸡血藤30克，白芍30克，桑枝30克，生地黄20克，忍冬藤20克，地龙12克，露蜂房12克，全蝎10克，土茯苓10克，防己（先煎）10克。

【用法】水煎服，每天2次，每日1剂。

【功效】补肾祛寒，通络除痹。

【主治】类风湿关节炎（肝肾虚痹）。

【来源】山东中医杂志，2004，23（6）

·益肾除痹汤·

【组成】补骨脂15克，桑寄生15克，续断15克，当归20克，枸杞子20克，生地黄20克，白芍30克，忍冬藤30克，鹿衔草12克，黄芪10克，白术10克，乌梢蛇10克，威灵仙10克，红花10克，炒麦芽10克，秦艽10克，细辛（先煎）3克。

【用法】水煎服，每天2次，每日1剂。3个月为1个疗程。

【功效】补肾壮骨，祛风通络，除痹止痛。

【主治】类风湿关节炎（肝肾虚痹）。

【来源】新疆中医药，2005，23（2）

·益气通痹汤·

【组成】黄芪30克，炒白术20克，当归20克，五味子20克，独活15克，香附12克，制川乌（先煎）10克，红花10克，麻黄（先煎）6克。

【用法】水煎服，每天2次，每日1剂。30天为1个疗程。

【功效】健脾益气，祛痹除湿。

【主治】类风湿关节炎（肝肾虚痹）。

【来源】陕西中医学院学报，2000，23（11）

·益气除痹汤·

【组成】黄芪30~60克，鸡血藤30克，桑寄生20克，白芍20

克，茯苓15克，丹参15克，淫羊藿12克，杜仲12克，炒白术12克，当归12克，川芎12克，羌活12克，独活12克，防己（先煎）12克，秦艽12克，陈皮12克，甘草10克。

【用法】水煎服，每天2次，每日1剂。

【功效】补肝肾，调气血，散寒除湿，通络止痛。

【主治】类风湿关节炎（肝肾虚痹）。

【来源】山东中医杂志，2001，20（3）

❧• 归芪鳖虫汤 •❧

【组成】桑寄生30克，乌梢蛇30克，黄芪15克，当归15克，熟地黄15克，白芍15克，入地金牛15克，三七10克，土鳖虫6克，全蝎6克，蜈蚣2条，炙甘草5克。

【用法】水煎服，每天2次，每日1剂。可将药渣趁热外敷患侧关节处30分钟。

【功效】补益气血，搜风通络。

【主治】类风湿关节炎（肝肾虚痹）。

【来源】江苏中医，2001，22（11）

❧• 参芪二藤汤 •❧

【组成】人参9克，乌梢蛇9克，黄芪50克，薏苡仁150克，土茯苓30克，络石藤25克，海风藤25克，淫羊藿15克，威灵仙15克，秦艽12克，全蝎10克，白芥子10克，甘草10克，制马钱子（冲）0.3克。

【用法】水煎服，每天2次，每日1剂。

【功效】扶正益气，祛风除湿。

【主治】类风湿关节炎（肝肾虚痹）。

【来源】中国社区医师，2002，18（17）

ᜫ·加味当归四逆汤·ᜫ

【组成】当归30克，桑寄生30克，五加皮20克，桂枝20克，防风20克，生地黄20克，紫花地丁20克，蒲公英20克，赤芍15克，苍术25克，生姜25克，甘草10克，大枣12枚，通草6克，细辛（后下）3~6克。

【用法】水煎服，每天2次，每日1剂。

【功效】补益肝肾气血，活血通络止痛。

【主治】类风湿关节炎（肝肾虚痹）。

【来源】河北中医，2004，26（1）

ᜫ·大补阴丸加味汤·ᜫ

【组成】黄芪30克，熟地黄30克，炙龟甲（先煎）10克，杜仲10克，桑寄生10克，知母10克，淫羊藿15克，当归15克，川芎15克，炒白芍15克，黄柏15克，肉桂6克。

【用法】水煎服，每天2次，每日1剂。

【功效】补肝肾，强筋骨，养血舒筋。

【主治】类风湿关节炎（肝肾虚痹）。

【来源】陕西中医，2005，26（8）

ᜫ·痛风历节汤·ᜫ

【组成】黄芪30克，白芍20克，赤芍20克，防己（先煎）20克，千年健20克，透骨草20克，寻骨风20克，川芎15克，当归15克，桂枝15克，骨碎补15克，女贞子15克，伸筋草15克。

【用法】水煎服，每天2次，每日1剂。

【功效】补肝强筋，通络舒筋。

【主治】类风湿关节炎（肝肾虚痹）。

【来源】中医正骨，2003，15（10）

·· 参附消痹汤 ··

【组成】人参10克，制附子（先煎）10克，杜仲10克，当归10克，三棱10克，莪术10克，羌活10克，麦冬10克，甘草10克，山药15克，熟地黄20克，黄芪30克。

【用法】水煎服，每天2次，每日1剂。

【功效】补养肝肾，祛风除痹。

【主治】类风湿关节炎（肝肾虚痹）。

【来源】现代中西医结合杂志，2005，14（20）

·· 通利关节汤 ··

【组成】黄芪15克，桑寄生15克，生地黄15克，威灵仙15克，白芍12克，川续断12克，桂枝10克，甘草8克。

【用法】水煎服，每天2次，每日1剂。

【功效】强筋健骨，通络除痹。

【主治】类风湿关节炎（肝肾虚痹）。

【来源】新疆中医药，2003，20（2）

·· 黄芪桂枝五物汤加味 ··

【组成】黄芪30克，络石藤30克，海风藤30克，鸡血藤30克，炮穿山甲（先煎）15克，当归10克，桂枝10克，川芎10克，羌活10克，独活10克，制川乌（先煎）10克，细辛（先煎）6克，全蝎6克，蜈蚣2条。

【用法】水煎服，每天2次，每日1剂。

【功效】益气活血，通络止痛。

【主治】类风湿关节炎（肝肾虚痹）。

【来源】实用中医内科杂志，2004，18（5）

·朱良春经验方·

【组成】土鳖虫12克，炙露蜂房12克，乌梢蛇12克，炙僵蚕10克，蜈蚣10克。

【用法】水煎服，每天2次，每日1剂。

【功效】祛风除湿，搜剔通络。

【主治】类风湿关节炎（顽固型）。

【来源】《中国百年百名中医临床家丛书·朱良春》

·杜雨茂经验方·

【组成】附子（先煎）9克，白术10克，赤芍10克，白芍9克，炙甘草6克，制川乌（先煎）6克，防己12克，防风9克，秦艽9克，当归9克，延胡索9克，红花10克，生地9克，川芎9克。

【用法】水煎服，每天2次，每日1剂。

【功效】温阳散寒胜湿，养血活血通络。

【主治】类风湿关节炎（寒湿型）。

【来源】《奇难病临证指要》

·裕公蠲痹汤·

【组成】寻骨风20克，黄芪15克，党参15克，熟地15克，当归12克，白芍9克，川芎9克，白术9克，杜仲9克，寄生9克，牛膝9克，淮山9克，桂枝9克，桑叶9克，桑根9克，乌豆子20克，甘草5克。

【用法】水煎服，每天2次，每日1剂。

【功效】补虚壮筋，活血通痹。

【主治】类风湿关节炎（肝肾虚痹）。

【来源】江西中医药，1999（6）

除痹汤

【组成】白芍30~50克，海风藤15克，鸡血藤15克，木瓜20克，当归10克，川芎10克，牛膝15克，续断15克，乳香15克，细辛3~6克，黄芪20克，甘草6克。

【用法】水煎服，每天2次，每日1剂。

【功效】祛风除寒，活血通络，缓急柔筋。

【主治】类风湿关节炎（气血暗耗、经脉空虚型）。

【来源】吉林中医药，2004（10）

加味身痛逐瘀汤

【组成】秦艽12克，地龙12克，牛膝12克，羌活10克，桃仁10克，红花10克，当归10克，五灵脂10克，川芎10克，香附10克，蜂房10克，没药10克，鸡血藤50克。

【用法】水煎服，每天2次，每日1剂。

【功效】祛风胜湿，活血通络，搜剔络邪。

【主治】类风湿关节炎（风寒湿邪客于关节、气血痹阻型）。

【来源】安徽中医学院学报，1998（2）

活血通络汤

【组成】黄芪50克，乌梢蛇30克，丁公藤15克，赤芍15克，豨莶草12克，威灵仙12克，当归12克，川芎10克，全蝎6克，蜈蚣2条。

【用法】水煎服，每天2次，每日1剂。

【功效】补益气血，祛风通络，消肿止痛。

【主治】类风湿关节炎（湿热痹）。

【来源】中国中医药现代远程教育杂志，2010（8）

· 四妙消痹汤 ·

【组成】金银花30克，当归20克，玄参20克，生甘草10克，白花蛇舌草30克，山慈菇9克，豨莶草30克，虎杖15克，土茯苓20克，白芍30克，威灵仙20克，萆薢20克。

【用法】水煎服，每天2次，每日1剂。

【功效】清热解毒，活血养血，通络止痛。

【主治】类风湿关节炎（活动期）。

【来源】中医杂志，2010（10）

· 四神煎 ·

【组成】生黄芪30克，石斛30克，川牛膝15克，远志10克，金银花30克，木瓜10克，山慈菇10克，蜈蚣2条。

【用法】水煎服，每天2次，每日1剂。

【功效】清热解毒，和血通痹，益气滋阴，祛痰散结，攻毒定痛。

【主治】类风湿关节炎（缓解期，湿热毒渐缓型）。

【来源】中医杂志，2010（10）

· 蒋荣耀经验方1 ·

【组成】制川乌（先煎）12克，桂枝9克，麻黄5克，全当归

12克，炒白芍15克，防风10克，汉防己12克，生黄芪15克，炙甘草6克，红枣10克，生姜3片。

【用法】水煎服，每天2次，每日1剂。

【功效】祛寒解毒，活血通络。

【主治】类风湿关节炎（寒毒为胜、营卫滞涩型）。

【来源】浙江中西医结合杂志，2005（2）

蒋荣耀经验方2

【组成】熟附子（先煎）10克，肉桂5克，淫羊藿10克，白芥子12克，蕲蛇12克，鹿角胶（烊化）10克，蜈蚣2条，熟地15克，白芍20克，露蜂房12克，炙甘草5克。

【用法】水煎服，每天2次，每日1剂。

【功效】温阳散寒，补肾益肝，化瘀祛痰，解毒搜风。

【主治】类风湿关节炎（肝肾亏损、瘀痰互结、络脉不通型）。

【来源】浙江中西医结合杂志，2005（2）

四物开痹汤加减

【组成】熟地15克，当归10克，白芍10克，川芎6克，鸡血藤15克，千年健10克，追地风10克，制马钱子（研末冲服）0.3克，制川乌（先煎）6克，制草乌6克，甘草6克。

【用法】水煎服，每天3次，每日1剂。

【功效】散寒通络，祛风除湿，活血止痛。

【主治】类风湿关节炎（风、寒、湿邪乘虚侵入，经络气血痹阻型）。

【来源】中国临床医生，2011，39（7）

❧ 魏长江经验方1 ❧

【组成】羌活30克，独活15克，桂枝3克，金雀根30克，虎杖15克，黄药子30克，威灵仙12克，淫羊藿12克，寻骨风12克，乌梢蛇12克，蜈蚣粉（吞服）0.6克，川芎6克，牛膝9克。

【用法】水煎服，每天2次，每日1剂。

【功效】温通利湿。

【主治】类风湿关节炎（寒湿型）。

【来源】实用中医药杂志，2011（8）

❧ 魏长江经验方2 ❧

【组成】生石膏（先煎）30克，苍术12克，知母9克，羊蹄根30克，银花藤（或银花）15~30克，羌活30克，威灵仙12克，苡仁12克，乌梢蛇12克，滑石12克，蚕沙（包煎）12克，防己9克，甘草3克，陈皮6克。

【用法】水煎服，每天2次，每日1剂。

【功效】清热利湿。

【主治】类风湿关节炎（湿热型）。

【来源】实用中医药杂志，2011（8）

❧ 白虎汤加减 ❧

【组成】生石膏（先煎）30克，生地30克，银花藤30克，羌活30克，乌梢蛇12克，知母9克，麦冬12克，海风藤12克，滑石12克，桑枝15~30克，僵蚕12克，甘草3克。

【用法】水煎服，每天2次，每日1剂。

【功效】清热祛风。

【主治】类风湿关节炎（风热型）。

【来源】实用中医药杂志，2011（8）

白花蛇药酒

【组成】金钱白花蛇1条，蕲蛇30克，乌梢蛇30克，羌活30克，防己15克，生地30克，熟地30克，银花藤30克，蜈蚣3条，全蝎9克，僵蚕12克，蜣螂虫9克，海风藤30克，红花1.5克，川芎3克，赤芍9克，补骨脂12克，枸杞子12克，当归9克，木香6克，陈皮6克，甘草3克，大枣4枚，牛膝9克，木瓜9克，高粱酒4~5升。

【用法】上药于高粱酒中浸两周后可服，每次5~10毫升，每天1~3次。

【功效】搜风通络，培补肝肾，活血祛风利湿。

【主治】类风湿关节炎（湿热和寒湿型血沉正常者）。

【来源】实用中医药杂志，2011（8）

黄建华经验方1

【组成】制川乌（先煎）10克，白芍15克，桂枝15克，麻黄10克，川芎15克，当归12克，姜黄15克，延胡索15克，乳香10克，灵仙15克。

【用法】水煎服，每天2次，每日1剂。

【功效】散寒除湿，化瘀通络。

【主治】类风湿关节炎（寒湿内阻、络脉不通型）。

【来源】时珍国医国药，2006（8）

黄建华经验方2

【组成】生石膏30克，知母15克，生地20克，玄参15克，天花粉12克，穿山甲10克，乳香15克，没药15克，延胡索15克，当归15克，玉竹12克，海桐皮15克，秦艽12克。

【用法】水煎服，每天2次，每日1剂。

【功效】清热通络，祛瘀除湿。

【主治】类风湿关节炎（湿热内盛、瘀热互结型）。

【来源】时珍国医国药，2006（8）

黄建华经验方3

【组成】秦艽12克，熟地15克，川芎15克，当归12克，白芍15克，桑寄生15克，杜仲12克，川牛膝15克，黄芪20克，穿山甲10克，桃仁10克，红花10克，延胡索15克，鸡血藤20克。

【用法】水煎服，每天2次，每日1剂。

【功效】补肝肾益气血，化痰祛瘀通络。

【主治】类风湿关节炎（气血亏虚、痰瘀阻络型）。

【来源】时珍国医国药，2006（8）

益肾蠲痹汤

【组成】熟地黄10克，当归12克，淫羊藿10克，鹿衔草10克，鸡血藤30克，骨碎补10克，丹参10克，蜈蚣2条，寻骨风10克，忍冬藤10克，独活10克。

【用法】水煎服，每天2次，每日1剂。

【功效】补肝益肾，养血祛风，散寒通络。

【主治】类风湿关节炎（肝肾亏虚型）。

【来源】湖南中医学院学报，2002（1）

消痹方

【组成】金银花30克，土茯苓30克，青风藤20克，虎杖15

克，赤芍24克，白芍20克，丹参20克，细辛3克，甘草6克。

【用法】水煎服，每天2次，每日1剂。30天为1个疗程。

【功效】清热祛风，解毒通络。

【主治】类风湿关节炎（湿热内蕴型）。

【来源】山东中医药大学学报，2005（5）

补阳还五汤加减

【组成】黄芪60克，当归10克，川芎10克，地龙10克，威灵仙10克，白芍15克，忍冬藤15克，延胡索15克，淫羊藿15克，豨莶草30克。

【用法】水煎服，每天2次，每日1剂。30天为1个疗程。

【功效】益气活血，通络止痛。

【主治】类风湿关节炎（气血亏虚型）。

【来源】四川中医，2002（4）

中药克痛Ⅱ号

【组成】山慈菇15克，忍冬藤30克，蚕沙15克，防己15克，生石膏30克，苍术10克，生麻黄6克，露蜂房6克，桑枝15克。

【用法】水煎服，每天2次，每日1剂。

【功效】清热祛湿，活血通络。

【主治】类风湿关节炎（初发型）。

【来源】中草药，2000（2）

乌头汤合四妙汤加减

【组成】川乌头（先煎）9克，麻黄9克，黄芪9克，白芍9克，薏苡仁15克，苍术15克，黄柏15克，牛膝12克。

【用法】水煎服，每天2次，每日1剂。

【功效】温阳祛寒，止痛除湿，除痹。

【主治】类风湿关节炎（风寒湿痹型）。

【来源】河北中医，2009（2）

· 白虎汤合桂枝汤加减 ·

【组成】生石膏10克，知母10克，桂枝10克，苍术10克，粳米15克，胆南星6克，甘草6克，羌活6克，防风6克，海桐皮12克，鸡血藤12克。

【用法】水煎服，每天2次，每日1剂。

【功效】清热祛湿，祛风通络。

【主治】类风湿关节炎（湿热痹）。

【来源】河北中医，2009（2）

· 四妙勇安汤加减 ·

【组成】玄参30克，金银花30克，当归20克，生甘草10克，生地黄15克，白花蛇舌草20克。

【用法】水煎服，每天2次，每日1剂。

【功效】清热解毒，凉血通络。

【主治】类风湿关节炎（毒热痹型）。

【来源】河北中医，2009（2）

· 身痛逐瘀汤合二陈汤加减 ·

【组成】秦艽10克，川芎10克，桃仁10克，红花10克，甘草5克，羌活15克，没药10克，当归10克，牛膝30克，地龙10克，制半夏10克，陈皮12克，茯苓12克，枳壳10克。

【用法】水煎服，每天2次，每日1剂。

【功效】活血通络，化瘀祛痰。

【主治】类风湿关节炎（痰瘀型）。

【来源】河北中医，2009（2）

五味子汤合寄生肾气汤加减

【组成】五味子9克，制附子（先煎）5克，姜黄6克，地龙8克，巴戟天10克，山茱萸12克，熟地黄12克，炒杜仲12克，淫羊藿12克，牛膝10克，黄芪12克，乌梢蛇4克，蜂房4克，桑寄生20克。

【用法】水煎服，每天2次，每日1剂。

【功效】滋补肝肾，活血通络止痛。

【主治】类风湿关节炎（肝肾亏损型）。

【来源】河北中医，2009（2）

痛风方加减

【组成】生麻黄10克，桂枝10克，苍术10克，熟附子（先煎）10克，防风10克，防己10克，制天南星10克，桃仁10克，红花10克，威灵仙15克，鸡血藤15克，雷公藤15克，全蝎3克。

【功效】散风祛湿，化痰消瘀。

【主治】类风湿关节炎（风湿痰瘀痹阻型）。

【用法】水煎服，每天2次，每日1剂。

【来源】新中医，2006（1）

九味蠲痹通络汤

【组成】炒黄柏30克，苍术30克，苡仁30克，防己12克，当归9克，牛膝9克，乌梢蛇15克，蜈蚣3条，紫苏叶9克，地龙10

克，白豆蔻10克，忍冬藤30克。

【用法】水煎服，每天2次，每日1剂。

【功效】清热疏风，除湿通络，活血消瘀。

【主治】类风湿关节炎（急性活动期，邪虽盛而正未大虚型）。

【来源】中医儿科杂志，2006（2）

王兆铭经验方

【组成】鸡血藤30克，寄生30克，茯苓30克，牛膝30克，威灵仙30克，连翘20克，川断20克，桂枝10克，红花10克，木香10克，秦艽15克，白术15克，黄芩15克，枸杞子20~30克，附子（先煎）15~20克。

【用法】水煎服，每天2次，每日1剂。

【功效】祛风散寒，利湿通络，活血化瘀，扶正固本。

【主治】类风湿关节炎（风寒湿热内蕴型）。

【来源】四川中医，2000（8）

补肾祛寒尪痹汤加减

【组成】川续断12克，补骨脂9克，熟地黄12克，淫羊藿9克，制附片（先煎）6克，骨碎补10克，桂枝9克，赤白芍9克，知母9克，独活10克，防风10克，麻黄3克，苍术6克，威灵仙12克，伸筋草30克，牛膝9克，松节15克，炙穿山甲6克，土鳖虫6克，寻骨风15克，自然铜（先煎）6克，透骨草20克。

【用法】水煎服，每天2次，每日1剂。

【功效】补肾祛寒，化湿疏风，活瘀通络，强筋壮骨。

【主治】类风湿关节炎（肾虚寒盛型）。

【来源】新中医，2004（6）

补肾祛寒治尪汤加减

【组成】桑寄生15克，川断15克，当归10克，桂枝10克，赤芍12克，白芍12克，知母12克，炒枳壳10克，防风12克，片姜黄10克，泽兰10克，刘寄奴10克，鸡血藤12克，络石藤12克，制延胡索12克，伸筋草15克，羌活6克，独活6克。

【用法】水煎服，每天2次，每日1剂。

【功效】补肾散寒，祛风除湿。

【主治】类风湿关节炎。

【来源】实用中医内科杂志，2008（5）

补肾清热治尪汤

【组成】生地15~25克，桑寄生20~30克，桑枝30克，地骨皮10~15克，酒浸黄柏12克，知母12克，川断15~18克，骨碎补15~18克，白芍15克，威灵仙12~15克，羌活9克，独活9克，忍冬藤30克，络石藤20~30克，桂枝6~9克，红花9克，制乳香6克，制没药6克，炙穿山甲9克，炙虎骨（豹骨代，另煎兑入）12克。

【用法】水煎服，每天2次，每日1剂。

【功效】补肾清热，疏风化湿，活络散瘀，强筋壮骨。

【主治】类风湿关节炎（尪痹肾虚标热重型）。

【来源】《焦树德方剂心得十讲（2版）》

蠲痹汤加减

【组成】姜黄8克，羌活8克，独活8克，防风8克，黄芪8克，桂枝10克，当归10克，威灵仙12克，赤芍12克，炙甘草5克，生姜2片。

【用法】水煎服，每天2次，每日1剂。

【功效】散寒除湿，祛风通络。

【主治】类风湿关节炎（风寒湿阻型）。

【来源】亚太传统医药，2012，8（5）

⋙ · 虎潜丸加减 · ⋘

【组成】牛膝12克，虎骨（狗骨代）12克，白芍10克，当归10克，锁阳10克，熟地10克，伸筋草25克，鸡血藤25克，威灵仙10克，姜黄10克，杜仲10克，红花5克，桃仁5克。

【用法】水煎服，每天2次，每日1剂。

【功效】通络止痛，祛风除湿，补肝益肾。

【主治】类风湿关节炎（肝肾阴虚型）。

【来源】亚太传统医药，2012，8（5）

⋙ · 二陈汤加减 · ⋘

【组成】法半夏10克，陈皮10克，茯苓10克，苍术10克，白术10克，天南星10克，杏仁10克，砂仁10克，桔梗10克，玄参10克，牡蛎10克，浙贝10克，炙甘草5克。

【用法】水煎服，每天2次，每日1剂。

【功效】燥湿祛痰，健脾和胃。

【主治】类风湿关节炎（痰浊阻滞型）。

【来源】中医杂志，2009（1）

⋙ · 桃红四物汤加减 · ⋘

【组成】桃仁10克，红花10克，当归10克，川芎10克，白芍10克，生地黄10克，三七10克，蒲黄10克，丝瓜络10克，路路通10克，乌药10克，佛手10克。

【用法】水煎服，每天2次，每日1剂。

【功效】理气活血，消症散结。

【主治】类风湿关节炎（气滞血瘀型）。

【来源】中医杂志，2009（1）

大乌头汤加减

【组成】熟附片（先煎）6克，细辛3克，麻黄（先煎）6克，桂枝12克，白芍12克，黄芪12克，姜黄6克，地龙6克，生姜6克，甘草6克。

【用法】水煎服，每天2次，每日1剂。

【功效】温经散寒，固表通络。

【主治】类风湿关节炎（实证，寒湿内蕴型）。

【来源】中国误诊学杂志，2006（6）

四妙散合身痛逐瘀汤加减

【组成】黄柏15克，苍术15克，桃仁15克，五灵脂15克，地龙15克，细辛5克，土鳖虫15克，甘草10克。

【用法】水煎服，每天2次，每日1剂。

【功效】清热除湿，活血通络。

【主治】类风湿关节炎（湿热内蕴、气血瘀阻型）。

【来源】中国实用医药，2007（35）

三龙三虫汤

【组成】地龙20克，穿山龙20克，白花蛇25克，䗪虫15克，全蝎5克，蜈蚣10克，羌活20克，桂枝15克，黄芪20克，甘草10克。

【用法】水煎服，每天2次，每日1剂。

【功效】祛邪舒筋活络，益气活血止痛。

【主治】类风湿关节炎（经络痹阻型）。

【来源】中医药信息，2006（5）

❧·蒋小敏经验方1·❧

【组成】狗脊10克，附子（先煎）10克，川断10克，牛膝10克，当归10克，鸡血藤20克，甘草15克，寻骨风10克，川芎10克，姜黄10克，威灵仙15克。

【用法】水煎服，每天2次，每日1剂。

【功效】温补肾阳，祛风散寒，除湿通络。

【主治】类风湿关节炎（寒湿内蕴型）。

【来源】《关节炎效验秘方》

❧·蒋小敏经验方2·❧

【组成】沙参30克，生石膏30克，麦门冬15克，防风15克，淫羊藿15克，怀牛膝15克，薏苡仁15克，知母10克，淡竹叶10克，海桐皮10克，海风藤10克，大枣10克，甘草10克。

【用法】水煎服，每天2次，每日1剂。

【功效】清热通络，祛风除湿止痛。

【主治】类风湿关节炎（湿热内蕴型）。

【来源】《关节炎效验秘方》

❧·蒋小敏经验方3·❧

【组成】制附子（先煎）10克，独活10克，杜仲12克，怀牛膝12克，鹿角10克，当归10克，川芎10克，蕲蛇10克，甘草5克，细辛3克，露蜂房10克，桑寄生12克，秦艽15克，人参6克。

【用法】水煎服，每天2次，每日1剂。

【功效】温通经络。

【主治】类风湿关节炎（寒湿内蕴型）。

【来源】《关节炎效验秘方》

·通路散·

【组成】当归30克，白术20克，熟地20克，淫羊藿20克，仙茅15克，巴戟天20克，狗脊20克，知母20克，牛膝20克，柴胡15克，冬虫夏草8克，羌活15克，黄柏15克，醋制延胡索15克，杜仲15克，秦艽30克，苍术30克，茯苓15克，桂枝15克，荆芥15克，木通15克，黄芪40克，陈皮30克，合欢30克，桃仁15克，防风40克，大黄15克，全蝎10克，蜈蚣10条，地龙15克，乌梢蛇15克，甘草15克。

【用法】水煎服，每天2次，每日1剂。

【功效】祛风活血通络，补益肝肾。

【主治】类风湿关节炎（肝肾不足型）。

【来源】吉林中医药，2003，23（10）

·益气祛湿通络方·

【组成】黄芪10克，白术10克，防风10克，秦艽12克，海桐皮10克，安痛藤20克，豨莶草15克，伸筋草15克，生薏苡仁30克，当归10克，地龙10克，乌梢蛇15克，延胡索10克，甘草5克。

【用法】水煎服，每天2次，每日1剂。

【功效】益气祛湿通络。

【主治】类风湿关节炎（气虚寒湿内蕴型）。

【来源】中国中医药信息杂志，2005，12（1）

❧·赵志茹经验方·❧

【组成】雷公藤20克，忍冬藤20克，苍术15克，牛膝15克，防风15克，独活10克，川芎10克，萆薢10克，土茯苓10克，生地10克，细辛10克，全蝎5克，乌梢蛇10克，大蜈蚣2条。

【用法】水煎服，每天2次，每日1剂。

【功效】祛风除湿，温经散寒，滋阴清热。

【主治】类风湿关节炎（风湿热内蕴型）。

【来源】中医药研究，2002（3）

❧·白蛇参附汤·❧

【组成】白花蛇12克，蜈蚣5克，人参10克，制附子（先煎）15克，桂枝10克，生黄芪20克，生薏苡仁20克，甘草6克。

【用法】水煎服，每天3次，每日1剂。

【功效】祛瘀除风，散寒除湿，和解通络。

【主治】类风湿关节炎（风寒湿内蕴型）。

【来源】中华中医药杂志，2008，23（7）

❧·乌蛇葛根散·❧

【组成】乌梢蛇15克，葛根20克，木瓜20克，防己10克，淫羊藿15克，制乳香10克，制没药10克，骨碎补10克，姜黄10克。

【用法】水煎服，每天2次，每日1剂。

【功效】祛风散寒，除湿通络。

【主治】类风湿关节炎（风寒湿型）。

【来源】光明中医，2009（1）

❧ · 姜防乌蛇葛根散 · ❧

【组成】乌梢蛇15克，葛根15克，木瓜20克，防己10克，姜黄10克，制乳香10克，制没药10克，桑枝10克，豨莶草15克。

【用法】水煎服，每天2次，每日1剂。

【功效】清热散寒，祛风除湿通络。

【主治】类风湿关节炎（寒热错杂型）。

【来源】光明中医，2009（1）

❧ · 归芪乌蛇葛根散 · ❧

【组成】人参10克，炙黄芪30克，当归30克，葛根15克，乌梢蛇10克，木瓜20克，白芍10克，防己10克，制附子（先煎）10克，炙甘草10克。

【用法】水煎服，每天2次，每日1剂。

【功效】补益气血，祛邪通络。

【主治】类风湿关节炎（气血亏虚型）。

【来源】光明中医，2009（1）

❧ · 附芪乌蛇葛根散 · ❧

【组成】制附子（先煎）15克，炙黄芪30克，葛根20克，乌梢蛇10克，淫羊藿15克，木瓜15克，防己10克，姜黄10克，骨碎补10克，炒白术10克，当归30克，独活15克，桑寄生30克。

【用法】水煎服，每天2次，每日1剂。

【功效】温肾健脾，祛邪通络。

【主治】类风湿关节炎（脾肾阳虚型）。

【来源】光明中医，2009（1）

❧· 生地乌蛇葛根散 ·❧

【组成】生地15克，玄参15克，知母10克，丹参20克，防己15克，骨碎补20克，忍冬藤10克，木瓜20克，桑枝10克，乌梢蛇10克，姜黄10克，甘草6克。

【用法】水煎服，每天2次，每日1剂。

【功效】滋养肝肾，和血通络。

【主治】类风湿关节炎（肝肾阴虚型）。

【来源】光明中医，2009（1）

❧· 健脾益气养血汤 ·❧

【组成】生地黄30克，熟地黄30克，山萸肉20克，白芍30克，山药30克，白术30克，薏苡仁30克，苍术30克，炒麦芽15克，黄芪60克，桂枝30克，怀牛膝30克，续断20克，甘草10克。

【用法】水煎服，每天2次，每日1剂。

【功效】健脾益气，养血通络。

【主治】类风湿关节炎（气血亏虚型）。

【来源】甘肃中医，2008（9）

❧· 趁痛散 ·❧

【组成】当归20克，黄芪20克，桑寄生15克，白术12克，牛膝15克，甘草6克，独活12克，薤白12克，桂心6克。

【用法】水煎服，每天2次，每日1剂。

【功效】补气，祛湿通瘀。

【主治】类风湿关节炎（寒湿内蕴型）。

【来源】医学理论与实践，2004，17（5）

❧ 羌活胜湿汤加味 ❧

【组成】羌活9克，独活9克，防风9克，防己9克，秦艽9克，威灵仙9克，桂枝9克，木通9克，黄柏9克，苍术9克，续断12克，骨碎补15克，地龙9克。

【用法】水煎服，每天2次，每日1剂。

【功效】祛湿化热，补益肝肾，活血止痛。

【主治】类风湿关节炎（湿热内蕴型）。

【来源】陕西中医学院学报，2008（1）

❧ 四妙散合五神汤 ❧

【组成】黄柏10克，苍术10克，川牛膝10克，生薏苡仁30克，紫花地丁10克，金银花30克，车前子15克，茯苓15克，玄参10克，夏枯草15克，地龙10克，桔梗10克，生甘草10克。

【用法】水煎服，每天2次，每日1剂。

【功效】利湿清热解毒。

【主治】类风湿关节炎（湿热型）。

【来源】光明中医，2009（5）

❧ 顽痹通 ❧

【组成】豨莶草30克，川乌头（先煎）9克，青风藤12克，制马钱子1.2克，乌梢蛇15克，地龙15克，当归12克，白芍15克，黄芪15克，制乳香3克，制没药3克，续断12克，杜仲12克，淫羊藿15克，甘草6克。

【用法】水煎服，每天2次，每日1剂。

【功效】搜风驱邪，化瘀通络，补益肝肾。

【主治】类风湿关节炎（肝肾虚痹型）。

【来源】现代中西医结合杂志，2004，13（6）

✎· 痹通饮 ·✎

【组成】土茯苓30克，豨莶草30克，威灵仙20克，麻黄10克，制附子（先煎）10克，细辛10克，忍冬藤15克，牛膝12克，鸡血藤20克，川芎12克，黄芪15克，马钱子（研末冲服）0.5克，乌梢蛇10克。

【用法】水煎服，每天2次，每日1剂。

【功效】补益肝肾，通络除痹。

【主治】类风湿关节炎（顽痹）。

【来源】四川中医，2004，22（5）

✎· 痹痛消1 ·✎

【组成】制川乌头（先煎）12克，制草乌头（先煎）12克，制乳香12克，制没药12克，桂枝15克，白芍15克，白术15克，炙麻黄9克，知母9克，防风9克，全蝎9克，黄精18克，续断18克，蜈蚣3条。

【用法】水煎服，每天2次，每日1剂。

【功效】舒筋活络，活血行气。

【主治】类风湿关节炎（初发型）。

【来源】实用中医药杂志，2003，19（3）

✎· 痹痛消2 ·✎

【组成】桂枝6克，香附12克，延胡索12克，三七6克，木瓜20克，威灵仙20克，生麻黄6克，附子（先煎）12克，防风9克，白芍24克，生甘草6克。

【用法】水煎服，每天2次，每日1剂。

【功效】通络除痹，行气祛瘀。

【主治】类风湿关节炎（寒湿痹）。

【来源】实用中医内科杂志，2003，17（5）

❧ · 痹痛消 3 · ❧

【组成】金银花30克，白芍20克，玄参15克，当归15克，白花蛇舌草15克，络石藤15克，威灵仙15克，甘草10克，山慈菇10克，蜈蚣2条。

【用法】水煎服，每天2次，每日1剂。

【功效】清热解毒，活血止痛。

【主治】类风湿关节炎（风湿热毒型）。

【来源】实用中医内科杂志，2002，14（2）

❧ · 鹿蕲酒 · ❧

【组成】鹿筋100克，蕲蛇100克，当归100克，海桐皮100克，赤芍100克，姜黄100克，地龙100克，丹参100克，伸筋藤100克，黄芪100克，川芎80克，制乳香80克，制没药80克，豨莶草80克，川牛膝80克，三七60克，蜈蚣20条。

【用法】上药共碾为粗末，以白酒6千克密封浸泡2个月，过滤，去渣取汁口服，每日2次，每次10毫升。

【功效】活血化瘀，补肾填精，除湿散寒。

【主治】类风湿关节炎（肝肾瘀痹型）。

【来源】中国药物与临床，2003，3（1）

❧ · 地龙通痹汤 · ❧

【组成】地龙30克，威灵仙15克，海风藤15克，忍冬藤15

克，杜仲15克，牛膝15克，红花15克，桑寄生30克，当归15克，桂枝10克。

【用法】水煎服，每天2次，每日1剂。

【功效】通络祛风，活血除痹。

【主治】类风湿关节炎（寒湿痹）。

【来源】中国药物与临床，2002，2（3）

·公藤地黄饮·

【组成】熟地黄100克，雷公藤15克，制川乌头20克，威灵仙30克，牛膝20克，白花蛇（小）5条，五加皮15克，独活20克，防风20克，秦艽15克，生山楂15克，炙甘草10克。

【用法】水煎服，每天2次，每日1剂。

【功效】活血化瘀，疏通经络。

【主治】类风湿关节炎。

【来源】江苏中医，2001（6）

·和血蠲痹汤·

【组成】当归10克，赤芍10克，白芍10克，防风10克，羌活10克，姜黄10克，桂枝10克，水蛭10克，川乌头（先煎）10克，草乌头（先煎）10克，地龙10克，䗪虫10克，川芎15克，黄芪30克，豨莶草30克，青风藤30克。

【用法】水煎服，每天2次，每日1剂。

【功效】活血养血，祛风散寒，除湿蠲痹。

【主治】类风湿关节炎（寒湿痹）。

【来源】陕西中医，2004，25（7）

❧· 通痹汤 ·❧

【组成】当归15克，丹参20克，鸡血藤20克，红花12克，桃仁10克，赤芍12克，乳香9克，没药9克，透骨草20克，土鳖虫12克，香附10克，穿山甲珠（代）9克，何首乌20克。

【用法】水煎服，每天2次，每日1剂。

【功效】化瘀止痛，通络止痹。

【主治】类风湿关节炎（寒湿痹）。

【来源】甘肃中医，2001，14（1）

❧· 蠲痹通络汤 ·❧

【组成】金银花30克，连翘15克，桂枝10克，白芥子15克，鹿角霜10克，鸡血藤30克，赤芍10克，地龙12克，乌梢蛇10克。

【用法】水煎服，每天2次，每日1剂。

【功效】通经活络，搜剔络邪。

【主治】类风湿关节炎。

【来源】福建中医药，2005，36（1）

❧· 蠲痹汤合桂枝芍药知母汤加减 ·❧

【组成】桂枝12克，白芍15克，知母10克，白术10克，防风10克，生姜5克，麻黄10克，威灵仙20克，制川乌头（先煎）4克，制草乌头（先煎）4克，白花蛇（冲服）1条，乌梢蛇10克，鸡血藤15克，伸筋草10克，独活6克，当归12克，炮附子（先煎）6克，甘草6克。

【用法】水煎服，每天2次，每日1剂。

【功效】温阳益精，祛风除湿，蠲痹通络。

【主治】类风湿关节炎。

【来源】青海医药杂志，1999，29（11）

～ᰟᕝ · 龙胆泻肝汤加减 · ᕞᰟᰠ

【组成】龙胆草6克，栀子9克，黄芩9克，柴胡6克，生地黄9克，车前子9克，泽泻12克，当归3克，木通9克，生甘草6克，木香9克，桃仁9克。

【用法】水煎服，每天2次，每日1剂。

【功效】清肝泻热，通络止痛。

【主治】类风湿关节炎（湿热痹）。

【来源】中医正骨，2005，17（4）

～ᰟᕝ · 清浊克痹汤 · ᕞᰟᰠ

【组成】生黄芪10克，太子参10克，白术10克，茯苓10克，生薏苡仁15克，苍术6克，黄柏6克，细辛2克，麻黄3克，全蝎（研末冲服）3克，黑蚂蚁（研末冲服）3克，青风藤10克，忍冬藤10克。

【用法】水煎服，每天2次，每日1剂。

【功效】健脾益气，活血化瘀。

【主治】类风湿关节炎。

【来源】湖南中医杂志，2004，20（3）

～ᰟᕝ · 祛湿活血汤 · ᕞᰟᰠ

【组成】雷公藤20克，马钱子0.75克，苍术10克，独活10克，丹参30克，川芎10克，木瓜10克，全蝎5克，乌梢蛇10克，威灵仙15克，制附子（先煎）10克，细辛3克。

【用法】水煎服，每天2次，每日1剂。

【功效】祛风除湿，化痰通络，活血消肿。

【主治】类风湿关节炎（寒湿痹）。

【来源】湖南中医杂志，2003，19（5）

祛风活血通络汤

【组成】当归30克，地龙15克，全蝎10克，皂角刺15克，川芎10克，威灵仙15克，桑寄生15克，鸡血藤30克，青风藤30克，桑枝20克，甘草6克。

【用法】水煎服，每天2次，每日1剂。

【功效】祛风通络，舒筋止痛。

【主治】类风湿关节炎（寒湿痹）。

【来源】山西中医，2001，17（3）

四物四藤汤

【组成】生地黄20克，赤芍15克，白芍15克，当归15克，川芎12克，雷公藤15克，青风藤30克，络石藤20克，忍冬藤20克。

【用法】水煎服，每天2次，每日1剂。

【功效】养血活血，通络止痛。

【主治】类风湿关节炎（湿热痹）。

【来源】黑龙江中医药，2001（1）

通痹灵

【组成】忍冬藤50克，连翘50克，白花蛇舌草50克，生石膏25克，土鳖虫20克，生白术20克，知母30克，丹参30克，赤芍30克，玄参30克，生地黄30克，白鲜皮30克，土茯苓30克，虎杖40克，制川乌头15克，桂枝10克，生甘草10克，全蝎10克。

【用法】将上药以40度白酒1600毫升浸泡2周，每次30毫升，每日3次，饭后口服。

【功效】清热活血，通痹止痛。

【主治】类风湿关节炎（湿热痹）。

【来源】实用中医药杂志，2001，17（11）

·痛风利节汤·

【组成】黄芪30克，桂枝15克，川芎15克，当归15克，赤芍20克，白芍20克，防己20克，寻骨风20克，伸筋草15克，透骨草20克，千年健20克，骨碎补15克，女贞子15克。

【用法】水煎服，每天2次，每日1剂。

【功效】补肝强筋，通络舒筋。

【主治】类风湿关节炎（肝肾虚痹）。

【来源】中医正骨，2003，15（10）

·蜈蚣加味散·

【组成】蜈蚣（研末吞服）3条，黄芪25克，土茯苓15克，蚕沙10克，防己12克，独活15克，当归15克，桑寄生9克，秦艽10克，川芎10克。

【用法】水煎服，每天2次，每日1剂。

【功效】补肝肾，益气血，祛风湿通络止痛。

【主治】类风湿关节炎（肝肾虚痹）。

【来源】中原医刊，2003，30（4）

·五虫除痹散·

【组成】炮穿山甲（代）15克，水蛭6克，蜈蚣6克，䗪虫15克，淡附子10克，地龙20克，甘草3克。

【用法】按上述比例备齐药物，共研细末，过100目筛，高压消毒，玻璃瓶密封备用。每次4克，每日3次，空腹温开水或蜜水送服。

【功效】疏通气血，活血破瘀，通经活络，消肿止痛。

【主治】类风湿关节炎。

【来源】福建中医药，2004，35（5）

五藤逐瘀汤

【组成】川芎10克，红花10克，桃仁10克，羌活10克，秦艽10克，地龙10克，制没药10克，川牛膝10克，当归10克，雷公藤10克，青风藤10克，海风藤10克，鸡血藤10克，络石藤10克，姜黄10克，甘草6克。

【用法】水煎服，每天2次，每日1剂。

【功效】活血除痹，利湿活络。

【主治】类风湿关节炎（湿热痹）。

【来源】河北中医，1999，21（5）

五藤汤

【组成】黄藤15克，鸡血藤15克，络石藤10克，海风藤10克，忍冬藤10克。

【用法】水煎服，每天2次，每日1剂。

【功效】舒筋通络，祛风除湿。

【主治】类风湿关节炎（寒湿痹）。

【来源】四川中医，2002，20（11）

参白养胃汤

【组成】太子参15克，白术15克，刺五加15克，黄精15克，丹参15克，山药30克，鸡血藤30克，薏苡仁30克，雷公藤（先煎）18克，防己12克，伸筋草12克，海桐皮12克，穿山甲（代）9克，姜黄9克，苦参9克，通草6克。

【用法】水煎服，每天2次，每日1剂。

【功效】祛风除湿，舒筋通络。

【主治】类风湿关节炎（寒湿痹）。

【来源】四川中医，2003，21（6）

⌁ 温肾蠲痹逐瘀汤 ⌁

【组成】独活20克，秦艽10克，细辛3克，防风10克，干姜10克，桂枝10克，丹参20克，木瓜10克，川乌头（先煎）6克，乌梢蛇10克，广地龙10克，路路通10克，牛膝20克，炙乳香6克，制没药6克，续断20克，杜仲10克，桑寄生10克。

【用法】水煎服，每天2次，每日1剂。

【功效】散寒除湿，祛风通络，蠲痹止痛。

【主治】类风湿关节炎（寒湿痹）。

【来源】中国社区医师，2006，8（6）

⌁ 自拟消风通痹汤 ⌁

【组成】桑枝15克，秦艽12克，海风藤9克，豨莶草12克，白花蛇6克，鸡血藤15克，当归10克，黄芪15克，防己12克，狗脊12克，骨碎补12克，甘草6克。

【用法】水煎服，每天2次，每日1剂。

【功效】通络除湿，祛风通络。

【主治】类风湿关节炎（寒湿痹）。

【来源】四川中医，2002，20（7）

⌁ 大补阴丸加味汤 ⌁

【组成】龟甲10克，知母10克，杜仲10克，桑寄生10克，黄柏15克，川芎15克，当归15克，炒白芍15克，淫羊藿15克，黄芪30克，熟地黄30克，肉桂6克。

【用法】水煎服，每天2次，每日1剂。

【功效】补肝肾，强筋骨，养血舒筋。

【主治】类风湿关节炎（肝肾虚痹）。

【来源】陕西中医，2005，26（8）

❦ · 血府逐瘀汤加减 · ❧

【组成】桃仁10克，红花10克，赤芍15克，川芎10克，全蝎10克，蜈蚣10克，羌活10克，独活10克，六方藤30克，白豆蔻15克，炒柴胡10克，枳壳10克，甘草6克。

【用法】水煎服，每天2次，每日1剂。

【功效】活血化瘀，通络止痛。

【主治】类风湿关节炎。

【来源】广西中医药，2003，26（2）

❦ · 独活桑寄生汤加减 · ❧

【组成】独活20克，桑寄生20克，茯苓25克，当归15克，川芎20克，白芍15克，党参10克，秦艽20克，细辛5克，牛膝20克，鸡血藤15克，威灵仙15克。

【用法】水煎服，每天2次，每日1剂。

【功效】祛风除湿，通经活络。

【主治】类风湿关节炎（寒湿痹）。

【来源】吉林中医药，2005，25（10）

❦ · 雷虫龙虎汤 · ❧

【组成】雷公藤6克，虎杖15克，乌梢蛇30克，全蝎4克，蜈蚣2条，黄芪20克，乳香6克，没药6克，熟地黄15克，秦艽10克，白花蛇舌草10克，当归10克，桑寄生30克，威灵仙15克，炙甘草10克。

【用法】水煎服，每天2次，每日1剂。

【功效】活血化瘀，搜风透骨，通络止痹。

【主治】类风湿关节炎。

【来源】安徽中医临床杂志，2003，15（5）

❦ · 雷公藤合剂 · ❧

【组成】雷公藤25克，生川乌62克，生甘草62克，当归18克，红花62克，桂皮18克，羌活18克，钻地风18克。

【用法】上药浓煎取汁600毫升，兑入优质白酒500毫升。每次服15毫升，每日2次。

【功效】祛风解表，活血化瘀，除湿止痛。

【主治】类风湿关节炎（风寒湿侵型）。

【来源】《万病回春新方》

❦ · 乌头汤 · ❧

【组成】炙草乌（先煎）30克，炙川乌（先煎）30克，黄芪60克，白芍30克，麻黄12克，炙甘草15克，蜂蜜60克。

【用法】水煎服，每天2次，每日1剂。

【功效】温阳散寒，补气养血。

【主治】类风湿关节炎（风寒湿痹）。

【来源】《当代难治病荟萃》

❦ · 解痹汤 · ❧

【组成】麻黄10~20克，桂枝15~30克，黄芪15~30克，防己10

克，制川乌（先煎）9~15克，制草乌（先煎）9~15克，细辛3~6克，桑寄生30克，秦艽15克。

【用法】水煎服，每天2次，每日1剂。

【功效】祛风散寒，除湿活络止痛。

【主治】类风湿关节炎。

【来源】《当代专科专病及中西医结合临床研究精要》

逐痹汤

【组成】麻黄10克，细辛5克，羌活15克，独活15克，黄芪30克，全蝎10克，蜈蚣3条，土鳖虫15克，丹参25克，天南星15克，徐长卿20克。

【用法】水煎服，每天2次，每日1剂。

【功效】散寒祛湿，活血通络止痛。

【主治】类风湿关节炎。

【来源】《百病奇效良方妙法精选》

黄芪桂枝舒痹汤

【组成】黄芪15~45克，生地黄12~24克，桂枝15克，白芍15克，鸡血藤15~30克，乳香10克，独活10克，白芥子6克，商陆2~5克，赤小豆30克，土茯苓15克，青风藤15克，海风藤15克，甘草6克。

【用法】水煎服，每天2次，每日1剂。或研为细末，炼蜜为丸，每丸9克，每次1丸，每日3次。

【功效】温经活血，利湿通络。

【主治】类风湿关节炎。

【来源】《颈肩腰腿痛千家妙方》

陶筱娟痹证Ⅰ号方

【组成】藤梨根30克，威灵仙20克，透骨草15克，防风10克，防己10克，当归30克，熟地30克，赤芍20克，川芎10克，全蝎2克。

【用法】水煎服，每天2次，每日1剂。

【功效】祛风除湿，活血通络。

【主治】类风湿关节炎。

【来源】浙江中西医结合杂志，2019，29（9）

陶筱娟痹证Ⅱ号方

【组成】熟地30克，当归12克，赤芍12克，川芎10克，鸡血藤15克，黄芪30克，白术12克，防风10克，藤梨根30克。

【用法】水煎服，每天2次，每日1剂。

【功效】养血通络，益气扶正。

【主治】类风湿关节炎。

【来源】浙江中西医结合杂志，2019，29（9）

二妙散合四妙勇安汤加减

【组成】苍术12克，黄柏9克，忍冬藤30克，玄参15克，赤芍15克，白芍15克，丹参20克，甘草9克，防己15克，土茯苓30克。

【用法】水煎服，每天2次，每日1剂。

【功效】清热燥湿，通痹止痛。

【主治】类风湿关节炎（风湿热痹）。

【来源】中国中医药信息杂志，2019（26）

·魏子孝经验方·

【组成】龟甲（先煎）20~30克，熟地黄15~20克，知母12克，白芍15~30克，锁阳12克，桑寄生15克，牛膝15克，威灵仙15克，制川乌（先煎）9克，制草乌（先煎）9克，甘草9克。

【用法】水煎服，每天2次，每日1剂。

【功效】补益肝肾，活血化痰。

【主治】类风湿关节炎（肝肾亏虚型）。

【来源】中国中医药信息杂志，2019（26）

·四藤二龙汤·

【组成】忍冬藤15克，络石藤15克，鸡血藤15克，雷公藤（先煎）1~5克，穿山龙30克，地龙10克。

【用法】水煎服，每天2次，每日1剂。

【功效】祛风通络，清热化湿，通痹止痛。

【主治】类风湿关节炎（风湿热痹型）。

【来源】浙江中医药大学学报，2019，43（3）

·养肝饮·

【组成】酸枣仁12克，茯苓12克，生麦芽12克，知母5克，甘草5克，茉莉花干5克（冲泡），菟丝子12克，玉竹12克，莲须5克，薏苡仁20克，络石藤15克。

【用法】水煎服，每天2次，每日1剂。

【功效】养肝滋阴，疏风止痛。

【主治】类风湿关节炎。

【来源】中医临床研究，2018，10（23）

❧· 高明利经验方 ·❧

【组成】黄芪30克，远志15克，牛膝25克，石斛15克，金银花（后下）20克，山药15克，穿山龙20克，甘草10克。

【用法】水煎服，每天2次，每日1剂。

【功效】益气，养阴，通络。

【主治】类风湿关节炎（气阴两虚型）。

【来源】辽宁中医杂志，2018，45（8）

❧· 附子桂枝汤加味 ·❧

【组成】附子（先煎）30克，细辛3克，桂枝10克，白芍10克，海风藤10克，海桐皮10克，羌活10克，独活10克，伸筋草15克，淫羊藿15克，薏苡仁15克，生姜6克，大枣15克，甘草6克。

【用法】水煎服，每天2次，每日1剂。

【功效】温肾扶阳，散寒通络。

【主治】类风湿关节炎（肾虚寒凝型）。

【来源】山东中医杂志，2017，36（9）

❧· 左归丸加味 ·❧

【组成】熟地黄30克，山药15克，枸杞子15克，山茱萸15克，怀牛膝15克，菟丝子15克，鹿角胶（烊化）12克，龟甲胶（烊化）12克，知母12克，黄柏10克。

【用法】水煎服，每天2次，每日1剂。

【功效】补益肝肾，强筋健骨。

【主治】类风湿关节炎（肝肾阴虚型）。

【来源】山东中医杂志，2017，36（9）

补中桂枝汤加味

【组成】黄芪15克，人参10克，升麻10克，柴胡10克，当归15克，陈皮15克，白术10克，桂枝10克，白芍10克，羌活10克，独活10克，海风藤15克，海桐皮15克，淫羊藿15克，薏苡仁30克，生姜6克，大枣15克，甘草6克。

【用法】水煎服，每天2次，每日1剂。

【功效】益气养血，通络止痛。

【主治】类风湿关节炎（气血亏虚型）。

【来源】山东中医杂志，2017，36（9）

温经蠲痹汤加减

【组成】制川乌（先煎）6克，附子（先煎）6克，生薏苡仁30克，炒薏苡仁30克，熟地黄30克，黄芪30克，淫羊藿15克，鹿衔草30克，桂枝15克，徐长卿15克，全蝎3克，当归12克，苍术10克，白术10克，干姜30克，蜈蚣1条，甘草5克。

【用法】水煎服，每天2次，每日1剂。

【功效】祛风除湿，扶助正气，温阳通络止痛。

【主治】类风湿关节炎（风寒湿痹）。

【来源】风湿病与关节炎，2017，6（5）

温中除痹方加减

【组成】苍术10克，白术10克，茯苓15克，陈皮10克，制半夏10克，香附10克，砂仁8克，川厚朴10克，小茴香10克，乌药10克，桂枝10克，白芍10克，枳壳10克，木香6克，刘寄奴15克，威灵仙15克，穿山龙50克，徐长卿15克，甘草6克。

【用法】水煎服，每天2次，每日1剂。

【功效】温补中焦，祛风除湿，通络止痛。

【主治】类风湿关节炎。

【来源】风湿病与关节炎，2017，6（5）

❧· 五藤蠲痹饮 ·❧

【组成】忍冬藤30克，络石藤30克，鸡血藤15克，海风藤15克，青风藤30克，威灵仙30克，秦艽10克，豨莶草10克，露蜂房10克，全蝎10克，水桑枝15克。

【用法】水煎服，每天2次，每日1剂。

【功效】清热解毒，祛湿除痹，通络止痛。

【主治】类风湿关节炎。

【来源】上海中医药杂志，2014，48（4）

❧· 四妙合剂 ·❧

【组成】苍术20克，白术20克，生薏苡仁50克，炒薏苡仁50克，黄柏10克，川牛膝15克，木瓜15克，泽兰15克，泽泻15克，忍冬藤30克，土茯苓60克，草薢15克，蚕沙15克，车前子30克，制半夏10克，制南星10克，白芥子10克，猪苓15克，茯苓15克，防己12克，陈皮6克，甘草6克。

【用法】水煎服，每天2次，每日1剂。

【功效】清热解毒，祛湿通络。

【主治】类风湿关节炎（湿热痹阻型）。

【来源】风湿病与关节炎，2014，3（1）

❧· 类风湿合剂 ·❧

【组成】穿山龙50克，鹿衔草30克，制延胡索30克，葛根30

克，威灵仙20克，生地黄15克，熟地黄15克，丹参15克，鸡血藤15克，徐长卿15克，淫羊藿10克，淡苁蓉10克，全当归10克，乌梢蛇10克，土鳖虫10克，僵蚕10克，地龙10克，全蝎2克，蜈蚣1条，甘草3克。

【用法】水煎服，每天2次，每日1剂。

【功效】益肾壮督，蠲痹通络。

【主治】类风湿关节炎（肝肾亏虚型）。

【来源】风湿病与关节炎，2014，3（1）

玉屏风散合防风汤加减

【组成】黄芪30克，当归15克，秦艽15克，肉桂5克，鸡血藤15克，桂枝9克，防风9克，生姜6克，大枣3克，甘草6克，葛根15克。

【用法】水煎服，每天2次，每日1剂。

【功效】祛风通络，散寒除湿。

【主治】类风湿关节炎（风偏胜型）。

【来源】中国中医急症，2013，22（1）

五苓散合薏苡仁汤加减

【组成】白术12克，泽泻12克，猪苓12克，薏苡仁20克，川芎10克，当归15克，桂枝9克，羌活12克，独活12克，防风9克，川乌3克，苍术9克，甘草6克，生姜6克。

【用法】水煎服，每天2次，每日1剂。

【功效】除湿通络，祛风散寒。

【主治】类风湿关节炎（湿偏胜型）。

【来源】中国中医急症，2013，22（1）

鳖甲汤加减

【组成】鳖甲18克，生地30克，芍药15克，当归12克，山茱萸12克，狗脊15克，雷公藤12克，鸡血藤15克，三棱12克，桑枝15克，木瓜18克，半枝莲15克，金银花15克，栀子12克，柴胡12克，全蝎9克，蜈蚣（研粉冲服）6克，甘草6克。

【用法】水煎服，每天2次，每日1剂。

【功效】补肾滋阴，清热解毒，化湿通络。

【主治】类风湿关节炎（肾阴亏虚、湿热痹阻型）。

【来源】中医临床研究，2012，4（15）

圣愈汤加减

【组成】黄芪30克，当归12克，桂枝10克，白芍15克，生地20克，川芎12克，桃仁12克，红花10克，牛膝15克，羌活15克，防风12克，木瓜15克，桑枝12克，甘草6克。

【用法】水煎服，每天2次，每日1剂。

【功效】健脾祛湿，益气养血，活血通络。

【主治】类风湿关节炎（脾虚湿困、气虚血瘀型）。

【来源】中医临床研究，2012，4（15）

鹿茸大补汤加减

【组成】鹿茸15克，杜仲15克，茯苓12克，当归15克，肉苁蓉12克，鸡血藤15克，雷公藤12克，黄芪18克，石斛15克，桑枝15克，木瓜18克，人参12克，白芍15克，制附子（先煎）12克，肉桂12克，苍术15克，熟地30克，三棱12克，甘草6克。

【用法】水煎服，每天2次，每日1剂。

【功效】补肾益精，燥湿化痰，活血通络。

【主治】类风湿关节炎（肝肾亏虚、痰瘀痹阻型）。

【来源】中医临床研究，2012，4（15）

❧· 五虎除痹汤 ·❧

【组成】全蝎3克，地龙15克，蜈蚣2条，僵蚕10克，玄驹（黑蚂蚁）10克，桂枝15克，附片（先煎）10克，麻黄6克，熟地黄20克，酒白芍30克，当归15克，甘草10克。

【用法】水煎服，每天2次，每日1剂。

【功效】温经通络，活血止痛。

【主治】类风湿关节炎。

【来源】中医外治杂志，2003，12（1）

❧· 痹痛舒丸 ·❧

【组成】杜仲10克，淫羊藿10克，桑寄生10克，白芍10克，制川乌（先煎）10克，制草乌（先煎）10克，独活10克，羌活10克，乌梢蛇10克，地龙10克，蜈蚣10克，蚂蚁10克，防风10克，苍术10克，薏苡仁10克，老鹳草10克，虎杖10克，穿山龙10克，七叶一枝花10克，鸡血藤10克，雷公藤（先煎）10克，赤芍10克，延胡索10克。

【用法】上药共研为末，过100目筛，制成水丸，每日3次，每次9克，饭后服。

【功效】壮督追风，解毒消肿，燥湿散寒，温经通络，行瘀止痛。

【主治】类风湿关节炎（肝肾虚痹型）。

【来源】内蒙古中医药，2005（1）

～·· 关节蠲痛丸 ··～

【组成】黄芪120克，淫羊藿100克，当归100克，白芍100克，骨碎补100克，白芷100克，露蜂房100克，生甘草90克，杜仲80克，续断80克，肉苁蓉80克，巴戟天80克，党参80克，鸡血藤80克，羌活80克，独活80克，制川乌60克，蛞蝓60克，川芎50克，防风50克，全蝎45克，蜈蚣45克，细辛30克。

【用法】上药共研细末，水泛为丸，如梧桐子大小，每次10克，每日3次，饭后温开水送服。

【功效】补肾益气，活血通络，祛风定痛。

【主治】类风湿关节炎（肝肾虚痹型）。

【来源】河北中医，1999，21（1）

～·· 蜈蚣加味散 ··～

【组成】蜈蚣（研末吞服）3条，黄芪25克，当归15克，独活15克，土茯苓15克，防己12克，川芎10克，秦艽10克，蚕沙（包煎）10克，桑寄生9克。

【用法】水煎服，每天2次，每日1剂。

【功效】补肝肾，益气血，祛风湿，通络止痛。

【主治】类风湿关节炎（肝肾虚痹型）。

【来源】中原医刊，2003，30（4）

～·· 舒筋丸 ··～

【组成】马钱子（调制）80克，麻黄80克，独活6克，羌活6克，桂枝6克，甘草6克，千年健6克，牛膝6克，乳香（醋制）6克，木瓜6克，没药（醋制）6克，防风6克，杜仲（盐制）3克，地枫皮6克，续断3克。

【用法】上为细末，炼蜜为丸，每丸重3克，每次1丸，每日2次。

【功效】舒筋活血。

【主治】类风湿关节炎（风寒湿型）。

【来源】《现代风湿病学》

❧ · 虎潜丸 · ❧

【组成】黄柏（酒炒）240克，龟甲（酒炙）120克，知母（酒炒）60克，熟地黄60克，陈皮60克，白芍60克，锁阳45克，虎骨（狗骨代）30克，干姜15克。

【用法】上为细末，炼蜜为丸，每丸重9克，每次1丸，每日2次。

【功效】滋阴降火，强壮筋骨。

【主治】类风湿关节炎（肝肾不足型）。

【来源】《现代风湿病学》

❧ · 消痹丸 · ❧

【组成】制川乌头200克，制草乌头200克，羌活100克，独活100克，威灵仙100克，秦艽100克，防风100克，防己100克，当归100克，赤芍100克，大川芎100克，桃仁100克，红花100克，海风藤200克，鸡血藤200克，苍术100克，细辛30克，桂枝100克，延胡索100克，白花蛇3条，广木香100克，生甘草80克。

【用法】上药烘干，共研细末，水泛为丸。每次10克，每日2次。

【功效】祛风散寒，除湿通络，活血止痛。

【主治】类风湿关节炎（风寒湿痹）。

【来源】江苏中医，2000，21（6）

强筋壮骨丸

【组成】鹿角胶60克，海马60克，生地黄120克，白芍120克，川牛膝120克，鹿蹄筋草120克，穿山龙120克，穿山甲（代）60克，全蝎30克，白花蛇10条，制马钱子27克，生甘草60克。

【用法】以上诸药共研为细末，炼蜜为丸，每丸重4.5克。每次服用1~2丸，黄酒送下，每日3次。

【功效】补肾滋肝，强筋壮骨，活络止痛。

【主治】类风湿关节炎。

【来源】河南中医，2003，23（10）

祛风除湿丸

【组成】秦艽30克，防己40克，乌梢蛇50克，白花蛇2条（约10克），全蝎20克，薏苡仁30克，西洋参10克，黄芪30克，淫羊藿10克，土鳖虫20克，杜仲10克，桑寄生20克，忍冬藤30克，羌活10克，独活10克，当归10克，制乳香10克，制没药10克，豨莶草10克。

【用法】以上诸药烘干粉碎后水泛为丸，每次口服10克，每日3次。

【功效】祛风除湿，清热消肿，散寒通络，活血舒筋。

【主治】类风湿关节炎（湿热痹）。

【来源】中国中医药科技，2005，12（3）

龙蛇散1

【组成】蕲蛇80克，地龙80克，土鳖虫50克，威灵仙50克，僵蚕50克，蜈蚣50克，麻黄20克。

【用法】上药共研极细末，和匀，贮瓶备用。每次5克，每日2次，白开水送服。重症者可日服3次。

【功效】搜风通络，散寒止痛。

【主治】类风湿关节炎。

【来源】《单方验方治百病》

·龙蛇散2·

【组成】地龙240克，蕲蛇（或白花蛇）60克，全蝎18克，蜂房（或吊子风）60克。

【用法】上药焙干，共研细末，贮瓶备用。每次3克，每日2次。

【功效】祛风通络，止痛散结，清热止痉。

【主治】类风湿关节炎（早、中期）。

【来源】《当代名医临证精华·痹证》

·六虫归红散·

【组成】当归150克，红花150克，地龙150克，白花蛇150克，穿山甲20克，炙蜈蚣30克，炙僵蚕30克，土鳖虫30克，炙全蝎30克，防风50克。

【用法】上药共研为极细末，和匀，分装成40小包备用。每日早、晚各服1包，温开水送服。

【功效】祛风通络，活血止痛。

【主治】类风湿关节炎。

【来源】《中国丸散膏丹方药全书·关节炎》

～· 益肾蠲痹丸 ·～

【组成】熟地黄120克，威灵仙120克，鹿衔草120克，淡苁蓉120克，全当归120克，蜂房90克，蕲蛇（缺少可用乌梢蛇代替）90克，土鳖虫90克，僵蚕90克，蛪螂虫90克，炮穿山甲（代）90克，全蝎25克，蜈蚣25克，广地龙90克，甘草30克。

【用法】以上诸药烘干粉碎后水泛为丸，每次6克，每日2次，温开水送服，饭后服。

【功效】祛风通络，益肾蠲痹。

【主治】类风湿关节炎（顽痹）。

【来源】《中国丸散膏丹方药全书·关节炎》

～· 八宝回春散 ·～

【组成】附子（制）30克，人参30克，麻黄30克，黄芩30克，防己30克，香附（制）30克，杏仁30克，川芎30克，当归30克，陈皮30克，防风30克，肉桂30克，干姜30克，甘草30克，熟地黄30克，生地黄30克，法半夏45克，茯苓45克，白芍药150克，沉香15克，天台乌药15克，制川乌（或生用）15克，白术60克，黄芪90克。

【用法】上药共研粗末。每次15克，每日3次，加姜枣水煎服。

【功效】祛风除湿，温经散寒，活血化瘀，缓急止痛。

【主治】类风湿关节炎（尪痹）。

【来源】《中国丸散膏丹方药全书·关节炎》

～· 酒洗蝎蚣散 ·～

【组成】全蝎（酒洗）30克，蜈蚣（酒洗）10条，乌梢蛇30克，麻黄20克，苍术30克，白芷30克，赤芍30克，白芍30克，当归

60 克，川芎 30 克，桂枝 30 克，炮姜 15 克，茯苓 30 克，厚朴 15 克，陈皮 15 克，半夏 15 克。

【用法】上药共研细末。每次 10 克，每日 3 次，温开水送服。

【功效】祛风通络，活血柔筋，散寒止痛。

【主治】类风湿关节炎。

【来源】《中国丸散膏丹方药全书·关节炎》

❧ 痹痛灵丸 ❧

【组成】咸灵仙 100 克，细辛 20 克，土鳖虫 40 克，血竭粉 40 克。

【用法】炼蜜为丸，每丸重 9 克。每次 1~2 丸，每日 3 次，温开水送服。

【功效】祛风除湿，活血通络，散寒止痛。

【主治】类风湿关节炎。

【来源】《中国丸散膏丹方药全书·关节炎》

❧ 追风丸 ❧

【组成】胆南星 30 克，防风 100 克，制川乌 50 克，制草乌 50 克，当归 100 克，制白附子 25 克，石膏 50 克，川芎 100 克，白芍 100 克，白芷 50 克，炙僵蚕 100 克，桂枝 40 克，雄黄 25 克，天麻 100 克，制半夏 75 克，荆芥 100 克，地龙 50 克，甘草 25 克，橘络 7.5 克。

【用法】炼蜜为丸，每丸重 9 克。每次 1 丸，每日 2 次，温开水送下。

【功效】祛风散寒，舒筋活血，豁痰通络。

【主治】类风湿关节炎。

【来源】《全国中药成药处方集》

乳香定痛丸

【组成】苍术60克，川芎30克，当归30克，川乌30克，丁香15克，乳香9克，没药9克。

【用法】为水丸。每次6克，每日2次，温开水送服。

【功效】祛除寒湿，活血止痛。

【主治】类风湿关节炎。

【来源】《古今医鉴》

大活络丹

【组成】白花蛇60克，乌梢蛇15克，麻黄60克，细辛30克，全蝎45克，两头尖60克，赤芍30克，贯众60克，防风75克，葛根45克，没药30克，血竭23克，朱砂30克，乌犀梢15克，地龙15克，炙甘草60克，丁香30克，白僵蚕30克，乳香30克，麝香15克，片脑4.5克，官桂60克，草豆蔻60克，羌活60克，虎胫骨（今为禁品，可用狗胫骨倍量代之）30克，玄参30克，牛黄7.5克，威灵仙45克，天麻60克，藿香60克，天竺黄30克，败龟甲30克，人参30克，何首乌60克，白芷60克，乌药30克，安息香30克，青皮30克，黑附子30克，香附30克，白豆蔻30克，骨碎补30克，黄连60克，茯苓30克，黄芩60克，白术30克，熟地黄60克，松香脂15克，大黄60克，当归45克，木香60克，沉香30克。

【用法】炼蜜为丸，每丸重9克。每次1丸，每日1~2次，黄酒化服，或温开水送服。

【功效】祛风化湿，舒筋活络。

【主治】类风湿关节炎。

【来源】《奇效良方》

·海桐皮丸·

【组成】羌活60克，独活60克，苍术60克，海桐皮60克，菟丝子60克，防己60克，狗脊60克，川续断60克，制乳香30克，制没药30克，制川乌30克，钻地风30克，寻骨风30克，补骨脂30克，乌梢蛇肉（烙枯）30克。

【用法】为水丸。每次10克，每日2次，空腹时温开水送下。

【功效】祛风散寒，除湿止痛，兼补肝肾。

【主治】类风湿关节炎。

【来源】《程氏集验妙方歌诀》

·归芪灵仙膏·

【组成】黄芪15克，当归15克，白芍15克，防己15克，威灵仙15克，牛膝15克，桂枝10克，乳香10克，没药10克，地龙10克，防风10克，羌活10克，独活10克，川乌10克，苍术10克，乌梢蛇10克，穿山甲10克，红花10克。

【用法】熬膏，口服。每次15~30克，每日2~3次，白开水调服。或上方按常规煎服，每日1剂。半个月为1个疗程。

【功效】祛风除湿，活血化瘀，益气通络。

【主治】类风湿关节炎。

【来源】《中国丸散膏丹方药全书·关节炎》

·蠲痹通络膏·

【组成】黄芪50克，当归15克，白芍15克，地龙15克，桂枝15克，土茯苓30克，乳香10克，没药10克，天南星10克，甘草10克。

【用法】熬膏，口服。每次15~30克，每日3次。或上方按常规煎服，每日1剂。1个月为1个疗程。

【功效】益气活血，剔毒通络。

【主治】类风湿关节炎。

【来源】《中国丸散膏丹方药全书·关节炎》

·类风湿丸·

【组成】黄芪50克，秦艽20克，青风藤20克，海风藤20克，防己15克，桃仁15克，红花15克，地龙15克，桂枝15克，穿山甲15克，白芷15克，白鲜皮15克，甘草15克。

【用法】为水丸。每次6~9克，每日3次，温开水送服。

【功效】祛风除湿，益气活血，通络止痛。

【主治】类风湿关节炎。

【来源】《当代名医临证精华·痹证》

·川乌龙蛇丸·

【组成】川乌10克，蜂房10克，桂枝10克，甘草10克，黄芪15克，穿山龙15克，地龙15克，青风藤15克，钻地风15克，僵蚕15克，乌梢蛇15克，白芍15克。

【用法】为水丸。每次6~9克，每日3次，温开水送服，黄酒送服尤佳。

【功效】祛风除湿，益气通络。

【主治】类风湿关节炎。

【来源】《中国丸散膏丹方药全书·关节炎》

·温阳解凝丸·

【组成】制附子（先煎）10克，熟地黄10克，白芥子10克，黄芩10克，苍术10克，白术10克，汉防己10克，泽泻10克，独活10克，牛膝10克，甘草10克，麻黄5克。

【用法】为水丸。每次6~10克，每日3次，黄酒或温开水送服。

【功效】温阳解凝，除湿消肿。

【主治】类风湿关节炎（膝部肿痛不发红发热者）。

【来源】《名医治验良方》

·桃红胆星膏·

【组成】桃仁100克，红花100克，当归150克，川芎90克，威灵仙150克，生地黄150克，地龙100克，䗪虫100克，穿山甲100克，白芥子90克，胆南星60克，乌梢蛇150克，僵蚕150克。

【用法】熬膏，口服。每次15~30克，每日2次，白开水调服。

【功效】活血化瘀，祛风化痰，通络止痛。

【主治】慢性关节痛（痰瘀互阻型）。

【来源】《中医膏方指南》

·扶正活血膏·

【组成】熟地黄200克，杜仲150克，牛膝150克，桑寄生200克，狗脊150克，续断150克，骨碎补100克，党参150克，茯苓150克，当归150克，川芎90克，白芍药200克，独活150克，秦艽150克，制豨莶草300克，鸡血藤300克，龟甲胶150克，鹿角胶150克。

【用法】熬膏，口服。每次15~30克，每日2次，白开水调服。

【功效】补益肝肾，祛风活血。

【主治】慢性关节痛（肝肾亏虚型）。

【来源】《中医膏方指南》

∽· 桂鹿散 ·∾

【组成】桂枝30克，生鹿角100克，北细辛15克，杭白芍100克，嫩桑枝150克，生地黄50克，熟地黄50克，稀莶草100克，桑寄生150克，金狗脊100克，伸筋草100克，酒川芎30克，酒当归60克，乌梢蛇100克，酒地龙60克，双钩藤100克，炙甘草节30克，虎骨胶（可用狗胫骨胶倍量代）30克。

【用法】上药共研粗末，每次9~15克，每日3次，白开水或黄酒送服。亦可水煎服。

【功效】活血通络，益肾壮骨，清热祛风，散寒止痛。

【主治】类风湿关节炎。

【来源】《施今墨临床经验集》

∽· 破故纸丸 ·∾

【组成】破故纸50克，巴戟天50克，乌梢蛇肉60克，桂枝24克，伸筋草100克，地龙肉60克，酒当归60克，嫩桑枝150克，酒川芎30克，赤芍50克，白芍50克，桑寄生150克，节菖蒲50克，桑螵蛸60克，生银杏（连皮打）100枚，炙甘草50克，虎骨胶（可用狗胫骨胶倍量代）30克。

【用法】炼蜜为丸，每丸重9克。每次1丸，每日3次，白开水调服。

【功效】壮筋骨，补肾气，散风寒，止遗尿。

【主治】类风湿关节炎（恢复期）。

【来源】《施今墨临床经验集》

∽· 黑砂丸 ·∾

【组成】苍术400克，老鹳草200克，当归100克，穿山甲（醋制）100克，牛膝100克，防己100克，秦艽100克，石菖蒲100克，地龙100克，木瓜100克，钩藤100克，龙胆草100克，石斛100克，川乌50克，羌活50克，防风50克，杜仲（盐制）50克，天麻50克，全蝎50克，川芎50克，肉桂50克，草乌50克，荆芥50克，细辛50克，威灵仙50克，何首乌（制）50克，甘草50克，麻黄30克，雄黄30克，马钱子（制）20克。

【用法】炼蜜为丸，每丸重9克。每次1丸，每日2次，温开水送服。

【功效】解毒消肿，舒筋活血。

【主治】类风湿关节炎（风寒湿痹）。

【来源】《中国丸散膏丹方药全书·关节炎》

舒筋活络丸

【组成】当归90克，木瓜60克，川芎60克，桂枝60克，桑寄生60克，秦艽60克，威灵仙60克，地龙60克，独活60克，赤芍60克，川乌60克，骨碎补60克，防风60克，羌活60克，麻黄60克，虎骨胶（可用狗胫骨胶倍量代之）60克，五加皮60克，胆南星60克，乳香45克，没药45克，熟地黄180克。

【用法】炼蜜为丸，每丸重9克。每次1丸，每日1~2次，温开水送服。

【功效】祛风除湿，活络止痛。

【主治】类风湿关节炎（风寒湿痹）。

【来源】《中国丸散膏丹方药全书·关节炎》

六虫通痹膏

【组成】蜈蚣2克，炙乌梢蛇9克，全蝎3克，僵蚕9克，地龙

10克，蜣螂虫6克，炙豹骨（亦可用狗骨代替）6克，露蜂房9克，老鹳草10克，制川乌2克，细辛3克，牛膝10克，制乳香6克，制没药6克，当归10克，甘草6克。

【用法】熬膏，口服。每次15~30克，每日3次，饭后温开水调服。或按常规煎服，每日1剂，水煎3次取汁450毫升，分3次温服。

【功效】祛风散寒，活血通络。

【主治】类风湿关节炎（早期、急性活动期）。

【来源】《中国中医秘方大全》

～·　麝香海狗散　·～

【组成】蜈蚣2条，炙乌梢蛇9克，全蝎3克，僵蚕9克，地龙10克，蜣螂虫6克，炙豹骨（或用狗骨代替）6克，露蜂房9克，老鹳草10克，制川乌2克，细辛3克，牛膝10克，制乳香6克，制没药6克，当归10克，甘草6克，麝香0.3克，羊肝15克，海狗肾3克，生黄芪15克。

【用法】上药共研细末，温开水冲服。每次由1克逐日递增为6克，每日服4次。第4次宜在晚上睡前服。

【功效】祛风散寒，利窍通痹，强肝补肾，舒筋壮骨。

【主治】类风湿关节炎（稳定期及晚期）。

【来源】《中国中医秘方大全》

～·　二乌归芪丸　·～

【组成】生草乌10克，生川乌10克，生白附子10克，独活10克，钻地风15克，川牛膝15克，生地黄15克，防己30克，黄芪30克，当归30克。

【用法】为水丸。每次0.5~1.5克，每日2次，温开水送服。

【功效】温经散寒，祛风止痛，补益气血。

【主治】类风湿关节炎。

【来源】《中国中医秘方大全》

᷍· 类风灵仙散 ·᷍

【组成】当归9克，红花6克，秦艽9克，防风9克，桑寄生12克，木瓜9克，牛膝9克，威灵仙9克，萆薢9克，苍术9克，茯苓9克。

【用法】每次9~15克，每日2~3次，白开水送服。如病重者，可每次服30克，水煎服，日3次。

【功效】祛风利湿，活血止痛。

【主治】急性类风湿关节炎。

【来源】《名医治验良方》

᷍· 麻黄温痹丸 ·᷍

【组成】麻黄10克，羌活10克，独活10克，制川乌10克，制草乌10克，八里麻1克，桂枝10克，黄芪20克，川牛膝12克，木瓜12克，威灵仙12克，鸡血藤10克，细辛3克，制附块10克，伸筋草10克，寻骨风10克，苍耳子10克，秦艽10克，桑寄生10克，炙甘草10克。

【用法】为水丸。每次6~9克，每日2~3次，黄酒或温开水送服。

【功效】祛风散寒，舒筋活络。

【主治】类风湿关节炎。

【来源】《中国丸散膏丹方药全书·关节炎》

❧· 青蛇顽痹散 ·❧

【组成】青风藤150克，寻骨风150克，威灵仙100克，乌梢蛇30克，地龙30克，土鳖虫30克，蜈蚣6克，僵蚕30克，制马钱子15克。

【用法】上药共研细末。每次9~15克，每日2~3次，温开水送服。

【功效】祛风除湿，活血通络。

【主治】类风湿关节炎。

【来源】《中国丸散膏丹方药全书·关节炎》

❧· 祛风活血膏 ·❧

【组成】鸡血藤125克，牛膝150克，制川乌50克，苍术75克，生麻黄50克，威灵仙95克，防风100克，黄芪200克，制乳香50克，制没药50克，全蝎45克，白僵蚕40克，蜈蚣40克，生甘草30克，当归75克。

【用法】熬膏，口服。每次15~30克，每日3次，白开水调服。

【功效】祛风除湿，活血通络。

【主治】类风湿关节炎。

【来源】《中国丸散膏丹方药全书·关节炎》

❧· 参芪蜈蝎散 ·❧

【组成】丹参150克，徐长卿150克，麻黄50克，细辛50克，全蝎50克，黄芪200克，蜈蚣15条，土鳖虫75克，制南星75克，羌活60克，独活60克，白芍125克，生甘草30克，威灵仙100克，制川乌30克。

【用法】上药共研细末，每次9~15克，每日3次，黄酒或温开

159

水送服。

【功效】益气活血，祛风除湿，缓急止痛。

【主治】类风湿关节炎。

【来源】《中国丸散膏丹方药全书·关节炎》

❦· 顽痹丸 ·❧

【组成】全当归90克，生黄芪90克，汉防己90克，虎杖90克，威灵仙90克，寻骨风45克，秦艽45克，防风45克，牛膝45克，独活45克，羌活45克，生白附18克，细辛18克，生川乌24克，生草乌24克，土鳖虫50克，蜈蚣10条。

【用法】制水丸，口服。每次3~6克，每日3次，黄酒或温开水送服。

【功效】祛风除湿，补益气血，散寒止痛。

【主治】类风湿关节炎。

【来源】《中国丸散膏丹方药全书·关节炎》

❦· 当归四藤膏 ·❧

【组成】全当归75克，雷公藤（制）45克，海风藤45克，青风藤45克，鸡血藤60克，钻地风45克，生黄芪75克，穿地龙75克，穿山甲75克，千年健60克，威灵仙60克，寻骨风50克，防风45克，土鳖虫45克，白芷30克，细辛30克，生甘草30克。

【用法】熬膏，口服。每次15~30克，每日2~3次，温开水调服。

【功效】祛风除湿，补益气血，舒筋活络。

【主治】类风湿关节炎。

【来源】《中国丸散膏丹方药全书·关节炎》

·· 补肾活血丸 ··

【组成】地龙125克，狗骨100克，千年健100克，熟地黄100克，赤芍75克，党参75克，甘草50克，黄芪100克，苍术75克，淫羊藿75克，骨碎补75克，川芎75克，桂枝50克。

【用法】为水丸。每次6~9克，每日2次，温开水送服。

【功效】补肾活血，益气散寒。

【主治】类风湿关节炎（气血亏虚型）。

【来源】《中国丸散膏丹方药全书·关节炎》

·· 五虫搜风散 ··

【组成】蜈蚣10条，全蝎25克，干地龙60克，䗪虫50克，蚂蚁20克，山中蚂蚁（活蚂蚁用开水烫死）100克，炙黄芪100克，甘草30克。

【用法】上药共研细末，每次9克，每日3次，饭后温开水送服。

【功效】追风宣痹，化瘀通络，止痛。

【主治】类风湿关节炎（寒湿闭阻、经络瘀滞型）。

【来源】《中国丸散膏丹方药全书·关节炎》

·· 补肾活血散 ··

【组成】当归10克，赤芍10克，生地黄15克，桃仁6克，红花6克，茯苓12克，泽泻10克，川芎6克，丹皮9克，木瓜10克，桂枝6克，露蜂房6克。

【用法】上药共研细末，每次9~15克，每日2次，温开水送服。

【功效】补肾活血，凉血清热，祛湿散寒。

【主治】类风湿关节炎。

【来源】《名医治验良方》

❧ · 史氏祛风定痛散 · ❧

【组成】白花蛇100克，僵虫（蛹）100克，苍术30克，蜈蚣30克，甘草15克。

【用法】上药共研细末，每次2~3克，每日2~3次，温开水送服。

【功效】祛风定痛。

【主治】类风湿关节炎、风湿性关节炎。

【来源】《中国丸散膏丹方药全书·关节炎》

❧ · 蚂蚁丸 · ❧

【组成】蚂蚁30克，何首乌30克，熟地黄30克，人参30克，五味子30克。

【用法】炼蜜为丸，每丸重9克。每3日服1丸。

【功效】益肾活血，通络镇痛。

【主治】类风湿关节炎。

【来源】《中国丸散膏丹方药全书·关节炎》

❧ · 尪痹丸 · ❧

【组成】桑寄生15克，川续断15克，杜仲15克，当归12克，丹参15克，伸筋草15克，淫羊藿15克，鹿衔草15克，巴戟天10克，狗脊10克，全蝎10克，土鳖虫10克，地龙10克。

【用法】为水丸。每次6克，每日2~3次，黄酒或温开水送服。

【功效】补肾壮骨，活血通络。

【主治】类风湿关节炎。

【来源】《中国丸散膏丹方药全书·关节炎》

·二藤军乌丸·

【组成】制川乌45克，生甘草45克，桂枝15克，大生地75克，生川军20克，肥玉竹60克，赤芍75克，白芍75克，炒知母45克，忍冬藤75克，络石藤75克，汉防己60克，丹参75克。

【用法】为水丸。每次6~9克，每日3次，温开水送服。

【功效】扶正祛邪。

【主治】类风湿关节炎（虚实寒热夹杂型）。

【来源】《现代著名老中医临床诊治荟萃》

·桃红芪乌丸·

【组成】制川乌45克，制草乌45克，生黄芪75克，净麻黄30克，全当归45克，细辛15克，生甘草45克，桂枝45克，炒赤芍45克，炒白芍45克，桃仁45克，红花30克，全蝎12克。

【用法】为水丸。每次6克，每日2~3次，温开水送服。

【功效】温经散寒，活血通络。

【主治】类风湿关节炎。

【来源】《现代著名老中医临床诊治荟萃》

·二乌龙蛇丸·

【组成】制川乌45克，制草乌45克，黄芪75克，细辛15克，麻黄30克，桂枝30克，当归50克，白术50克，羌活75克，独活75克，威灵仙75克，蕲蛇肉50克，炙全蝎25克，地龙75克，炙马钱子2.5克。

【用法】为水丸。每次6克，每日2~3次，温开水送服。

【功效】祛风除湿，温经散寒，搜风通络。

【主治】类风湿关节炎（非发作期寒痹型）。

【来源】《当代名医临证精华·痹证》

·透骨草丸·

【组成】透骨草75克，穿山龙75克，钻地风75克，白花蛇75克，地龙75克，乌梢蛇75克，僵蚕75克，生黄芪75克，露蜂房60克，防风60克，炙穿山甲60克，白芍60克，全蝎50克，麻黄40克，桂枝40克，制马钱子30克，生甘草30克。

【用法】为水丸。每次4~6克，每日3次，温开水送服。

【功效】散寒除湿，搜风通络。

【主治】类风湿关节炎。

【来源】《中国丸散膏丹方药全书·关节炎》

·二乌芪术丸·

【组成】生黄芪150克，白术75克，桂枝75克，寻骨风75克，制川乌75克，制草乌75克，防己75克，桑枝150克，莪术60克，白芍60克，当归60克，炙甘草50克，白花蛇75克，地龙75克。

【用法】为水丸。每次3~6克，每日2~3次，温开水送服。

【功效】健脾除湿，祛风散寒，活血通络。

【主治】类风湿关节炎。

【来源】《中国丸散膏丹方药全书·关节炎》

·仙芪通痹散·

【组成】生黄芪150克，威灵仙75克，透骨草75克，制附子60克，桂枝36克，白芍36克，秦艽36克，鸡血藤36克，麻黄30克，防风30克，知母30克，川黄柏30克，生甘草30克。

【用法】上药共研细末。每次9~15克，每日3次，黄酒或温开水送服。

【功效】益气活血，祛风散寒，清热育阴。

【主治】类风湿关节炎。

【来源】《中国丸散膏丹方药全书·关节炎》

·二骨虎杖散·

【组成】虎杖100克，威灵仙75克，寻骨风75克，透骨草90克，熟地黄75克，杜仲60克，川续断60克，桂枝60克，鸡血藤56克，淫羊藿60克，补骨脂60克，制附片60克，防风60克，苍术50克，白芍50克，独活50克，麻黄30克，炙穿山甲75克。

【用法】上药共研细末。每次9克，每日3次，黄酒或温开水送服。

【功效】补肾活血，祛风除湿，散寒止痛。

【主治】类风湿关节炎。

【来源】《中国丸散膏丹方药全书·关节炎》

·桑枝四藤散·

【组成】桑枝250克，海风藤100克，络石藤100克，青风藤100克，透骨草150克，威灵仙95克，海桐皮30克，忍冬藤80克，寻骨风95克，当归100克，制乳香30克，制没药30克，穿山甲30克。

【用法】上药共研细末。每次9克，每日3次，白开水冲服。

【功效】祛风除湿，活血化瘀，清热通络。

【主治】类风湿关节炎。

【来源】《中国丸散膏丹方药全书·关节炎》

·᪥ 追风止痛酒 ·᪥·

【组成】白花蛇1条，制川乌10克，制草乌10克，川芎10克，防风10克，麻黄10克，细辛10克，制乳香10克，制没药10克，鲜姜10片，白酒（60度）5升。

【用法】上药于白酒中浸2周滤出备用。每次5毫升，每日3次。

【功效】温经通络，活血止痛。

【主治】类风湿关节炎。

【来源】中医外治杂志，2003，12（1）

第二节 外用方

·᪥ 五金汤外敷 ·᪥·

【组成】铁包金60~90克，两面针35克，徐长卿35克，王不留行35克，青风藤25克，凉粉藤20克，了哥王20克，金银花20克，板蓝根20克，女贞子20克，黄芪20克，巴戟天18克，山慈菇15克。

【用法】将上药用常规法煎成500~800毫升，用药液浸湿毛巾后外敷肿痛关节，每次敷0.5~1小时。也可以外洗，水温宜在40~50℃（水温过高易引起局部皮肤红肿），25天为1个疗程，治疗3~4个疗程。

【功效】清热消肿，活血散结，通络止痛。

【主治】类风湿关节炎（湿热痹阻型）。

【来源】广西中医药，2003，26（5）

·᪥ 风湿热痹洗方 ·᪥·

【组成】忍冬藤30克，络石藤30克，秦艽20克，豨莶草20克，伸筋草20克，透骨草20克，红花20克，川椒15克。

【用法】水煎熏洗，最后将患病关节放药液中浸泡至药液不热为止，每日2次。

【功效】清热通络，祛风除湿。

【主治】类风湿关节炎（风湿热痹）。

【来源】现代中西医结合杂志，2004，13（17）

顽痹气浴方

【组成】生草乌20克，生川乌20克，酒白芍20克，透骨草20克，藏红花20克，桑寄生20克，雷公藤20克，鸡血藤20克，细辛20克，白芷20克。

【用法】首先制作一个长、宽、高分别为0.8米、1米、1.5米左右，适合汽浴用的木箱。木箱的底部留有一刚好可放瓷盆的洞，瓷盆下面放电炉，瓷盆上盛放汽浴用中药。将各药放入盆内，加入冷水超过药面5厘米，浸泡20分钟，接通电炉电源，待药物煮沸20分钟后，打开木箱的侧门，令患者脱衣（只留短裤）进入木箱，坐在里面备好的木椅上，头颈部从木箱孔伸出，然后用毛巾将颈周围围固，不令出气，关上木箱门，行汽浴，每次约40分钟，每日1次，10天为1个疗程。每一疗程间隔2天。

【功效】祛风散寒胜湿，活血通络。

【主治】类风湿关节炎（风寒湿痹）。

【来源】新中医，1996（9）

乌威熏洗方

【组成】川乌10克，草乌10克，苍术10克，麻黄10克，桂枝10克，花椒10克，松节油10克，马钱子10克，威灵仙30克，桑枝30克，寻骨风15克，细辛5克。

【用法】用清水浸泡药物40分钟后煎煮，煮沸5~6分钟，然后趁热熏洗患处。待药液温度下降（以患者能耐受为度，一般为38~45℃），将能暴露的部位，如腕关节、手指关节、踝关节等直接浸泡于药液中。与此同时，指导患者做关节的屈伸、旋转等动作。对于不便浸泡的关节，用毛巾浸透药液湿敷患处，卧床休息，暂不宜开窗或下冷水淋洗，防外邪趁隙而入，影响疗效。每日1剂，每日熏洗2次，第二次只需加热即可，5~7天为1个疗程。

【功效】祛风散寒，除湿止痛。

【主治】类风湿关节炎（寒湿痹）。

【来源】吉林中医药，2006，26（5）

～· 风寒湿灵外治散 ·～

【组成】天南星、赤芍、干姜、肉桂、白芷。

【用法】诸药打粉成细末，过筛，成散剂，分装药袋，每袋75克。根据患者局部肿胀的范围，用白酒适量调成糊状，敷于患处，并用塑料薄膜包严扎紧，以防酒及药性挥发。每日1次，每次2小时，10次为1个疗程。

【功效】温经散寒，祛风除湿。

【主治】类风湿关节炎（寒湿痹）。

【来源】江苏中医，2000，21（7）

～· 藏药熏蒸气疗法 ·～

【组成】圆柏叶30克，水柏枝25克，藏麻黄20克，黄花杜鹃20克，野生大籽蒿15克，雪莲10克，麝香0.1克，诃子15克。

【用法】将药包好加水放入药物雾化器内，将药物加温至产生雾气，在治疗舱内温度达到预设温度后，扶助患者进入仓内。保留头部至舱外，按体位调节键，以患者感到体位，温度合适为宜。每日1次，每次治疗20分钟，7~10次为1个疗程。

【功效】祛风除湿，通经活络。

【主治】类风湿关节炎（寒湿内蕴型）。

【来源】湖北中医杂志，2011，33（11）

皮下结节散

【组成】大黄50克，土鳖虫10克，红花10克，桃仁5克，细辛4克。

【用法】上药共研细末，装瓶备用。使用时每次取药末适量，白酒或75%酒精适量调为稀糊状，外敷患处，敷料包扎，胶布固定，每日换药1次，连续3~5天。

【功效】活血通络。

【主治】类风湿关节炎（结节型）。

【来源】中医杂志，2009（1）

三痹汤

【组成】黄芪30克，川芎15克，牛膝15克，当归9克，熟地黄10克，白芍10克，党参12克，茯苓10克，桂枝6~9克，细辛3~6克，秦艽10克，独活10克，防风9克，续断12克，杜仲12克，甘草6克。

【用法】每日1剂，水煎至200毫升，分早、晚2次服。每晚加水煎药渣熏洗患处15~30分钟。

【功效】柔肝息风，通络止痛。

【主治】类风湿关节炎。

【来源】河北中医，2002，24（1）

～· 乌威汤熏洗法 ·～

【组成】川乌头10克，草乌头10克，威灵仙30克，寻骨风15克，苍术10克，细辛5克，麻黄10克，桂枝10克，花椒10克，松节油10克，番木鳖10克，桑枝30克。

【用法】按配方比例配制成剂，用洁净的清水浸泡于陶瓷砂锅中，水面没过药物3厘米左右，浸泡40~60分钟后煎煮（不宜现泡现煎），以利药物有效成分浸出，煮沸5~6分钟即可，时间不必过长，防止挥发油散发而降低药效。煎好后连渣倒入容器中趁热熏洗患处。容器上缘用干毛巾覆盖，以防热量耗散过快。待药液温度下降（以患者能耐受为度，一般38~45℃），将能暴露的病变部位，如手腕关节、指关节、踝关节等直接浸泡于药液中。与此同时，指导患者做关节的屈伸、旋转等动作。对于不便浸泡的关节，用毛巾浸透药液湿敷患处。整个过程30~40分钟。熏洗后用干毛巾擦干患处，卧床休息，暂不宜开窗或用冷水淋洗，防外邪趁隙而入，影响疗效。熏洗时根据病位，选择患者舒适体位，如坐位、卧位等。5~7天为1个疗程，每日1~2次，每剂可使用2次，第2次只需加热即可。治疗期间应注意保暖，不可冒雨涉水。年老体弱及皮肤敏感性差的患者，注意药液温度稍低，以防烫伤；关节部位有皮肤损害者，不宜使用本法。熏洗治疗的同时做好患者的心理护理，配合适当的功能锻炼如伸握拳、下蹲、踢腿及肌肉按摩等。

【功效】祛风除湿，散寒通络止痛。

【主治】类风湿关节炎。

【来源】中医外治杂志，2006，15（2）

刘树权自拟外敷方

【组成】透骨草20克，麻黄20克，制乳香20克，制没药20克，生川乌20克，生草乌20克，威灵仙20克，桂枝20克，桑枝20克，川椒20克，细辛20克，血竭20克。

【用法】上药碾成细末，以100克装入纱布袋，加水100毫升，煎煮30分钟，取水50毫升，熏洗患处10分钟，再以蒸煮后的纱布袋于病变部位热敷，反复更换药袋，以热透为好。

【功效】活血，祛瘀，通络。

【主治】类风湿关节炎。

【来源】湖南中医药导报，2004，10（8）

中药熏洗方1

【组成】川乌30克，草乌30克，桂枝20克，细辛20克，伸筋草20克，透骨草20克，红花20克，川椒15克。

【用法】水煎熏洗，最后将患病关节放药液中浸泡至药液不热为止，每日2次，药渣药汁可重复用，每剂药连用2天。治疗期间除避免受寒凉外，并用其他疗法。

【功效】清热通络，祛风除湿。

【主治】类风湿关节炎（风寒湿痹）。

【来源】现代中西医结合杂志，2004，13（17）

中药熏洗方2

【组成】肉桂40克，威灵仙40克，川芎40克，丁公藤30克，马钱子30克，羌活30克，独活30克。

【用法】使用全自动中药熏蒸器加入熏蒸药物，入舱前在疼痛部位涂搽追风止痛药酒并服用五虎除痹汤，舱温45℃，每次20分钟，10次为1个疗程。

【功效】温经通络，活血止痛。

【主治】类风湿关节炎。

【来源】中医外治杂志，2003，12（1）

❧ 中药熏洗方3 ❧

【组成】制川乌头5克，制草乌头5克，独活15克，羌活15克，桂枝15克，当归尾20克，桑枝15克，白芷15克，川椒15克，防风15克，鸡血藤20克，威灵仙15克。

【用法】上药用布包，加水5000毫升，浸泡30分钟，水煎60分钟，取汁3000毫升，待温后浸洗患处20分钟，每天1剂，早、晚各浸洗1次。20天为1个疗程。

【主治】类风湿关节炎（肝肾亏虚、痰瘀痹阻型）。

【来源】天津中医药，2003，20（1）

❧ 马钱子散 ❧

【组成】马钱子4份，小米面1份。

【用法】将马前子打粉，马钱子粉与小米面按4∶1比例混合均匀，用温水调成糊状，涂抹在患部，以盖过患处皮肤为准，外用纱布包扎好，用250瓦红外线灯照射敷药部位1小时左右，以局部皮肤发红为佳。1个月为1个疗程。

【功效】活血通络，消肿止痛。

【主治】类风湿关节炎（风寒痹）。

【来源】山东中医杂志，1998，17（7）

❧ 通痹洗剂 ❧

【组成】制草乌15克，细辛15克，姜黄20克，红花15克，当归15克，防风15克，鸡血藤15克，丝瓜络15克，透骨草15克，泽兰叶15克，急性子20克，土茯苓15克。

【用法】上药浸泡1小时，水煎30分钟，滤出药液1000毫升浸泡双手、双腕、双足、双踝及双肘等关节，每日2次，60天为1个疗程。

【主治】类风湿关节炎。

【来源】山西职工医学院学报，2004，14（4）

熥药方

【组成】附子20克，肉桂25克，花椒15克，血竭5克，川牛膝25克，独活25克，羌活25克，桃仁25克，红花15克，海螵蛸20克，海桐皮25克，防风25克，当归25克，赤芍25克，杜仲25克，续断25克，乳香25克，没药25克，川芎25克，透骨草25克，细盐面10克，黄酒800毫升。

【用法】以上诸药制成粗末，桃仁捣成碎泥。将药及盐面、黄酒在盆中混合拌均匀，移时装入纱布袋中，缝合袋口，每天晚饭后把药袋放入锅内蒸，待开锅后再蒸半小时，将药袋取出，垫上干毛巾熥于患处，但须防止烫坏皮肉。以出红斑为度，1次可半小时左右。1剂药可以连续熥7次。

【功效】温经散寒祛湿，行气活血祛风，散瘀止痛。

【主治】类风湿关节炎（风寒湿痹）。

【来源】黑龙江中医药，1992（1）

除痹汤

【组成】豨莶草40克，伸筋草40克，艾叶30克，姜黄20克，刘寄奴15克，苏木10克，月季花10克。

【用法】每日1剂，加水200~300毫升，浸泡30分钟，煮沸后改文火煎5分钟，置患肢于药液上方熏蒸，风寒湿痹型熏蒸15~20分钟，风湿热痹型熏蒸5~10分钟。离火，候药液温热时，以药液洗泡患肢10分钟后，即以药渣敷于患处10分钟。每日2次。10天为1个疗程。

【功效】活血散瘀，消肿止痛。

【主治】类风湿关节炎。

【来源】中医外治杂志，2001，10（3）

◈ · 外用乌威汤 · ◈

【组成】威灵仙30克，桑枝30克，寻骨风15克，川乌10克，草乌10克，苍术10克，麻黄10克，桂枝10克，花椒10克，松节油10克，番木鳖10克，细辛5克。

【用法】上药用洁净的清水浸泡于陶瓷砂锅中40~60分钟后煎煮，煮沸5~6分钟即可。煎好后连渣倒入容器中，趁热熏洗患处，每日1~2次，5~7天为1个疗程。本法不宜空腹进行，治疗期间注意保暖，年老体弱及皮肤敏感性差的患者药液温度宜稍低，以防烫伤；关节部位有皮肤损害者不宜使用本法。

【功效】祛风除湿，散寒通络。

【主治】类风湿关节炎活动期（寒湿痹阻）。

【来源】中医外治杂志，2006，15（2）

◈ · 通络止痛方 · ◈

【组成】桑枝30克，丹参30克，穿山甲20克，当归20克，血竭20克，生川乌10克，生草乌10克，桂枝10克，细辛10克，三七10克，白芷10克，苏木10克，防己10克。

【用法】上药共研细末，取适量薄敷于胶布上，贴于患处，嘱1周更换1次，2周为1个疗程。

【功效】温阳散寒，祛风除湿，活血化瘀。

【主治】类风湿关节炎（风寒湿痹、瘀血阻滞型）。

【来源】包头医学，2005，29（2）

第三章　骨性关节炎

骨性关节炎，是指关节软骨发生的原发性或继发性退行性变，以软骨的变性和软化，以及软骨下骨质改变为主。主要累及膝关节、髋关节、远端和近端指间关节，以及颈椎、胸椎、腰骶椎。以受累关节的酸痛、活动受限为主要表现。

中医认为本病属"骨痹"范畴。病因病机为肾虚精亏，气血不足，外受风寒湿邪，导致筋骨失养。可参考"痹证""骨痹"治疗。

第一节　内服方

·伸筋丹·

【组成】炒地龙500克，制马钱子350克，汉防己150克，乳香（醋炒）150克，没药（醋炒）150克，骨碎补150克，红花350克，五加皮150克。

【用法】将上述药物粉碎成末混匀，装入胶囊，每粒含0.15克。成人每次5粒，每日3次，温开水送服。

【功效】活血通络，消肿止痛。

【主治】骨性关节炎（瘀血阻络型）。

【来源】山东中医杂志，1985（1）

·乌龙散·

【组成】乌梢蛇30克，地龙30克，巴戟天35克，当归30克，防风20克。

【用法】上药共研细末，和匀，贮瓶备用。口服，每次9~15克，每日2~3次。

【功效】补肾壮阳，祛风通络。

【主治】骨性关节炎（肾阳亏虚型）。

【来源】《中国中医秘方大全》

❧ 舒筋保安散 ❧

【组成】虎骨（今为禁品，可用狗胫骨倍量代之）30克，草薢30克，五灵脂30克，牛膝30克，续断30克，白僵蚕30克，松节30克，白芍30克，乌药30克，天麻30克，威灵仙30克，黄芪30克，当归30克，防风30克，木瓜150克。

【用法】上药用5000毫升白酒浸泡，封口扎紧，14日后，取出药材焙干，捣为细末，贮瓶备用。每次6克，每日1~2次，用浸药酒调下。酒尽，用米汤调下。

【功效】益气血，壮筋骨，祛风湿，通经络。

【主治】骨性关节炎（风湿阻络、气血不足型）。

【来源】《中国丸散膏丹方药全书·关节炎》

❧ 骨痹丸 ❧

【组成】制附子30克，桂枝30克，巴戟天30克，乌梢蛇肉60克，白僵蚕15克，透骨草30克，伸筋草30克，当归50克，川芎30克，桃仁15克，制乳香20克，制没药15克，土鳖虫30克，蜈蚣9条，穿山甲15克，炙甘草9克。

【用法】上药共研细末，和匀过筛，取上药粉，炼蜜为丸，如梧桐子大，贮瓶备用。每次6~9克，每日2~3次，温开水送服。

【功效】温肾祛寒，活血散瘀，祛风除湿，搜风通络。

【主治】骨性关节炎（风湿瘀阻、肾阳不足型）。

【来源】《中国丸散膏丹方药全书·关节炎》

⛬ · 龙狗寄生丸 · ⛬

【组成】制附片36克，补骨脂45克，桑寄生60克，狗脊45克，穿山龙60克，车前子60克，路路通45克，党参60克，白术45克，甘草30克。

【用法】上药共研细末，和匀，以冷开水泛为丸，如梧桐子大，贮瓶备用。口服，每次6~9克，每日2次。

【功效】温肾祛寒，化湿散风，养血荣筋，祛瘀通络。

【主治】骨性关节炎（风湿瘀阻、肾阳不足型）。

【来源】《中国丸散膏丹方药全书·关节炎》

⛬ · 筋骨汤 · ⛬

【组成】当归12克，熟地黄10克，杜仲10克，延胡索12克，补骨脂10克，骨碎补10克，桃仁10克，红花8克，伸筋草30克，牛膝12克，威灵仙12克，防风10克，甘草6克。

【用法】水煎服，每天2次，每日1剂。

【功效】补益肝肾，活血通络。

【主治】骨性关节炎（肝肾亏虚、寒湿痹阻型）。

【来源】福建中医药，2002，33（6）

⛬ · 祛痹方 · ⛬

【组成】鸡血藤18克，威灵仙15克，牛膝10克，制附子6克，羌活10克，独活10克，秦艽10克，生黄芪30克，防风10克，石斛10克，杜仲15克，茯苓10克，当归10克，甘草3克。

【用法】水煎服，每天2次，每日1剂。

【功效】补肝肾，益气血，活血通络，温通止痛。

【主治】骨性关节炎（肝肾亏虚、寒湿痹阻型）。

【来源】福建中医药，2002，33（1）

通痹汤

【组成】苍术12克，茯苓12克，泽泻12克，冬瓜皮20克，车前子12克，萆薢12克，金银花15克，蒲公英15克，红花12克，赤芍12克，丹参15克，牡丹皮9克，甘草6克。

【用法】水煎服，每天2次，每日1剂。

【功效】化痰去瘀，消肿止痛。

【主治】膝关节骨性关节炎（痰瘀痹阻型）。

【来源】山东中医药大学学报，2000，24（6）

骨炎宁

【组成】补骨脂30克，骨碎补30克，伸筋草30克，地龙15克，红花10克，黄芪30克，木瓜10克。

【用法】水煎服，每天2次，每日1剂。

【功效】补肾通络活血。

【主治】骨性关节炎（肝肾不足、气虚血瘀型）。

【来源】时珍国医国药，2006，17（7）

补肾活血方

【组成】熟地黄15克，当归10克，川芎10克，牛膝10克，鸡血藤15克，补骨脂10克，淫羊藿10克，杜仲10克，续断10克，赤芍10克，当归10克，秦艽10克。

【用法】水煎服，每天2次，每日1剂。

【功效】补肾益精，活血化瘀。

【主治】骨性关节炎（肾虚血瘀型）。

【来源】国际医药卫生导报，2005，11（14）

补肾活血健骨汤

【组成】熟地黄15克，龟甲胶15克，巴戟天10克，骨碎补10克，山茱萸15克，芡实10克，三七粉5克，土鳖虫6克，黄芪15克，当归10克，威灵仙20克，鸡血藤20克。

【用法】水煎服，每天2次，每日1剂。

【功效】补肾填精，活血化瘀，舒筋通络。

【主治】骨性关节炎（肾虚血瘀型）。

【来源】湖南中医杂志，2000，16（1）

骨痹汤

【组成】独活12克，秦艽15克，威灵仙15克，桑寄生12克，五加皮12克，杜仲9克，牛膝9克，当归9克，熟地黄15克，丹参15克，穿山甲12克，淫羊藿15克。

【用法】水煎服，每天2次，每日1剂。

【功效】祛风湿，通经络，止痹痛。

【主治】骨性关节炎（风湿痹阻型）。

【来源】江苏中医药，2002，23（3）

补肾壮骨汤

【组成】骨碎补15克，熟地黄30克，杜仲15克，牛膝15克，穿山甲珠10克，威灵仙15克，细辛5克，黄芪30克，丹参15克，鸡血藤30克，黄精15克，甘草5克。

【用法】水煎服，每天2次，每日1剂。

【功效】滋补肝肾，活血通络。

【主治】骨性关节炎（肝肾亏虚、寒湿痹阻型）。

【来源】四川中医，2005，23（12）

～•﹀• 益肾宣痹汤 •﹀•～

【组成】制川乌（先煎）6克，炙甘草6克，制附片（先煎）12克，狗脊15克，骨碎补15克，独活15克，地龙15克，当归15克，秦艽15克，生地10克，防风10克，川牛膝10克，威灵仙10克，全蝎（研末冲服）3克，蜈蚣（研末冲服）3克。

【用法】水煎服，每天2次，每日1剂。

【功效】温肾通络，除痹止痛。

【主治】骨性关节炎（风湿瘀阻、肾阳不足型）。

【来源】《风湿病中医经验集成》

～•﹀• 祛瘀化痰方 •﹀•～

【组成】川芎15克，鸡血藤15克，丹参10克，红花10克，半夏10克，茯苓10克，陈皮10克，白术10克，牛膝12克，白芥子6克。

【用法】水煎服，每天2次，每日1剂。

【功效】活血化瘀，祛痰利水。

【主治】骨性关节炎（痰瘀痹阻型）。

【来源】《风湿病中医经验集成》

❦· 补肾祛瘀方 ·❧

【组成】熟地黄15克，枸杞子15克，杜仲12克，菟丝子12克，淫羊藿12克，山药12克，红花9克，当归10克，丹参15克，续断12克，桑寄生18克。

【用法】水煎服，每天2次，每日1剂。

【功效】补肾益髓，祛瘀通络。

【主治】骨性关节炎（肾虚血瘀型）。

【来源】河南中医，2002，22（5）

❦· 补肾益肝汤 ·❧

【组成】熟地黄10克，当归10克，白芍10克，牛膝10克，续断10克，菟丝子10克，狗脊10克，杜仲15克，桑寄生15克，红花6克，鸡血藤30克。

【用法】水煎服，每天2次，每日1剂。

【功效】补肾益肝，壮骨强筋，祛风除湿，活血通络。

【主治】骨性关节炎（肝肾亏虚、风湿阻络型）。

【来源】中医正骨，2000，12（9）

❦· 羌独痹痛汤 ·❧

【组成】羌活20克，独活20克，桑寄生12克，秦艽12克，防风12克，细辛3克，茯苓10克，白术10克，地龙10克，桂枝10克，川芎10克，牛膝10克，丹皮10克，威灵仙15克，木瓜15克。

【用法】水煎服，每天2次，每日1剂。

【功效】祛风湿，益肝肾，调气血，止痹痛。

【主治】骨性关节炎（肝肾不足、瘀血阻络型）。

【来源】《风湿病中医经验集成》

❧ 益肾通络汤 ❧

【组成】熟地30克，当归20克，牛膝20克，鸡血藤20克，川芎15克，枸杞子15克，黄芪15克，桑寄生15克，威灵仙15克，地龙10克，独活10克。

【用法】水煎服，每天2次，每日1剂。

【功效】益肾强筋，通络除痹。

【主治】骨性关节炎（肾虚瘀阻型）。

【来源】《风湿病中医经验集成》

❧ 桃红木瓜汤 ❧

【组成】桃仁10克，红花10克，牛膝10克，木瓜10克，苍术10克，白芍10克，甘草10克，威灵仙12克，延胡索12克，独活12克，泽泻15克，车前子15克。

【用法】水煎服，每天2次，每日1剂。

【功效】活血通络，除湿通痹。

【主治】骨性关节炎（风湿瘀阻型）。

【来源】《风湿病中医经验集成》

❧ 养血清润汤 ❧

【组成】当归20克，薏苡仁20克，威灵仙20克，白芍15克，川芎15克，熟地15克，防己15克，秦艽15克，滑石15克，防风10克，苍术10克，黄柏10克，川牛膝10克，栀子10克，忍冬藤30克。

【用法】水煎服，每天2次，每日1剂。

【功效】柔肝养血润筋，清热利湿化浊。

【主治】骨性关节炎（湿热痹阻型）。

【来源】《风湿病中医经验集成》

·二仙四物汤·

【组成】仙茅15克，淫羊藿15克，骨碎补15克，牛膝15克，伸筋草15克，丹参20克，威灵仙20克，木瓜10克，炮穿山甲9克，当归9克，川芎9克。

【用法】水煎服，每天2次，每日1剂。

【功效】舒筋通络，行气止痛，益肾强筋。

【主治】骨性关节炎（肾虚血瘀型）。

【来源】《风湿病中医经验集成》

·寄生血藤汤·

【组成】桑寄生20克，鸡血藤15克，独活10克，秦艽10克，茯苓10克，当归10克，威灵仙10克，川芎10克，防风10克，牛膝10克，杜仲10克。

【用法】水煎服，每天2次，每日1剂。

【功效】祛风散寒除湿，活血通络止痛。

【主治】骨性关节炎（风湿瘀阻型）。

【来源】《风湿病中医经验集成》

·增生消痛汤·

【组成】炮穿山甲9克，皂角刺12克，西红花12克，熟地12克，蒲公英24克，金银花24克，赤芍15克，独活15克，王不留行15克，鹿衔草15克，薏苡仁20克，土鳖虫10克，川牛膝18克，三七粉（冲服）2克。

【用法】水煎服，每天2次，每日1剂。

【**功效**】软坚散结，清热解毒，活血通络。

【**主治**】骨性关节炎（热毒痹阻型）。

【**来源**】《风湿病中医经验集成》

·壮骨化瘀酒·

【**组成**】皂角刺60克，炮穿山甲30克，当归30克，丹参30克，制乳香30克，制没药30克，熟地30克，骨碎补30克，杜仲30克，续断30克，狗脊30克，怀牛膝30克，麻黄15克，制川乌15克，制草乌15克。

【**用法**】上药共研粗末，以1000~1500毫升45度白酒浸泡10天后，纱布过滤。口服，每次5毫升，每日3次。

【**功效**】温经活血，散寒通络。

【**主治**】骨性关节炎（寒湿痹阻型）。

【**来源**】《风湿病中医经验集成》

·消炎止痛散·

【**组成**】黄芪30克，当归10克，红藤10克，乳香10克，没药10克，金银花15克，紫花地丁15克，天花粉9克，赤芍9克，陈皮6克，生甘草6克。

【**用法**】按上方剂量制成散剂。口服，每次15克，每日2次。

【**功效**】补益气血，消炎止痛。

【**主治**】骨性关节炎（气血不足、瘀血阻络型）。

【**来源**】《风湿病中医经验集成》

·活血止痛胶囊·

【**组成**】当归20克，黄芪20克，白术15克，羌活12克，独活

12克，茯苓12克，牛膝12克，薏苡仁10克，制乳香10克，制没药10克，土鳖虫10克，地龙10克，赤芍10克，陈皮10克，甘草6克。

【用法】将上药研制成胶囊，每粒含生药0.5克。口服，每次5粒，每日3次。

【功效】益气活血通经，利水消肿止痛。

【主治】骨性关节炎（瘀水互结型）。

【来源】《风湿病中医经验集成》

❧ 补正续骨丸 ❧

【组成】何首乌25克，枸杞20克，自然铜（煅）40克，续断30克，片姜黄30克，鸡血藤15克，合欢15克，乌贼骨15克，菟丝子15克，鹿茸15克。

【用法】将上药按比例常规制成蜜丸，每丸重9克。口服，每次1丸，每日3次。

【功效】补肾壮骨，强筋通络，活血除痹。

【主治】骨性关节炎（肾虚血瘀型）。

【来源】《风湿病中医经验集成》

❧ 骨痹通药丸 ❧

【组成】熟地220克，白芍260克，鸡血藤260克，肉苁蓉145克，骨碎补145克，鹿衔草145克，淫羊藿145克，威灵仙145克，秦艽145克，杜仲175克，莱菔子85克，桂枝85克，乌药130克，甘草130克。

【用法】将上药按常规制备成水丸。口服，每次6克，每日2次。

【功效】补肾壮骨，强筋通络，祛风除痹。

【主治】骨性关节炎（肝肾不足、风湿阻络型）。

【来源】《风湿病中医经验集成》

·痹痛消肿饮·

【组成】薏苡仁45克，草薢15克，虎杖15克，威灵仙30克，透骨草30克，汉防己30克，川牛膝10克。

【用法】水煎服，每天2次，每日1剂。

【功效】利湿清热，蠲痹活络。

【主治】骨性关节炎（湿热瘀阻型）。

【来源】《风湿病中医经验集成》

·扶阳化湿除痹方·

【组成】生白术20克，苍术15克，淫羊藿15克，薏苡仁30克，制附片（先煎）15克，千年健30克，桑寄生20克，熟地黄20克，怀牛膝20克，细辛6克，制草乌（先煎）10克，制川乌（先煎）10克，桂枝15克，威灵仙15克，木瓜15克，鸡血藤15克，独活12克。

【用法】水煎服，每天2次，每日1剂。

【功效】扶阳化湿，舒筋活络。

【主治】骨性关节炎（寒湿痹阻型）。

【来源】内蒙古中医药，2018，37（4）

·膝痛方·

【组成】白芍30克，生地黄30克，当归15克，鸡血藤30克，川芎10克，牛膝30克，香附15克，乳香10克，土鳖虫10克，桃仁10克，红花10克，甘草10克。

【用法】水煎服，每天2次，每日1剂。

【功效】补肝养血，活血通瘀。

【主治】骨性关节炎（肝血不足型）。

【来源】甘肃中医，2001，14（1）

温肾宣痹汤

【组成】明天麻10克，制狗脊10克，淡附片（先煎）10克，北细辛6克，桂枝10克，广木香10克，泽泻10克，白茯苓12克，生薏苡仁15克，炒白术10克，生甘草10克。

【用法】水煎服，每天2次，每日1剂。

【功效】温经通阳，除痹止痛。

【主治】骨性关节炎（肾阳素虚、风寒痹着型）。

【来源】辽宁中医杂志，2006，33（6）

手部骨痹方

【组成】黄芪30克，桂枝15克，制川乌（先煎）10克，石楠藤15克，桑枝30克，白芥子12克，鸡血藤15克，川芎12克，当归15克，皂角刺10克。

【用法】水煎服，每天2次，每日1剂。

【功效】温阳散寒，化痰逐瘀，通络止痛。

【主治】手部骨痹（痰瘀痹阻型）。

【来源】广西中医药，1998，21（3）

健膝汤

【组成】鹿衔草20克，伸筋草20克，透骨草20克，威灵仙20克，老鹳草20克，骨碎补12克，牛膝15克，木瓜15克，鸡血藤

30克，路路通10克。

【用法】水煎服，每天2次，每日1剂。

【功效】固本祛邪，舒筋止痛。

【主治】骨性关节炎（肝肾不足、瘀血阻络型）。

【来源】《风湿病中医经验集成》

～・ 蠲水汤 ・～

【组成】白花蛇舌草30克，土茯苓30克，泽泻30克，黄柏15克，赤芍15克，夏枯草15克，车前草20克，透骨草20克，刘寄奴12克，王不留行12克，全蝎（研末冲服）9克。

【用法】水煎服，每天2次，每日1剂。连服6天，停药1天。

【功效】清热解毒，祛痰调水。

【主治】骨性关节炎（热毒痰水互结型）。

【来源】《风湿病中医经验集成》

～・ 骨炎灵汤 ・～

【组成】当归6克，地龙6克，炮穿山甲6克，丹参15克，生地15克，牛膝15克，杜仲12克，络石藤12克，土茯苓30克。

【用法】水煎服，每天2次，每日1剂。

【功效】补益肝肾，祛风除湿，通络止痛。

【主治】骨性关节炎（肝肾不足、风湿痹阻型）。

【来源】《风湿病中医经验集成》

～・ 通络寄生汤 ・～

【组成】独活9克，防风9克，怀牛膝9克，秦艽9克，当归9克，白芍9克，杜仲9克，桑寄生10克，细辛4克，川芎6克，桂心3克，炙甘草5克。

【用法】水煎服，每天2次，每日1剂。

【功效】活血祛风，除痹通络。

【主治】骨性关节炎（风湿痹着、瘀血阻络型）。

【来源】《风湿病中医经验集成》

益气通络汤

【组成】黄芪30克，鸡血藤30克，独活9克，当归9克，川芎9克，桑寄生15克，牛膝15克，骨碎补15克，白芍15克，茯苓15克，秦艽15克，熟地12克，细辛3克，甘草6克。

【用法】水煎服，每天2次，每日1剂。

【功效】益气活血，壮骨通筋。

【主治】骨性关节炎（气虚血瘀型）。

【来源】《风湿病中医经验集成》

黄芪乌龙汤

【组成】黄芪30克，乌梢蛇15克，威灵仙15克，杜仲15克，桑寄生15克，延胡索15克，补骨脂15克，田七12克，当归12克，鹿角霜10克，地龙10克，甘草10克。

【用法】水煎服，每天2次，每日1剂。

【功效】益气补肾，活血通络，除寒止痛。

【主治】骨性关节炎（肾虚血瘀型）。

【来源】《风湿病中医经验集成》

补肾健膝汤

【组成】鹿角胶10克，甘草10克，枸杞15克，杜仲15克，续断15克，熟地15克，牛膝15克，骨碎补20克，当归12克，鸡血藤30克，桑寄生30克。

【用法】水煎服，每天2次，每日1剂。

【功效】补肾强筋，通络除痹。

【主治】骨性关节炎（肾虚血瘀型）。

【来源】《风湿病中医经验集成》

·补肝汤·

【组成】熟地黄20克，木瓜20克，白芍40克，鸡血藤30克，桑寄生30克，麦冬15克，枸杞子15克，丹参15克，川断12克，牛膝12克，川芎9克，当归9克。

【用法】水煎服，每天2次，每日1剂。

【功效】补益肝肾，滋养筋骨。

【主治】骨性膝关节炎（肝肾不足型）。

【来源】广西中医药，1995，18（2）

·土鳖虫杜仲汤·

【组成】炙土鳖虫9克，蕲蛇肉9克，生甘草9克，白蒺藜15克，骨碎补15克，厚杜仲30克，红梅梢30克，生薏苡仁30克，生黄芪12克。

【用法】水煎服，每天2次，每日1剂。

【功效】活血逐瘀，除痹通络，补肾壮骨。

【主治】骨性关节炎（肾虚血瘀型）。

【来源】《风湿病中医经验集成》

·附补寄生汤·

【组成】炙附子10克，补骨脂15克，炮穿山甲15克，狗脊15

克，五加皮15克，路路通15克，白术15克，甘草15克，桑寄生20克，党参20克，鸡血藤30克。

【用法】水煎服，每天2次，每日1剂。

【功效】温肾祛寒，养血荣筋，祛瘀通络，散风化湿。

【主治】骨性关节炎（肾阳不足、风湿瘀阻型）。

【来源】《风湿病中医经验集成》

❦ · 杜仲狗脊汤 · ❧

【组成】杜仲10克，熟地10克，骨碎补10克，白芍10克，狗脊10克，香加皮10克，木瓜10克，秦艽10克，牛膝10克，姜黄10克，甘草6克。

【用法】水煎服，每天2次，每日1剂。

【功效】补肾壮骨，活血通络。

【主治】骨性关节炎（肾虚血瘀型）。

【来源】《风湿病中医经验集成》

❦ · 通络强筋汤 · ❧

【组成】熟地黄15克，杜仲15克，桑寄生15克，茯苓12克，当归12克，党参12克，白芍20克，狗脊20克，牛膝20克，防风6克，独活6克，川芎6克，甘草6克，鹿角胶（烊化）6克，细辛3克，威灵仙18克，淫羊藿18克。

【用法】水煎服，每天2次，每日1剂。

【功效】补益肝肾，祛风通络。

【主治】骨性关节炎（肝肾不足、风湿痹阻型）。

【来源】《风湿病中医经验集成》

·乳没寄生汤·

【组成】当归15克，川断15克，杜仲15克，羌活15克，炒乳香15克，炒没药15克，蜈蚣2条，细辛6克，甘草6克，熟地20克，桑寄生30克，乌梢蛇12克，丹参12克，川牛膝12克，制附子12（先煎）克。

【用法】水煎服，每天2次，每日1剂。

【功效】益肾壮骨，活血化瘀，祛风通络。

【主治】骨性关节炎（肾虚血瘀型）。

【来源】《风湿病中医经验集成》

·痹痛消肿饮·

【组成】薏苡仁45克，萆薢15克，虎杖15克，威灵仙30克，透骨草30克，汉防己30克，川牛膝10克。

【用法】水煎服，每天2次，每日1剂。

【功效】利湿清热，蠲痹活络。

【主治】骨性关节炎（湿热痹阻型）。

【来源】《风湿病中医经验集成》

·软骨丹·

【组成】熟地40克，鹿角胶40克，龟甲40克，当归30克，川芎30克，红花30克，麻黄30克，桂枝30克，防风30克，炙马钱子10克，蜈蚣10克，土鳖虫10克，炙川乌（先煎）5克，炙草乌（先煎）5克。

【用法】上药研为细末，调和均匀，炼蜜为丸，每丸重9克。每日早、晚各服1丸。

【功效】补肝肾，壮筋骨，活血散结，祛寒止痛。

【主治】骨性关节炎（肝肾不足、风寒瘀阻型）。

【来源】《风湿病中医经验集成》

·骨金丹·

【组成】炙马钱子3克，田三七3克，赤芍10克，郁金10克，延胡索5克，木香5克，没药5克，乳香5克，红花5克，血竭5克，怀牛膝5克，桂枝5克，秦艽20克，独活20克。

【用法】上药共研细末，炼蜜为丸，每丸重10克。每日早、晚各服1丸。

【功效】活血化瘀，舒筋通络。

【主治】骨性关节炎（瘀阻经络型）。

【来源】《风湿病中医经验集成》

·王寿生经验方·

【组成】净麻黄9克，熟附块（先煎）9克，透骨草9克，僵蚕9克，川牛膝9克，桂枝6克，生地12克，威灵仙12克，细辛4.5克，六轴子3克。

【用法】水煎服，每天2次，每日1剂。

【功效】温经散寒，祛风通络。

【主治】骨性关节炎（风寒痹阻型）。

【来源】《风湿病》

·骨痹散·

【组成】炙附片（先煎）12克，补骨脂15克，桑寄生20克，狗脊15克，穿山龙20克，车前子20克，路路通15克，党参20克，白术15克，甘草10克，土鳖虫15克，红花15克。

【用法】上药共研细末，过100目筛，贮瓶备用。口服，每次6克，每日2~3次。

【功效】温肾健脾，化湿散风，祛瘀通络。

【主治】骨性关节炎（脾肾不足、风湿瘀阻型）。

【来源】《常见病中成药证治妙方》

· 董振华经验方 ·

【组成】白芍50克，炙甘草15克，生薏苡仁30克，黑附片（先煎）10克，木瓜10克，牛膝10克，威灵仙15克。

【用法】水煎服，每天2次，每日1剂。

【功效】祛风除湿，养血通痹。

【主治】骨性关节炎（风湿痹阻型）。

【来源】《董振华临床验案选辑》

· 涂杨茂经验方1 ·

【组成】当归9克，川芎12克，川牛膝12克，地龙9克，苏木9克，赤芍9克，红花9克，延胡索（醋制）9克，郁金9克，枳壳9克，桃仁10克。

【用法】水煎服，每天2次，每日1剂。

【功效】活血化瘀，行气止痛。

【主治】骨性关节炎（气滞血瘀型）。

【来源】《中西医结合治疗常见风湿病》

· 涂杨茂经验方2 ·

【组成】独活12克，桑寄生12克，秦艽9克，防风9克，细辛3克，川牛膝12克，当归12克，白芍10克，桂枝9克，茯苓12克，薏苡仁30克，杜仲10克。

【用法】水煎服，每天2次，每日1剂。

【功效】散寒除湿，温经通络。

【主治】骨性关节炎（风寒湿痹型）。

【来源】《中西医结合治疗常见风湿病》

❧· 涂杨茂经验方3 ·❧

【组成】杜仲9克，枸杞子9克，熟地黄12克，山药10克，牛膝12克，山茱萸9克，酒续断9克，茯苓12克，狗脊9克，淫羊藿9克，泽泻12克，菟丝子10克。

【用法】水煎服，每天2次，每日1剂。

【功效】补益肝肾，强壮筋骨。

【主治】骨性关节炎（肝肾亏虚型）。

【来源】《中西医结合治疗常见风湿病》

❧· 益肾健骨汤 ·❧

【组成】桑寄生12克，续断12克，牛膝12克，熟地黄10克，骨碎补10克，补骨脂10克，龙骨15克，伸筋草15克，木瓜5克，血竭5克。

【用法】水煎服，每天2次，每日1剂。

【功效】补肾壮骨，舒筋活络。

【主治】骨性关节炎（肝肾亏虚型）。

【来源】《中西医结合治疗常见风湿病》

❧· 通痹丸 ·❧

【组成】桂枝30克，当归60克，红花20克，山茱萸90克，白芷13克，细辛15克，羌活30克，独活30克，桑寄生60克，广木香30克，补骨脂30克，骨碎补30克，络石藤60克，陈皮30克，牛膝30克，威灵仙30克，炙乳香15克，没药15克，片姜黄30克，六曲30克，参三七15克。

【用法】上药共研细末，用鸡血藤150克、鹿衔草150克，二味煎汤泛丸，丸如梧桐子大。每日18克，早、晚分服。

【功效】祛风除湿，活血通络。

【主治】关节炎并劳损（风湿瘀阻型）。

【来源】《名中医治病绝招续集》

·৩· 乳没赤丹汤 ·ৎ·

【组成】乳香10克，没药10克，赤芍10克，丹参10克，独活10克，秦艽10克，当归身10克，黄芪10克，甘草6克，茯苓20克，生薏苡仁40克，牛膝12克，延胡索12克，白术10克，川芎10克，木瓜10克。

【用法】水煎服，每天2次，每日1剂。

【功效】活血化瘀，渗湿利水。

【主治】松毛虫骨关节病（湿瘀互结型）。

【来源】中国医药学报，2000，15（1）

·৩· 寄生汤 ·ৎ·

【组成】桑寄生20克，鸡血藤20克，黄芪20克，白芍15克，虎杖15克，银花藤15克，威灵仙15克，当归15克，络石藤15克，川芎10克，田七10克，姜黄10克，怀牛膝10克，三桠苦30克，甘草6克，细辛5克，独活5克。

【用法】水煎服，每天2次，每日1剂。

【功效】舒筋活血，祛风止痛清热。

【主治】骨性关节炎（风湿瘀阻化热型）。

【来源】湖南中医杂志，1999，15（1）

❧ 祛风除湿活络镇痛汤 ❧

【组成】制川乌（先煎）10克，制草乌（先煎）10克，全蝎（酒洗）3克，地龙干15克，黑稽豆30克，乌梢蛇10克，蜂房10克，麝香0.3克。

【用法】水煎服，每天2次，每日1剂。

【功效】祛风除湿，活络镇痛。

【主治】膝关节炎（风寒湿型）。

【来源】福建中医药，2000，31（2）

❧ 附片狗脊细辛汤 ❧

【组成】淡附片（先煎）10克，狗脊10克，山萸肉10克，明天麻10克，炒白术10克，木香10克，泽泻10克，北细辛6克，白茯苓12克，生薏苡仁15克，生甘草10克。

【用法】水煎服，每天2次，每日1剂。

【功效】温肾养肝，强筋壮骨，祛寒除湿。

【主治】膝关节骨性关节炎（寒湿痹阻型）。

【来源】中国中医风湿病学杂志，2000，3（1）

❧ 雷公二藤汤 ❧

【组成】雷公藤10克，鸡血藤10克，制南星10克，地龙10克，羌活10克，淫羊藿10克，炒白术10克，当归10克，丹参10克，生甘草10克，白茯苓12克，生薏苡仁15克。

【用法】水煎服，每天2次，每日1剂。

【功效】化痰利湿，温经通络。

【主治】膝关节骨性关节炎（痰瘀痹阻型）。

【来源】中国中医风湿病学杂志，2000，3（1）

❧ · 补肾壮骨方 · ❧

【组成】熟地15克，山茱萸15克，山药15克，茯苓15克，牛膝15克，赤芍15克，当归15克，黄芪15克，牡丹皮10克，泽泻30克。

【用法】水煎服，每天2次，每日1剂。

【功效】活血化瘀，补肾壮骨。

【主治】膝骨关节炎（肾虚血瘀型）。

【来源】新中医，1999，31（3）

❧ · 地黄饮子加减方 · ❧

【组成】山萸肉12克，熟地10克，石斛12克，麦冬12克，五味子12克，石菖蒲12克，远志10克，茯苓15克，肉桂5克，附子（先煎）8克，肉苁蓉12克，巴戟天10克，白芍30克，苏木15克。

【用法】水煎服，每天2次，每日1剂。

【功效】双补阴阳，安神定志。

【主治】骨关节炎（肾阴阳俱虚型）

【来源】中医杂志，1997，38（9）

❧ · 骨质增生汤 · ❧

【组成】白芍30克，木瓜15克，当归15克，威灵仙15克，甘草6克，五加皮6克。

【用法】水煎服，每天2次，每日1剂。

【功效】养血祛风。

【主治】骨关节炎（血虚风阻型）。

【来源】《中西医结合专科病诊疗大系·风湿病学》

ᨊ· 活络通痹汤 ·ᨊ

【组成】黄芪30克，丹参30克，桑寄生30克，独活15克，川续断15克，制川乌（先煎）15克，制草乌（先煎）15克，熟地15克，细辛5克，牛膝10克，地龙10克，乌药10克，炙甘草10克，土鳖虫6克。

【用法】水煎服，每天2次，每日1剂。药渣用纱布包后趁热敷于患处。

【功效】补益气血，祛寒除湿。

【主治】骨关节炎（气血亏虚、寒湿阻络型）。

【来源】《中西医结合专科病诊疗大系·风湿病学》

ᨊ· 活血补肾通络汤 ·ᨊ

【组成】全当归20克，生白芍20~30克，炙甘草10克，红花10克，桃仁10克，丹参15~30克，萸肉15克，补骨脂15克，杜仲15克，全蝎6克，大蜈蚣2条，延胡15克，乌药15克，制川乌（先煎）6克。

【用法】水煎服，每天2次，每日1剂。

【功效】补肾活血，通络止痛。

【主治】脊柱骨质增生综合征（肾虚血瘀型）。

【来源】上海中医药杂志，1996（3）

ᨊ· 当归蛇蝎散 ·ᨊ

【组成】当归120克，蕲蛇80克，血竭70克，黄芪140克，威灵仙120克，土鳖虫70克，防风70克，怀牛膝100克，杜仲100克，独活100克，鸡血藤80克。

【用法】上药洗净，晒干共研细末，过40目筛。每次5克，每天3次，温开水送服。

【功效】搜风通络，补肝肾，强筋骨，祛风止痛。

【主治】腰椎骨质增生（肝肾不足、风邪阻络型）。

【来源】四川中医，2004，22（6）

骨质增生丸1

【组成】熟地150克，巴戟天150克，淫羊藿150克，乳香50克，没药50克，川断120克，鸡血藤120克，桃仁90克，茜草90克，川牛膝60克，秦艽200克。

【用法】上药共研极细末，炼蜜为丸，每丸9克。每日3次，每次1丸，温开水送服。

【功效】镇痛消肿散瘀。

【主治】骨质增生症（瘀血痹阻型）。

【来源】四川中医，1987（8）

骨质增生丸2

【组成】熟地黄300克，鹿衔草200克，骨碎补200克，肉苁蓉200克，淫羊藿200克，鸡血藤200克，莱菔子100克。

【用法】将鹿衔草、骨碎补、淫羊藿、鸡血藤、莱菔子水煎煮，滤液浓缩成流浸膏，加适量蜂蜜调和，再加干燥研末的熟地黄、肉苁蓉，调匀制丸，每丸重2.5克。每次2丸，每日3次。

【功效】补肾强筋健骨，活血利气止痛。

【主治】骨性关节炎。

【来源】《中国中医骨伤科百家方技精华》

❦ · 膝痹汤 · ❧

【组成】五指毛桃30克，海风藤30克，金牛根30克，半枫荷根20克，徐长卿15克，防风12克。

【用法】水煎服，每天2次，每日1剂。

【功效】补益肝肾，活血益气，祛风除湿。

【主治】膝关节退行性关节炎（肝肾不足、风湿瘀阻型）。

【来源】河南中医，2015，35（8）

❦ · 膝宁方 · ❧

【组成】淡附片（先煎）10克，制狗脊10克，丹参20克，山萸肉10克，当归15克，桂枝10克，巴戟天10克，生薏苡仁15克，制首乌15克，炒白术10克，川牛膝10克，鸡血藤15克，生甘草10克。

【用法】水煎服，每天2次，每日1剂。

【功效】滋补肝肾，活血通经，祛风除湿。

【主治】膝关节骨性关节炎（肝肾不足、风湿瘀阻型）。

【来源】湖南中医，2009，15（6）

❦ · 祛瘀通络消骨散 · ❧

【组成】制马钱子15克，熟狗脊100克，淫羊藿100克，䗪虫50克，蚂蚁50克，牛膝40克，白花蛇2条，全蝎30克，丝瓜络30克。

【用法】将上药晒干，研极细末过筛，装瓶备用。每次8克，每天3次，白开水送服。每剂为1个疗程，约服15天。

【功效】补益肝肾，活血通络。

【主治】骨质增生（肝肾不足、瘀血阻络型）。

【来源】四川中医，1997，15（8）

❧ · 补肾活血壮筋汤 · ❧

【组成】补骨脂15克，川续断15克，桑寄生30克，牛膝20克，杜仲15克，桃仁10克，红花10克，土鳖虫12克，地龙12克，独活30克，秦艽15克，白芍30克，甘草6克。

【用法】水煎服，每天2次，每日1剂。

【功效】补益肝肾，养血活血，祛风除湿，通络止痛。

【主治】膝关节骨性关节炎（肝肾不足、风湿瘀阻型）。

【来源】中国民间疗法，2015，23（7）

❧ · 栾斌良经验方 · ❧

【组成】黄芪50克，党参20克，当归10克，桃仁10克，地龙10克，薏苡仁25克，防己10克，巴戟天10克，牛膝15克，防风10克。

【用法】每天1剂，每日3次。

【功效】补气活血，利湿通络。

【主治】膝关节骨性关节炎（气虚血瘀湿阻型）。

【来源】中国民间疗法，2015，23（7）

❧ · 鲁仲林自拟骨痹汤 · ❧

【组成】熟地黄15克，龟甲（先煎）30克，肉苁蓉15克，骨碎补15克，淫羊藿15克，杜仲15克，川牛膝15克，鸡血藤9克，土鳖虫10克，穿山甲6克，甘草6克。

【用法】水煎服，每天2次，每日1剂。

【功效】补肾活血止痛。

【主治】膝关节骨性关节炎（肾虚血瘀型）。

【来源】中国中医骨伤科杂志，2006，14（4）

ᴥ·鹿衔草乌梅汤·ᴥ

【组成】鹿衔草20克，乌梅10克，白芍20克，威灵仙12克，赤芍10克，骨碎补10克，鸡血藤15克，甘草5克。

【用法】水煎服，每天2次，每日1剂。

【功效】活血化瘀，舒筋通络。

【主治】骨质增生（瘀血痹阻型）。

【来源】《中医经典验方大全》

ᴥ·白花蛇当归散·ᴥ

【组成】白花蛇4条，威灵仙72克，当归36克，䗪虫36克，血竭36克，透骨草36克，防风36克。

【用法】共碾细末，过筛。每次3克，每日2次。

【功效】舒筋活络，活血止痛。

【主治】骨质增生（瘀血痹阻型）。

【来源】《中医经典验方大全》

ᴥ·灵仙木瓜汤·ᴥ

【组成】威灵仙15克，木瓜12克，白术12克，川断12克，当归12克，羌活9克，香附9克，桂枝9克，牛膝9克，干姜6克，三七粉（冲服）5克。

【用法】水煎服，每天2次，每日1剂。

【功效】祛风散寒，活血止痛。

【主治】腰椎骨质增生（风寒瘀阻型）。

【来源】《中医经典验方大全》

ᴥ·熟地龟甲丸·ᴥ

【组成】熟地黄40克，鹿角胶（烊化）40克，龟甲（先煎）40

克，当归30克，川芎30克，红花30克，麻黄30克，桂枝30克，防风30克，炙马钱子10克，蜈蚣10克，䗪虫10克，炙川乌5克，炙草乌5克。

【用法】上药炮制后研为细末，调匀炼蜜为丸，每丸重9克。每日早、晚各服1丸。

【功效】补益肝肾，祛风通络。

【主治】骨质增生症（肝肾不足型）。

【来源】《中医经典验方大全》

❧· 白芍海桐皮汤 ·❧

【组成】白芍30~40克，海桐皮30~40克，秦艽20~30克，威灵仙20~30克，木瓜20~30克，独活10~15克，川续断10~15克，巴戟天10~15克，狗脊10~15克，骨碎补10~15克，全当归10~15克，地龙10~15克，延胡索10~15克，生甘草10~15克。

【用法】水煎服，每天2次，每日1剂。

【功效】散寒除湿，通络止痛。

【主治】腰椎骨质增生（寒湿瘀阻型）。

【来源】《中医经典验方大全》

❧· 当归丹参汤 ·❧

【组成】全当归30克，丹参30克，白芍50克，杜仲15克，川续断15克，狗脊15克，淫羊藿15克，肉苁蓉15克，木瓜15克，鹿衔草10克，红花10克，桃仁10克，莱菔子10克，桂枝10克，生甘草10克。

【用法】水煎服，每天2次，每日1剂。

【功效】补益肝肾，活血通络。

【主治】腰椎骨质增生（肝肾不足型）。

【来源】《中医经典验方大全》

❧ · 当归川断汤 · ❧

【组成】当归15克，川断15克，杜仲15克，羌活15克，炒乳香15克，炒没药15克，蜈蚣2条，细辛6克，甘草6克，熟地黄12克，桑寄生30克，乌梢蛇12克，丹参12克，牛膝12克。

【用法】水煎服，每天2次，每日1剂。

【功效】补肾温阳，祛风散寒，化瘀通络。

【主治】腰椎骨质增生（肾阳不足、风寒瘀阻型）。

【来源】《中医经典验方大全》

❧ · 鲁贤昌经验方1 · ❧

【组成】桃仁10克，红花10克，川芎10克，陈皮10克，当归12克，穿山甲（先煎）12克，生米仁30克，丹参30克，杭白芍15克，生地15克，熟地15克，川牛膝15克，怀牛膝15克，威灵仙15克，党参15克，茯苓15克，三七粉（分次吞服）3克，生甘草6克。

【用法】水煎服，每天2次，每日1剂。

【功效】活血化瘀，通络止痛。

【主治】骨性关节炎（瘀血痹阻型）。

【来源】《浙江中医临床名家·鲁贤昌》

❧ · 鲁贤昌经验方2 · ❧

【组成】党参15克，茯苓15克，焦白术15克，绞股蓝15克，熟地15克，杭白芍15克，制首乌15克，续断15克，骨碎补15克，补骨脂15克，菟丝子15克，桑寄生15克，羌活10克，独活10克，桃仁10克，红花10克，当归10克，川芎10克，陈皮10克，炙甘草6克。

【用法】水煎服，每天2次，每日1剂。

【功效】补益肝肾，强壮筋骨。

【主治】骨性关节炎（肝肾亏虚型）。

【来源】《浙江中医临床名家·鲁贤昌》

·❀· 鲁贤昌经验方3 ·❀·

【组成】桂枝6克，细辛6克，川乌（先煎）6克，麻黄6克，生甘草6克，独活10克，威灵仙10克，土茯苓10克，桃仁10克，红花10克，陈皮10克，茯苓15克，芍药15克，黄芪15克，生米仁15克，川牛膝15克，红枣10枚。

【用法】水煎服，每天2次，每日1剂。

【功效】祛风散寒，除湿止痛。

【主治】骨性关节炎（风寒湿痹型）。

【来源】《浙江中医临床名家·鲁贤昌》

·❀· 活筋汤 ·❀·

【组成】白芍30克，木瓜15克，威灵仙15克，当归15克，甘草6克，五加皮6克。

【功效】祛风散寒，通络止痛，益肝肾，强筋骨。

【主治】退行性骨关节病（肝肾不足、风寒痹阻型）。

【来源】《骨质增生效验方》

·❀· 升降定痛汤 ·❀·

【组成】黄芪30克，怀牛膝30克，丹参30克，自然铜（先煎）30克，茯苓10克，白术10克，杜仲10克，桃仁10克，红花10克，升麻10克，桑寄生15克，鸡血藤15克，续断15克，补骨脂12克，甘草6克，大枣3枚。

【用法】水煎服，每天2次，每日1剂。

【功效】健脾补肾，活血化瘀，通络止痛。

【主治】腰椎骨质增生症（脾肾两虚、瘀血痹阻型）。

【来源】《骨质增生效验方》

·颈椎中药方·

【组成】桂枝12克，白芍30克，木瓜10克，鸡血藤20克，威灵仙20克，狗脊15克，骨碎补12克。

【用法】水煎服，每天2次，每日1剂。

【功效】补肝益肾，活络通经止痛。

【主治】颈椎骨质增生症（肝肾不足型）。

【来源】《骨质增生效验方》

·温肾宣痹汤·

【组成】附子（先煎）10克，山茱萸10克，天麻10克，桂枝10克，制狗脊10克，炒白术10克，木香10克，泽泻10克，生甘草10克，细辛6克，茯苓12克，薏苡仁15克。

【用法】水煎服，每天2次，每日1剂。

【功效】温肾养肝强筋骨，驱寒除湿止痹痛。

【主治】膝关节骨关节炎（寒湿痹阻型）。

【来源】《中西医结合治疗膝关节骨关节炎》

·二藤汤·

【组成】天南星12克，白茯苓10克，雷公藤10克，鸡血藤10

克，地龙10克，羌活10克，淫羊藿10克，炒白术10克，当归10克，丹参10克，生甘草10克，生薏苡仁15克。

【用法】水煎服，每天2次，每日1剂。

【功效】化痰利湿，温经通络。

【主治】膝关节骨关节炎（痰瘀互结型）。

【来源】《中西医结合治疗膝关节骨关节炎》

·附子熟地天冬汤·

【组成】熟地黄10克，天门冬10克，炮附子（先煎）6克，菟丝子15克，肉桂5克，杜仲10克，牛膝10克，独活10克。

【用法】水煎服，每天2次，每日1剂。

【功效】温阳散寒，补肾通络。

【主治】骨性关节炎（肾虚血瘀型）。

【来源】《痹证防治》

·神效左经丸·

【组成】苍术120克，草乌120克，葱白120克，干姜120克，狗脊60克，藁本60克，白芷60克，补骨脂60克，川芎60克，小茴香60克，炮穿山甲60克，牛膝60克，川乌30克，木瓜30克，白附子30克，虎胫骨30克，乳香30克，没药30克。

【用法】上药研末酒糊为丸。每次6克，空腹酒送下，每日2次。亦可作汤剂，用量按原方比例酌减。

【功效】温阳散寒，通络止痛。

【主治】骨性关节炎（寒湿型）。

【来源】《痹证通论》

❧ · 余勇经验方 · ❧

【组成】怀牛膝15克，木瓜12克，丹参30克，威灵仙15克，白芍30克，当归25克，熟地25克，细辛3克，肉桂10克，苍术12克，白芥子12克，杜仲12克，补骨脂12克，独活15克，寄生15克，秦艽15克，甘草6克。

【用法】水煎服，每天3次，每日1剂。

【功效】补益肝肾，祛湿化瘀。

【主治】膝关节增生性关节炎（肝肾不足、寒湿瘀阻型）。

【来源】中国民族民间医药，2010（18）

❧ · 金乌灵木煎 · ❧

【组成】金毛狗脊20克，乌梢蛇15克，威灵仙20克，木瓜15克，补骨脂15克，淫羊藿10克，姜黄10克，党参20克，怀牛膝20克，葛根10克，

【用法】水煎服，每日1剂，每天3次。

【功效】滋补肝肾，祛风除湿，活血通络。

【主治】膝关节增生性关节炎（肝肾不足、风湿瘀阻型）。

【来源】山东医药，2009，49（31）

❧ · 腰腿复元汤 · ❧

【组成】生黄芪30克，当归10克，山药10克，怀牛膝10克，生地15克，鹿衔草15克，骨碎补15克，补骨脂15克，菟丝子15克，炙鸡内金15克，红花3克，生甘草3克，大蜈蚣1条，佛手片6克，枸杞子6克。

【用法】水煎服，每天2次，每日1剂。

【功效】益气养血，滋补肝肾，活血通络。

【主治】腰椎增生性关节炎（肝肾不足、瘀血阻络型）。

【来源】实用中医药杂志，2005，21（5）

❧ 壮骨活血汤 ❧

【组成】白芍30克，熟地15克，五加皮15克，川断15克，骨碎补15克，红花15克，当归15克，防风15克，丹参20克，伸筋草20克，川芎10克，木瓜10克，甘草3克。

【用法】水煎服，每天2次，每日1剂。

【功效】补益肝肾，祛风除湿，舒筋活络。

【主治】膝关节增生性关节炎（肝肾不足、风湿瘀阻型）。

【来源】中国中医急症，2002，11（6）

❧ 壮骨通痹饮 ❧

【组成】首乌30克，杜仲15克，骨碎补15克，炙龟甲（先煎）30克，菟丝子15克，鹿茸15克，豨莶草12克，牛膝15克，秦艽12克，田七6克。

【用法】水煎服，每天2次，每日1剂。

【功效】养肝益肾，祛瘀通络。

【主治】增生性关节炎（肝肾不足、瘀血阻络型）。

【来源】中国骨伤，1996，9（3）

❧ 壮骨蠲痹汤 ❧

【组成】熟地黄15克，肉苁蓉10克，骨碎补15克，淫羊藿15克，当归10克，白芍20克，黄芪15克，甘草6克，牛膝10克，三七粉（冲服）6克。

【用法】水煎服，每天2次，每日1剂。

【功效】调补肝肾，和营养血。

【主治】骨关节炎（肝血不足、肾阳亏虚型）。

【来源】《风湿病中医特色治疗》

⚬ · 骨刺肿痛汤 · ⚬

【组成】白芥子10克，制南星10克，制半夏10克，桃仁10克，红花10克，木香10克，生大黄（后下）3克。

【用法】水煎服，每天2次，每日1剂。

【功效】化痰祛瘀。

【主治】膝增生性关节炎（痰瘀痹阻型）。

【来源】江苏中医药，2005，26（10）

⚬ · 金兑炫经验方 · ⚬

【组成】制半夏10~20克，制南星20~30克，透骨草10克，伸筋草10克，独活10克，防己10克，生薏苡仁15克，土鳖虫10克，虎杖10克，甘草5克。

【用法】水煎服，每天2次，每日1剂。

【功效】化痰祛瘀，利水消肿，舒筋通络止痛。

【主治】膝关节增生性关节炎（痰瘀痹阻型）。

【来源】南京中医药大学学报，2003，19（2）

⚬ · 骨质灵 · ⚬

【组成】鹿衔草20克，骨碎补10克，威灵仙12克，乌梅10克，赤芍10克，白芍20克，鸡血藤15克，甘草5克。

【用法】水煎服，每天2次，每日1剂。

【功效】补肾滋肝，活血止痛。

【主治】增生性关节炎（肝肾不足、瘀血痹阻型）。

【来源】辽宁中医杂志，1995，22（2）

· 补肾活血方 ·

【组成】生黄芪30克，葛根18克，淫羊藿15克，女贞子15克，菟丝子15克，威灵仙15克，柴胡12克，连翘12克，牛膝10克，丹参10克，杜仲9克，续断9克。

【用法】水煎服，每天2次，每日1剂。

【功效】补肾活血。

【主治】膝关节退行性骨关节炎（肾虚血瘀型）。

【来源】陕西中医，2006，27（8）

· 壮膝祛湿汤 ·

【组成】生黄芪20克，炙甘草20克，防己15克，五加皮15克，羌活15克，海桐皮12克，白鲜皮12克，茯苓12克，老鹳草12克，赤芍12克，当归12克，红花12克，牛膝12克，制乳香10克，炙土鳖虫9克。

【用法】水煎服，每天2次，每日1剂。

【功效】补益肝肾，祛风除湿，活血通络。

【主治】膝关节骨性关节炎（肝肾不足、风湿瘀阻型）。

【来源】心理月刊，2019，14（23）

· 补肾化瘀汤 ·

【组成】熟地黄30克，桑寄生30克，续断15克，杜仲15克，山茱萸10克，鸡血藤30克，独活15克，威灵仙15克，地龙15克，土鳖虫15克，老鹳草10克，牛膝10克。

【用法】水煎服，每天2次，每日1剂。

【功效】补肾益髓，通络止痹。

【主治】骨关节炎（肾虚血瘀型）。

【来源】浙江中医学院学报，2005，29（1）

逐痹通瘀汤

【组成】薏苡仁30克，鸡血藤30克，牛膝15克，白芍15克，杜仲15克，当归15克，炙甘草6克，细辛3克。

【用法】水煎服，每天2次，每日1剂。

【功效】补肝益肾健脾，祛风止痛，逐瘀通经。

【主治】膝关节骨性关节炎（肝肾不足、风瘀痹阻型）。

【来源】实用中医药杂志，2018，34（12）

活血生骨汤

【组成】牛膝20克，桃仁15克，当归15克，红花10克，威灵仙10克，川芎10克，鸡血藤10克，骨碎补10克，川续断10克。

【用法】水煎服，每天2次，每日1剂。

【功效】补肾强骨，活血化瘀，通络止痛。

【主治】膝关节骨性关节炎（肾虚血瘀型）。

【来源】光明中医，2018，33（23）

李小华经验方

【组成】杜仲15克，蜈蚣3克，制草乌6克，全蝎3克，川牛膝12克，独活12克，当归12克，骨碎补12克，制川乌（先煎）6克，桑寄生15克，威灵仙12克，狗脊15克。

【用法】水煎服，每天2次，每日1剂。

【功效】通络止痛，养血和营，宣痹散寒，补养肝肾。

【主治】膝关节骨性关节炎（肝肾不足、寒瘀痹阻型）。

【来源】中国民族民间医药，2014（21）

⟿ · 麻桂温经汤 · ⟾

【组成】麻黄8克，桂枝12克，桃仁12克，红花10克，细辛9克，白芍20克，当归20克，牛膝15克，黄芪30~50克，甘草6克。

【用法】水煎服，每天2次，每日1剂。

【功效】温经散寒，通络祛瘀。

【主治】增生性膝关节炎（寒瘀痹阻型）。

【来源】陕西中医，2000，21（7）

⟿ · 陈广祯经验方 · ⟾

【组成】当归15克，川芎15克，红花15克，丹参12克，苍术15克，白术15克，茯苓15克，半夏15克，陈皮12克，防己12克，牛膝12克，白芥子12克。

【用法】水煎服，每天2次，每日1剂。

【功效】活血化瘀，燥湿化痰。

【主治】膝关节骨性关节炎（痰瘀痹阻型）。

【来源】山东中医药大学学报，1998，22（1）

⟿ · 地黄灵仙汤 · ⟾

【组成】熟地24克，怀山药24克，山茱萸18克，川牛膝18克，白芍18克，桑寄生30克，补骨脂15克，蟅虫15克，延胡索15

克，独活15克，姜黄12克，威灵仙30克，乌梢蛇9克，川芎9克。

【用法】水煎服，每天3次，每次200毫升，每日1剂。

【功效】补益肝肾，蠲痹通络。

【主治】膝关节骨性关节炎（肝肾不足、瘀血阻络型）。

【来源】陕西中医，2015，36（6）

桃红逐瘀汤

【组成】桃仁10克，红花10克，川芎10克，陈皮10克，当归12克，穿山甲（先煎）12克，生薏苡仁30克，丹参30克，杭白芍15克，生地黄15克，熟地黄15克，川牛膝15克，怀牛膝15克，威灵仙15克，党参15克，茯苓15克，三七粉（分次吞服）6克，生甘草6克。

【用法】水煎服，每天2次，每日1剂。

【功效】活血化瘀，疏利骨节。

【主治】骨性关节炎（瘀血闭阻型）。

【来源】《关节炎千家妙方》

骨刺丸

【组成】制川乌1份，制草乌1份，细辛1份，白芷1份，当归1份，萆薢2份，红花2份。

【用法】上药共研细末，炼蜜为丸，每丸重10克，每次1~2丸，每日2~3次，温开水送服。

【功效】祛风散寒，活血止痛。

【主治】骨性关节炎。

【来源】《中医伤科学》

·❦· 杜仲灵仙汤 ·❦·

【组成】杜仲10克，威灵仙20克，木防己15克，续断10克，当归10克，赤芍10克，豨莶草12克，地龙10克，木瓜10克。

【用法】水煎服，每天2次，每日1剂。

【功效】补益肝肾，养血和血，祛风除湿，舒筋通络。

【主治】骨性关节炎（肝肾不足、风湿痹阻型）。

【来源】湖南中医药导报，2004，10（11）

·❦· 骨痹消痛汤 ·❦·

【组成】淫羊藿15克，巴戟天15克，丹参15克，延胡索12克，牛膝10克，补骨脂10克，红花10克，熟地黄10克，姜黄10克，三棱10克，莪术10克，甘草6克。

【用法】水煎服，每天2次，每日1剂。

【功效】补肾壮阳，祛风除湿，活血止痛。

【主治】膝骨关节炎（肾阳不足、风湿瘀阻型）。

【来源】临床医药文献杂志，2015，2（13）

·❦· 徐崇华经验方 ·❦·

【组成】当归20克，葛根20克，桂枝15克，白芍30克，独活10克，姜黄15克，僵蚕10克，全蝎3克，地龙15克，鳖甲15克，蜈蚣3克，丹参20克，牛膝20克，菟丝子20克，威灵仙20克。

【用法】水煎服，每天2次，每日1剂。

【功效】补肝肾，益气血，通经络。

【主治】膝关节骨性关节炎（肝肾气血不足、瘀血阻络型）。

【来源】广西中医药，2000（6）

·镇痛汤·

【组成】熟地20克，制首乌30克，狗脊15克，桑寄生15克，淫羊藿15克，牛膝15克，羌活15克，独活15克，当归12克，川芎12克，赤芍12克，鸡血藤12克，透骨草10克，海桐皮10克，威灵仙10克，地龙10克。

【用法】水煎服，每天2次，每日1剂。

【功效】补益肝肾，活血通络，祛风散寒除湿。

【主治】膝关节增生性关节炎（肝肾不足、风寒湿瘀型）。

【来源】实用中医药杂志，2001，17（4）

·骨痹痛消方·

【组成】当归15克，川芎15克，白芍15克，熟地黄15克，牛膝10克，杜仲12克，威灵仙12克，独活12克，桑寄生12克，茯苓12克，生甘草9克。

【用法】水煎服，每天2次，每日1剂。

【功效】补益肝肾，温通经络，化瘀除湿，散寒止痛。

【主治】退行性膝骨性关节炎（肝肾不足、寒湿瘀阻型）。

【来源】西部中医药，2013，26（8）

·李军经验方·

【组成】红花10克，穿山甲10克，鸡血藤15克，牛膝15克，桑寄生15克，香附10克，延胡索10克，续断10克，杜仲10克，五加皮10克，当归10克，川芎10克。

【用法】水煎服，每天2次，每日1剂。

【功效】补肾活血通络。

【主治】腰椎增生性关节炎（肾虚血瘀型）。

【来源】中医正骨，1998（6）

∽· 骨痹消汤 ·∾

【组成】黄芪20克，当归15克，川芎10克，制乳没各5克，怀牛膝15克，熟地12克，白芍20克，杜仲15克，桑寄生15克，威灵仙12克，伸筋草15克，鸡血藤15克，菟丝子12克，炮穿山甲6克，甘草6克。

【用法】水煎服，每天2次，每日1剂。

【功效】补益肝肾，益气养血，祛风除湿，舒筋活络。

【主治】腰椎骨关节病（肝肾气血不足、风湿瘀阻型）。

【来源】《颈肩腰腿痛最新专方专药668》

∽· 补肾通痹汤 ·∾

【组成】熟地黄15克，当归12克，牛膝15克，续断15克，地龙10克，骨碎补10克，杜仲15克，白芍15克，五加皮12克，茯苓12克，枸杞子15克。

【用法】水煎服，每天2次，每日1剂。

【功效】补肝益肾，强筋壮骨，活血祛风，通络止痛。

【主治】膝关节骨性关节炎（肝肾不足、风瘀痹阻型）。

【来源】中国医药指南，2011，9（13）

∽· 补肾通络汤 ·∾

【组成】独活15克，熟地黄15克，杜仲15克，骨碎补15克，川芎15克，桑寄生15克，牛膝15克，全蝎15克，制乳香6克，制没药6克，乌梢蛇10克，甘草6克。

【用法】水煎服，每天2次，每日1剂。

【**功效**】补肾填髓，温阳散寒，活血通络。

【**主治**】增生性膝关节炎（肝肾不足、瘀血痹阻型）。

【**来源**】中国实用医药，2010，5（2）

∾ 壮骨疗增汤 ∾

【**组成**】薏苡仁30克，川芎10克，当归15克，黄芪30克，威灵仙15克，乳香10克，防己15克，鸡血藤30克。

【**用法**】水煎服，每天3次，每日1剂。

【**功效**】散寒除湿，健脾益气，活血养血，止痛通络。

【**主治**】增生性膝关节炎（气血两虚、寒湿瘀阻型）。

【**来源**】《当代专科专病研究精要》

∾ 当芪三七散 ∾

【**组成**】黄芪60克，当归60克，红参15克，川芎15克，田三七20克，香附20克，柴胡20克，郁金20克，甘草12克。

【**用法**】冲服，每次15克，每天2次。

【**功效**】活血行瘀，养血理气。

【**主治**】脊椎骨质增生（气滞血瘀型）。

【**来源**】四川中医，1994（3）

∾ 补肾克刺汤 ∾

【**组成**】淫羊藿15克，杜仲15克，木瓜15克，独活15克，巴戟天10克，川芎10克，鹿胶（兑服）10克，续断20克，黄芪20克，狗脊20克，当归12克，薏苡仁30克，炙甘草3克，蜈蚣（研末冲服）4条，炮穿山甲（研末冲服）3克，全蝎（研末冲服）3克，地龙（研末冲服）3克。

【用法】水酒各半，煎服，每天2次，每日1剂。

【功效】补肾壮督，化瘀通络。

【主治】腰椎骨质增生（肾阳不足、瘀血阻络型）。

【来源】新中医，1990，22（12）

·· 木瓜灵脾汤 ··

【组成】淫羊藿30克，鹿含草30克，骨碎补15克，熟地10克，当归10克，木瓜15克，桂枝5克，鸡血藤30克，细辛5克，鳖甲10克，龟甲10克，甘草10克。

【用法】水煎服，每天2次，每日1剂。

【功效】滋补肝肾，活血通络软坚。

【主治】骨质增生（肝肾不足、瘀血阻络型）。

【来源】《古今名医名方秘方大典》

·· 补肾活血通络方 ··

【组成】怀牛膝12克，骨碎补12克，补骨脂10克，水蛭5克，鸡血藤30克，黄芪24克，川芎12克，当归24克，熟地黄24克，甘草9克。

【用法】水煎服，每天2次，每日1剂。

【功效】补益肝肾，活血行气通络。

【主治】膝骨关节炎（肝肾不足、气滞血瘀型）。

【来源】中医正骨，2015，27（7）

·· 增液润节汤 ··

【组成】杜仲15克，刺五加15克，威灵仙15克，豨莶草20克，山茱萸20克，当归15克，鸡血藤15克。

【用法】水煎服，每天2次，每日1剂。

【功效】滋阴养血，温阳补肾，通络止痛。

【主治】膝骨关节炎（阴血不足、肾虚血瘀型）。

【来源】中医正骨，2014，26（1）

❧ 温肾通痹汤 ❧

【组成】独活20克，鸡血藤20克，鸡内金15克，桑寄生10克，怀牛膝10克，杜仲10克，当归10克，川芎10克，秦艽10克，防己10克，木瓜10克，威灵仙10克，淫羊藿10克，山楂10克，炙甘草10克，细辛3克。

【用法】水煎服，每天2次，每日1剂。

【功效】补益肝肾，温阳驱寒，活血通痹、调补气血。

【主治】退行性膝关节病（肝肾不足、寒瘀痹阻型）。

【来源】中国医药导报，2011，8（3）

❧ 筋骨痛胶囊 ❧

【组成】当归、熟地、鸡血藤、怀牛膝、独活各1份，细辛1/4份，制川乌、制草乌各1/2份，肉苁蓉、杜仲、桑寄生各1份，甘草1/2份。

【用法】以上药物烘干，共研细末，按每粒0.3克重量装成胶囊。口服，每次3粒，每日3次。

【功效】补益肝肾，化瘀散结，蠲痹止痛。

【主治】膝关节骨性关节炎（肝肾不足、瘀血痹阻型）。

【来源】中医药临床杂志，2008，20（3）

❦ · 化痰软坚汤 · ❦

【组成】白芥子5克，海蛤壳3克，土鳖虫5克，鹿衔草15克，骨碎补12克，归尾10克，茯苓15克，鹿角霜10克，菟丝子15克，黄芪20克，枸杞15克。

【用法】水煎服，每天2次，每日1剂。

【功效】软坚散结，活血化瘀，补益通络。

【主治】骨性关节炎（肾虚血瘀型）。

【来源】中国中医骨伤科杂志，1998，6（2）

❦ · 益肾强骨汤 · ❦

【组成】熟地25克，当归20克，牛膝25克，淫羊藿20克，鸡血藤25克，威灵仙15克，泽兰15克，杜仲15克，肉苁蓉15克，防己20克，续断15克，甘草10克。

【用法】水煎服，每天2次，每日1剂。

【功效】益肝肾，强筋骨，舒筋通络。

【主治】膝关节骨性关节炎（肝肾不足型）。

【来源】中医正骨，1997，9（4）

❦ · 化滞通痹汤 · ❦

【组成】当归15克，川芎15克，红花15克，丹参12克，苍术15克，白术15克，茯苓15克，半夏15克，陈皮12克，防己12克，牛膝12克，白芥子12克。

【用法】水煎服，每天2次，每日1剂。

【功效】活血化瘀，燥湿化痰。

【主治】膝关节骨性关节炎（瘀湿互阻型）。

【来源】中医正骨，1998，10（4）

❧· 益肾消痛汤 ·❧

【组成】生地15克，桑寄生15克，萆薢15克，苍术15克，牛膝15克，当归15克，鸡血藤15克，地龙15克，龟甲10克，独活10克。

【用法】水煎服，每天2次，每日1剂。

【功效】补肾壮骨，通络止痛。

【主治】膝关节骨性关节炎（肾虚血瘀型）。

【来源】中医正骨，1998，10（4）

❧· 加味蠲痹汤 ·❧

【组成】羌活10克，独活10克，桂枝10克，当归10克，川芎10克，乳香10克，炙乌梢蛇10克，制川乌（先煎）10克，杜仲15克，桑寄生30克，薏苡仁30克，延胡索30克。

【用法】水煎服，每天3次，每日1剂。

【功效】祛风散寒，通络。

【主治】脊柱骨质增生（风寒湿型）。

【来源】四川中医，1994，12（3）

❧· 强腰通督汤 ·❧

【组成】红花10克，穿山甲10克，香附10克，延胡索10克，续断10克，杜仲10克，五加皮10克，当归10克，川芎10克，鸡血藤15克，牛膝15克，桑寄生15克。

【用法】水煎服，每天2次，每日1剂。

【功效】补肾强腰，通经止痛。

【主治】腰椎增生性关节炎（肾虚血瘀型）。

【来源】中医正骨，1998，10（6）

❧ 芪膝通痹汤 ❧

【组成】生黄芪250克，远志肉90克，牛膝90克，石斛120克，郁金30克，银花30克。

【用法】水煎服，每天2次，每日1剂。

【功效】益气温阳，化痰祛瘀。

【主治】退行性关节炎（阳气不足、痰瘀痹阻型）。

【来源】山西中医，1998，14（2）

❧ 膝痹消肿方加减 ❧

【组成】红花10克，桃仁10克，白术10克，苍术10克，泽泻10克，川牛膝10克，伸筋草10克，陈皮10克，姜黄10克，甘草10克，茯苓15克，黄芪15克，薏苡仁15克。

【用法】水煎服，每天2次，每日1剂。

【功效】益气健脾，祛湿化瘀。

【主治】骨关节炎（脾虚湿瘀型）。

【来源】中医杂志，2015，56（15）

❧ 壮骨强筋汤 ❧

【组成】熟地黄12克，当归9克，川芎6克，桃仁6克，红花3克，怀牛膝9克，制乳香3克，自然铜9克，续断9克，骨碎补9克，补骨脂9克，甘草3克。

【用法】水煎服，每天2次，每日1剂。

【功效】补益肝肾，活血化瘀，舒筋通络。

【主治】退行性腕关节炎（肝肾不足、瘀血痹阻型）。

【来源】《林如高骨伤验方歌诀方解》

❧· 助阳化瘀汤 ·☙

【组成】杜仲15克，淫羊藿12克，肉苁蓉18克，补骨脂10克，鹿衔草12克，当归12克，丹参30克，红花10克，莱菔子10克。

【用法】水煎服，每天2次，每日1剂。

【功效】补肾壮阳，活血化瘀。

【主治】腰椎增生（肾虚血瘀型）。

【来源】江苏中医杂志，1987，8（6）

❧· 威灵苁蓉汤 ·☙

【组成】威灵仙15克，肉苁蓉15克，熟地黄15克，青风藤15克，丹参15克。

【用法】水煎服，每天2次，每日1剂。

【功效】补肾壮阳，活血化瘀。

【主治】老年骨关节炎（肾虚血瘀型）。

【来源】《中医妙方》

❧· 牛蒡子汤 ·☙

【组成】牛蒡子9克，法半夏9克，僵蚕9克，白蒺藜9克，当归9克，川芎9克，独活9克，秦艽6克，白芷12克，牛膝12克，威灵仙12克，甘草6克。

【用法】水煎服，每天2次，每日1剂。

【功效】祛风豁痰通络。

【主治】膝骨关节炎（风痰痹阻型）。

【来源】浙江中医杂志，2012，47（5）

第二节　外用方

∼· 吴茱萸膏 ·∼

【组成】吴茱萸50克，桂枝50克，桑树根50克，补骨脂50克，伸筋草50克。

【用法】上药共研细末，和匀，用时取药末20克以生姜汁调和成糊状，贴敷于双足底涌泉穴上，上盖敷料，胶布固定。每日换药1次。

【功效】益肾温经，祛风湿，止痹痛。

【主治】骨性关节炎（风湿痹阻型）。

【来源】《足底疗法治百病》

∼· 祛痛消肿汤 ·∼

【组成】透骨草30克，乳香30克，没药30克，独活30克，车前子30克（包煎），泽泻20克。

【用法】上药用500毫升水浸泡1小时，文火煎取汁300毫升，二、三煎各加水350毫升，文火各煎取汁250毫升，三煎药液混合后加温至沸。药液较烫时先熏蒸患侧膝关节，待温度降至皮肤能耐受时再用药液泡洗膝关节。每次熏洗30分钟，每天3次，每日1剂。

【功效】活血通络，祛痛消肿。

【主治】骨性关节炎（瘀血水湿互结型）。

【来源】《风湿病中医经验集成》

· 骨科熥药 ·

【组成】续断15克，鸡血藤15克，补骨脂15克，木瓜15克，海螵蛸15克，透骨草15克，伸筋草15克，防风15克，红花12克，乳香12克，羌活12克，独活12克，牛膝12克，杜仲12克，桂枝12克，血竭12克。

【用法】将上述药物打碎，均匀洒入100毫升50度以上白酒，搅拌均匀，均分为2份，装入2个25厘米×40厘米的布质口袋中，缝好袋口，置于蒸锅上蒸，待水开后慢火蒸15分钟，取出布袋稍放凉，待皮肤可承受之温度时，将药袋放于患处行热敷治疗，2个药袋交替使用。每次热敷治疗20分钟，每日2次。

【功效】疏通经络，活血化瘀，补益肝肾。

【主治】骨性关节炎（肝肾不足、瘀阻经络型）。

【来源】《中西医结合治疗膝关节骨关节炎》

· 温通消散膏 ·

【组成】附子15克，肉桂15克，制川乌15克，制草乌15克，乳香15克，没药15克，五灵脂15克，沉香15克，独活30克，秦艽30克，伸筋草30克，络石藤30克，乌药30克，当归30克，补骨脂30克，川牛膝60克。

【用法】将上述药物研末熬膏，外敷于患者膝关节。每日1次。

【功效】散寒化湿，通痹止痛。

【主治】骨性关节炎（寒湿痹阻型）。

【来源】中国现代医生，2019，57（7）

· 夏季贴敷膏 ·

【组成】鸡血藤30克，赤芍20克，川续断20克，伸筋草20

克，刘寄奴20克，乳香20克，没药20克，透骨草20克，羌活20克，独活20克，制川乌20克，制草乌20克，藤黄20克，杜仲20克，松节20克，大黄15克。

【用法】将上述药物粉碎为细粉，过80目筛，混匀。取凡士林加热融化，放冷至半凝，分次加入粉碎细粉，搅拌均匀，加入樟脑与液状石蜡研磨成细糊，继续搅拌，至凝即可用。清洁膝关节皮肤，取适量药膏，把药膏涂于6厘米×6厘米的方形棉料上，药膏厚度约3毫米，将膏药贴放在膝关节相应部位。每日换药1次。

【功效】散寒除湿，活血化瘀。

【主治】骨性关节炎（寒湿瘀阻型）。

【来源】中国中医急症，2018，27（2）

❧· 柏芥散 ·❧

【组成】黄柏15克，白芥子6克，半夏15克，当归15克，肉桂10克，干姜15克，麻黄9克，白芷15克，延胡索15克，细辛9克。

【用法】上药共研细粉状，并过80目筛混匀。将适量药粉放入容器中，加入与药粉相等量的面粉，用醋调制成稠糊状，均匀涂抹在患处，外用保鲜膜包裹患处。每次4~6小时，每日1次。

【功效】散寒除湿，疏筋止痛。

【主治】骨性关节炎（寒湿痹阻型）。

【来源】中医外治杂志，2018，27（3）

❧· 骨刺膏 ·❧

【组成】马钱子（粉碎，醋酸浸泡3天，滤液浓缩）200克，制草乌100克，制川乌100克，牛膝100克，续断100克，木瓜100克，当归100克，红花100克，樟脑精100克。

【用法】先将后8味药共研为极细末，再加入马钱子浓缩液，混合均匀，然后加蜂蜜调和成糊膏状即成。贮缸备用。用时取药膏10~15克，摊在麻纸上，贴敷患处，胶布固定。每4天换药1次。

【功效】温经散寒，活血通络，消炎止痛。

【主治】骨性关节炎（寒湿瘀阻型）。

【来源】《常见病中成药证治妙方》

通痹药袋

【组成】生川乌10克，生草乌10克，羌活10克，独活10克，威灵仙30克，细辛10克，乳香10克，没药10克，川芎30克，当归10克，丁香3克，肉桂3克，麻黄6克，桂枝6克，大黄10克，防己10克，薄荷6克，冰片10克。

【用法】取上药混合打粉，选取透气性能好的布料制成20厘米×45厘米的布袋，将中药粉装入袋内封口。将药袋置于场效应治疗仪的电热效应带上预热5分钟，再绑敷于患膝部位上，依据对温热的耐受情况选择强、中、弱三档调节温度。每次治疗30分钟，每日2次，每10天置换药袋1个。

【功效】散寒除湿，活血通络。

【主治】骨性关节炎（寒湿瘀阻型）。

【来源】中医外治杂志，2001，10（2）

熏洗湿敷方

【组成】制川乌30克，制乳香30克，制没药30克，桂枝30克，麻黄30克，细辛20克，独活20克，透骨草20克，伸筋草20克，海风藤20克，苏木20克，大黄20克，威灵仙20克，栀子20克，花椒20克。

【用法】将上药装入备好的布袋内（不宜填得太紧），将药袋放入铝锅内加水2500~3000毫升，煎至沸后20分钟取下，将患膝置于药锅上15~20厘米处，膝上用塑料布或毛巾遮盖，使药水蒸气上熏患膝而不外溢，待水温降至40℃左右，取出药袋敷在患膝上用药反复泡洗30~60分钟，洗后擦干患膝，避其风寒。每天熏洗2次，每剂药用2天。

【功效】散寒除湿，活血通络。

【主治】骨性关节炎（寒湿瘀阻型）。

【来源】《风湿病中医经验集成》

中药热熨方

【组成】伸筋草15克，透骨草15克，威灵仙15克，当归15克，红花15克，川芎15克，赤芍15克，白芍15克，独活10克，防风10克，乳香10克，没药10克，续断10克，粗盐20克。

【用法】将上药1剂混合，用白酒250毫升拌潮拌匀，装入缝制好的布袋。同药同法，制备另一药袋。使用时，将上述两药袋放入蒸笼，蒸热后，用毛巾包裹放于患膝（温度以患者能忍受为度）10分钟后，换另一药袋敷用，2个药袋交替使用。每日热敷2次，每次1小时，每个药袋可用3~4天。

【功效】散寒除湿，活血通络。

【主治】骨性关节炎（寒湿瘀阻型）。

【来源】《风湿病中医经验集成》

中药外敷方

【组成】土鳖虫15克，胆南星15克，血竭15克，川芎15克，没药24克，马钱子10个，龙骨9克，当归9克，螃蟹骨9克，南红花10克，石菖蒲10克，三七3克，冰片5克。

【用法】上药研末备用。治疗时取外敷中药面适量，用一层无纺布包成四方形（6厘米×6厘米）贴于胶布（10厘米×10厘米）中央，再取中药酒（52度白酒100毫升，红花20克，樟脑20克，制川乌20克，制草乌20克，鸡血藤20克，浸泡入酒中1周）5~8毫升浸于药包上，贴于患处固定。用红外线或周林频谱仪照射20分钟效果更好。每贴敷3天。

【功效】化痰活血，散结通络。

【主治】骨性关节炎（痰瘀互阻型）。

【来源】《风湿病中医经验集成》

∽‧ 伸筋草外敷方 ‧∽

【组成】伸筋草30克，透骨草30克，昆布30克，海藻30克，皂角刺30克，艾叶30克，当归15克，川芎15克，木瓜15克，苏木15克，泽兰15克，姜黄15克，木通15克，羌活15克，独活15克，地龙15克，木香15克，白芷15克，乳香15克，黄柏100克，黄连100克。

【用法】水煎外洗，每日2~3次。

【功效】舒筋活络，消肿祛痛。

【主治】松毛虫骨关节病（湿瘀互结型）。

【来源】中国医药学报，2000，15（1）

∽‧ 复方伸筋草煎 ‧∽

【组成】伸筋草50克，透骨草50克，苏木50克，红花50克，骨碎补30克。

【用法】水煎取液，待药液温度降至患者能耐受时，将病变部位在药液中浸泡，并加活动，其幅度逐渐增大。每次30分钟，每日1~2次。

【功效】活血舒筋。

【主治】腕肘骨关节炎（瘀血阻络型）。

【来源】浙江中医杂志，1984，19（3）

❧ 康振三自制骨刺膏 ❧

【组成】威灵仙30克，五加皮30克，姜黄30克，三棱30克，羌活30克，独活30克，炮穿山甲30克，细辛30克，秦艽30克，丹参30克，文术30克，牛膝15克，皂角刺15克，蒺藜15克，乳香15克，没药15克，茜草15克，透骨草15克，赤芍15克，生马钱子240克，生草乌60克，生川乌60克，生桃仁60克，生香附60克，木鳖子60克，木瓜12克，川芎12克，红花9克，五灵脂9克，防己9克，白芥子9克，路路通9克。

【用法】将生马钱子、生草乌、生川乌、生香附入香油1500克中浸泡1周，然后用慢火熬煎，待药清呈灰黑色后将药渣捞出，把余下的药入油锅内小火煎焦后捞出，将油过滤，再慢火熬至滴水成块，加入广丹750克（夏天加10克，冬天减10克）不断搅拌，待油红色变绛色，锅内烟弥漫，速撤锅离火，以防老化快速拌，待油温降至60℃时，加入麝香1克、冰片60克、血竭15克、三七末6克，继续拌至油冷却凝固即成。用时取小块贴患处，每张可贴5~7天，5~6次为1个疗程。

【功效】祛风除湿，活血通络。

【主治】骨质增生（风湿瘀阻型）。

【来源】河南中医，1982（5）

❧ 石一平自拟消痛散 ❧

【组成】当归10克，制川乌10克，制草乌10克，地龙10克，鸡血藤10克，川芎10克，红花10克，桃仁10克，牛膝10克，五灵脂10克，杜仲10克，续断10克。

【用法】上药研末，置入药袋中，放锅中蒸半小时，冷后敷患处，将HL-10型电离子导入机阳极接药袋，阴极接患处，接通电源，控制开关。每次半小时，每日1~2次。

【功效】补益肝肾，活血通络。

【主治】骨质增生（肝肾不足、瘀血阻络型）。

【来源】湖南中医杂志，1995，11（5）

❧· 跟痛愈 ·❧

【组成】麻黄10克，制川乌10克，制草乌10克，制乳香10克，制没药10克，地龙10克，赤芍10克，白芍10克，红藤30克，玄胡10克，桂枝15克，紫丹参15克

【用法】将上药1剂，加水3000毫升，浓煎至1500毫升左右，先把一半药液倒入面盆内，待药液温度稍降，即将患足浸于面盆中，同时用药渣擦洗患部，浸至数分钟后，再把剩下的药液分次倒入面盆内继续浸洗，使药液保持一定的温度，在药液尚有余热之时结束浸洗，用毛巾擦干患足后，立即穿上鞋袜。每天浸洗2次，1剂使用2天（炎夏季节每天1剂）。

【功效】散寒祛湿，活血定痛。

【主治】足跟痛（寒湿瘀阻型）。

【来源】江苏中医，1988，9（9）

❧· 消炎镇痛散 ·❧

【组成】川乌150克，草乌150克，白花菜子100克，乳香（去油）80克，没药（去油）80克，白芷50克，川椒50克，麝香1克，

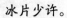

冰片少许。

【用法】上药共为细末，封装瓶内备用。用时以低度酒调成糊状，取大枣大小药膏放1块胶布中央。敷贴痛处及相应穴位上，贴敷3~6小时；足部8~12小时，每周贴2次。

【功效】散寒除痹，活血镇痛。

【主治】骨性关节炎（风寒瘀阻型）。

【来源】山东中医，1992，11（1）

∽· 活血舒筋方 ·∽

【组成】生大黄40克，透骨草30克，鸡血藤30克，伸筋草30克，三棱15克，川牛膝15克，骨碎补15克，片姜黄15克，莪术15克，全当归12克，穿山龙20克，威灵仙20克，桂枝10克，食盐80克。

【用法】将上药放在25厘米×15厘米布袋内包好，放在盆内加水浸过药包2厘米，将药物浸泡1小时，然后把盆放在火中煎沸15分钟后取下，先熏洗后热敷30分钟。每日2次，每剂药熏洗3日。

【功效】活血祛风，舒筋通络。

【主治】骨性关节炎（瘀血阻络型）。

【来源】《风湿病中医经验集成》

∽· 补中桂枝汤 ·∽

【组成】黄芪30克，桂枝20克，党参30克，白术15克，白芍15克，柴胡15克，升麻10克，当归20克，陈皮10克，杜仲15克，怀牛膝15克，淫羊藿15克，千年健15克，威灵仙15克，薏苡仁15克，生姜3片，大枣5枚，炙甘草10克。

【用法】每日1次，每剂敷8~10次。

【功效】益气养血，健脾补肾，活血通络。

【主治】双膝骨关节炎（脾肾两虚、瘀血阻络型）。

【来源】《扶阳存津擅用温通大法——吴生元学术思想与临床经验集》

·外敷中药经验方·

【组成】龙血竭3克，红花3克，乳香5克，没药5克，三七粉3克，生大黄3克，栀子3克，薄荷2克，续断3克，木瓜3克，木香3克，白芷3克。

【用法】上述中药按比例磨成粉剂，以凡士林为介质制成膏状，敷于患处。连续外敷5天，停用2天。每天1次，每次外敷6~8小时。

【功效】活血化瘀，通络止痛。

【主治】膝骨性关节炎（瘀血痹阻型）。

【来源】浙江中西医结合杂志，2014，24（1）

·舒膝散·

【组成】两面针50克，九层塔25克，走马胎25克，牛大力20克，鸡骨香20克，豆豉姜20克，白簕头10克，丢了棒10克，毛麝香10克。

【用法】上药80克以水蜜进行调和，用以外敷，再取80克用1200毫升开水调和，用于外洗患膝。每日1次。

【功效】祛风除湿，舒筋活络，散瘀止痛。

【主治】膝关节退行性关节炎（风湿瘀阻型）。

【来源】河南中医，2015，35（8）

伸筋透骨汤

【组成】透骨草30克，伸筋草30克，牛膝20克，当归20克，红花20克，五加皮20克，木瓜15克，细辛10克，黄柏20克，防风15克。

【用法】先将上述中药加水2~3升，煮沸后倒入盆中，使用毛巾将患肢遮盖以热气熏蒸，汤剂稍凉后可将关节置入药液中揉洗浸泡。每日2次。

【功效】舒筋通络，活血祛瘀。

【主治】骨性关节炎（瘀血痹阻型）。

【来源】河南医学研究，2016，25（6）

复方骨痹通膏

【组成】当归15克，川芎10克，红花12克，赤芍10克，乳香10克，没药10克，透骨草20克，伸筋草20克，独活10克，骨碎补15克，威灵仙18克，桂枝12克，独活12克，防风10克，血竭10克，生南星10克，生川乌10克，生草乌10克，生马钱子10克，细辛10克，木瓜15克，萆薢15克，紫草15克，甘草10克。

【用法】将以上药物按药物性质不同分别粉碎成粉末状混匀，然后加入适量羊毛脂、石蜡油、陈醋调和成膏状，外敷于患病膝关节的阳陵泉、膝阳关、犊鼻、内膝眼、梁丘、阿是穴。每日1次，每次敷贴时间为6小时。

【功效】温经散寒，祛风除湿，疏通经络。

【主治】膝骨性关节炎（风寒湿痹型）。

【来源】中国中医骨伤科杂志，2014，22（8）

崔育生经验方

【组成】桃仁50克，红花50克，当归50克，牛膝50克，土鳖虫30克，羌活50克，乳香30克，没药30克。

【用法】上药研末，加醋或凉茶水调成糊，外敷患处，用纱布固定。每次取40克，敷贴2小时，每日1~2次，5天为1个疗程。

【功效】活血化瘀，消肿止痛。

【主治】骨性关节炎（瘀血痹阻型）。

【来源】中医外治杂志，2004，13（5）

∾· 廉帼经验方 ·∾

【组成】威灵仙30克，红花20克，川芎30克，丹参30克，透骨草20克，伸筋草20克，牛膝30克，桑枝30克，桂枝30克，防风30克，羌活30克，艾叶20克，川乌30克，草乌30克。

【用法】将上药置于盆中，加水约4000毫升，浸泡30分钟，煎沸后10分钟，放在地上，将患肢放在盆上方熏洗。若病位在颈、腰部，可用毛巾蘸药液热敷患处。每剂洗2天，每日洗2次，每次洗30~60分钟。再洗时煎沸即可，如水少，可加水少许。

【功效】活血化瘀，温经通络止痛。

【主治】骨性关节炎（风寒瘀阻型）。

【来源】河南中医，2003，23（6）

∾· 孙红梅经验方 ·∾

【组成】透骨草20克，独活10克，牛膝20克，防风10克，乳香15克，没药15克，红花15克，川乌15克，穿山甲10克，五灵脂10克，血竭10克，白芥子10克，细辛10克，冰片6克。

【用法】取上方用45度白酒2500毫升浸泡7天后，过滤去渣后备用。治病时取10厘米×10厘米大小、厚10厘米的棉纱垫，用药液浸湿，外敷于患侧膝关节部位，外用红外线灯照射，热度以患者耐受为度。每次1小时，每日1次，连续治疗15天为1个疗程。

【功效】活血化瘀，祛风散寒止痛。

【主治】骨性关节炎（风寒瘀阻型）。

【来源】中医外治杂志，2001，10（4）

· 严伟丽经验方 ·

【组成】当归30克，红花30克，丹参30克，伸筋草30克，鸡血藤30克，杜仲30克，透骨草30克，五加皮30克，桂枝30克，香附30克，独活30克，川断30克。

【用法】将上药用陈醋750毫升浸泡30分钟后，装入布袋内，缝上口，放蒸锅中用文火蒸1小时取出。向患处洒白酒适量，将蒸热的药袋放于患处。注意调节温度，开始时可在患处垫1~2层毛巾，随温度下降抽出毛巾，以患者能耐受为度。药袋上盖毛巾保温。每日1~2次，15天为1个疗程。每剂中药可连续使用5~6天。每疗程间歇2~3天。

【功效】补益肝肾，强壮筋骨，活血止痛。

【主治】增生性关节炎（风湿瘀阻型）。

【来源】中国民间疗法，2000，8（4）

· 刘琼经验方1 ·

【组成】防风15克，桂枝10克，独活15克，秦艽10克，川乌头6克，草乌头6克，川芎10克，当归10克，木瓜15克，防己15克，苍术10克，川牛膝10克，松节10克，薏苡仁20克。

【用法】将药物放入中药汽疗仪雾化器中，并加适量水，关闭舱盖，启动电源，使药物达100℃产生含药物雾化使治疗舱内达

37℃，让患者进入治疗舱内，关闭舱门，调节至患者水平位，控制温度于40~45℃。每日1次，每次20~30分钟，连续治疗10次。

【功效】温经散寒除湿。

【主治】增生性膝关节炎（风寒湿型）。

【来源】河北中医，2004，26（8）

～ᵔ•᷇ 刘琼经验方2 •᷇ᵔ～

【组成】当归15克，黄芪30克，党参10克，附子8克，墨旱莲10克。

【用法】将药物放入中药汽疗仪雾化器中，并加适量水，关闭舱盖，启动电源，使药物达100℃产生含药物雾化使治疗舱内达37℃，让患者进入治疗舱内，关闭舱门，调节至患者水平位，控制温度于40~45℃。每日1次，每次20~30分钟，连续治疗10次。

【功效】益气养血。

【主治】增生性膝关节炎（气血不足型）。

【来源】河北中医，2004，26（8）

～ᵔ•᷇ 刘琼经验方3 •᷇ᵔ～

【组成】川芎20克，木香15克，当归10克，红花25克，细辛5克，制乳香10克。

【用法】将药物放入中药汽疗仪雾化器中，并加适量水，关闭舱盖，启动电源，使药物达100℃产生含药物雾化使治疗舱内达37℃，让患者进入治疗舱内，关闭舱门，调节至患者水平位，控制温度于40~45℃。每日1次，每次20~30分钟，连续治疗10次。

【功效】活血化瘀。

【主治】增生性膝关节炎（瘀血痹阻型）。

【来源】河北中医，2004，26（8）

ᦇ·刘访文经验方·ᦇ

【组成】大黄25克，两面针25克，草乌25克，海桐皮20克，独活20克，威灵仙20克，续断20克，牛膝20克，千斤拔20克，鸡血藤20克，防风15克。

【用法】将上药加水3000毫升，煎至约2500毫升药液，倒入盆内，将患肢用毛巾覆盖放在药盆上，先熏后洗。药液复煎加热后再熏洗。每日2次，每剂药熏洗2日。

【功效】活血祛风，消炎镇痛。

【主治】膝关节骨性关节炎（风寒瘀阻型）。

【来源】江苏中医，2000，21（11）

ᦇ·唐广应经验方·ᦇ

【组成】桃仁10克，红花10克，当归10克，川芎10克，伸筋草10克，乳香10克，没药10克，海桐皮10克，透骨草10克，牛膝10克，川椒10克，艾叶10克，威灵仙10克，钩藤10克，泽兰10克，补骨脂10克，骨碎补10克。

【用法】煎汤熏洗患膝。每日2~3次，每次30~40分钟，3天换药1次，连续外洗3周。

【功效】活血祛瘀，舒筋通络，补益肾气，祛风除湿，消肿止痛。

【主治】膝关节骨性关节炎（肾虚血瘀型）。

【来源】贵阳中医学院学报，2005，27（1）

ᦇ·申根雷经验方·ᦇ

【组成】伸筋草30克，五加皮30克，鸡血藤30克，羌活20

克，独活20克，红花20克，当归20克，威灵仙20克，秦艽20克，防风20克，川芎20克，木瓜20克，牛膝20克，桂枝20克，苏木30克，艾叶30克，乳香30克，没药30克。

【用法】将以上药物混合，装入大小适当的布袋中，扎口放入2000毫升水的盆中，浸泡2小时，煮沸后文火煎15分钟，将患膝置于盆上用蒸汽熏蒸，待水温下降，能为人体耐受时，用药液淋洗患膝3~5分钟，将布袋挤干，置于病膝上热敷，凉后再加热，如此反复。每次熏洗30分钟，每天2次，每剂药用2天，10天为1个疗程。

【功效】祛除风寒湿邪，行气活血。

【主治】膝关节骨性关节炎（风寒瘀阻型）。

【来源】河南中医，2005，25（3）

～· 松粘汤 ·～

【组成】生黄芪30克，川芎30克，鸡血藤30克，忍冬藤30克，土鳖虫9克，地龙9克，三棱15克，莪术15克，桑枝30克，桂枝15克。

【用法】将上药放入中药汽疗仪雾化器中，并加适量水，关闭舱盖，启动电源，使药物达100℃产生含药雾化使舱内治疗温度达到42℃，让患者进入治疗舱内，关闭舱门，调节至患者水平体位，控制温度于40~45℃。每日1次，每次20~30分钟，连续治疗10次，休息2天。治疗过程中，嘱患者在舱内移动双腿，膝关节靠近双侧出气孔，使含药雾气充分熏蒸患处。

【功效】补气养血，温经通脉。

【主治】膝骨性关节炎（风寒瘀阻型）。

【来源】中国骨伤，2002，15（11）

伤筋洗剂熏洗方

【组成】骨碎补20克，伸筋草20克，透骨草20克，川乌头20克，草乌头20克，海桐皮20克，川花椒20克，艾叶20克，地龙20克，红花20克，鸡血藤20克，怀牛膝20克，黄柏20克，土鳖虫10克，乳香40克，没药40克，苍术20克。

【用法】上药水煎20分钟，加白酒30克，熏洗热敷患处，每次30分钟，然后用GF-Ⅱ风湿骨刺治疗仪于局部做药物导入30分钟。每日1次，每剂用3天，14天为1个疗程。

【功效】补肾壮骨，舒筋活络，活血除痹止痛。

【主治】膝关节骨性关节炎（肾虚血瘀型）。

【来源】河北中医，2000，22（1）

活血散

【组成】乳香30克，没药30克，赤芍60克，血竭60克，桂枝60克，白芷60克，羌活60克，紫荆皮60克，续断60克，栀子60克，骨碎补60克，楠香150克，三七30克，五加皮90克，沉香30克。

【用法】上药共研细末，酒水各半，调成糊状，敷贴患处。每日1次，每次5小时。

【功效】疏风散结，消肿定痛。

【主治】骨关节炎（风瘀痹阻型）。

【来源】中国农村医学，1995，23（5）

温经通络膏

【组成】麻黄10克，桂枝10克，樟脑10克，高良姜10克，续断12克，狗脊12克，牛膝12克，红花12克，细辛12克，白芷12

克，没药12克，赤芍12克，羌活12克，独活12克，薏苡仁12克，苍术12克，威灵仙12克。

【用法】上药共研末，加蜂蜜调成糊状，敷于患膝，局部配合热敷。每次30分钟以上，每日3次。

【功效】活血通络，祛风散寒，补肝肾，强筋骨。

【主治】骨关节炎（肝肾不足、风寒瘀阻型）。

【来源】江苏中医，1995，23（5）

·回生散·

【组成】生川乌1份，生南星6份，生白附子4份，生半夏14份。

【用法】上药共研细末，以蜜糖适量调成糊状，外敷。

【功效】祛风逐痰，散寒解毒，通络止痛。

【主治】骨关节炎（风痰阻络型）。

【来源】中国农村医学，1995，23（5）

·膝痛散·

【组成】川芎30克，红花20克，赤芍20克，川乌30克，草乌30克，延胡索20克，防风20克，肉桂20克。

【用法】将上述药物粉碎放入一铝盆中加2000毫升水，熬开后约15分钟，放入白酒100毫升、食用醋约100毫升，经2分钟后即可应用。开始因药液较热，可用药液蒸气熏患侧膝关节，待到水温适中时，可用此汤液外洗，最后膝关节放在汤液内浸泡，待水温变凉时为止。每日可洗3~5次，10天为1个疗程。

【功效】舒筋活血，祛风除湿。

【主治】增生性关节炎（风湿瘀阻型）。

【来源】承德医学院学报，2002，19（1）

·҂· 乌头灵仙汤 ·҂·

【组成】生川草乌30克，木瓜30克，威灵仙30克，伸筋草20克，苏木20克，透骨草20克，鸡血藤20克，川椒15克，三棱15克，莪术15克，桂枝15克，洋金花10克。

【用法】上药先加水2500毫升浸泡2小时，文火煎煮半小时备用，每次熏洗前煮沸加白酒（高浓度）30~50毫升，药液离火后连同药渣趁热熏洗患膝。每次约0.5小时，每日2次，每剂可熏洗3天。

【功效】温通散寒，祛风除湿，活血舒筋。

【主治】增生性关节炎（风湿瘀阻型）。

【来源】新疆中医药，1998，16（3）

·҂· 温经散结汤 ·҂·

【组成】伸筋草20克，透骨草20克，五加皮20克，海桐皮20克，千年健20克，威灵仙20克，川牛膝20克，木瓜20克，苍术20克，细辛20克。

【用法】上药加水2000毫升煎开后煮5分钟加醋20毫升，嘱患者取俯卧位，用布盖在膝后熏蒸30分钟左右，用温药水洗搽5分钟。每剂药用2次，每日1~2次。

【功效】散寒除湿，化瘀散结。

【主治】膝关节增生性关节炎（寒湿瘀阻型）。

【来源】中国民族民间医药，2010（18）

·҂· 二乌芎归液 ·҂·

【组成】川乌30克，草乌30克，川芎30克，当归30克，赤芍30克，乳香30克，没药30克，丹参30克，鸡血藤30克，秦艽30

克，川牛膝30克，伸筋草30克，透骨草30克，胆南星30克，白芷30克，羌活30克，独活30克，灵仙60克。

【用法】上药加水2500毫升，煎煮40分钟后滤出药液约1000毫升，将药布浸泡入药液中待用。使用时把药液加热至约40℃，将药布取出，加上增效剂，放入治疗机的极板下面，开机后，患者感觉有热、麻、柔感为好。每次治疗30分钟，完后用TDP治疗机照射30分钟。10天为1个疗程。

【功效】活血化瘀，散寒除湿，消肿止痛。

【主治】骨关节炎（寒湿瘀阻型）。

【来源】《风湿病中医经验集成》

❧ · 通痹膏 · ❧

【组成】独活50克，生川乌50克，生草乌50克，马钱子60克，桑寄生30克，防风30克，当归30克，牛膝30克，肉桂15克，木香15克，血竭15克，藤黄15克，冰片20克，麻油2000克，广丹1000克。

【用法】上药除藤黄、血竭、冰片待制成膏后下外，余药如法熬制成膏药。用时让患者仰卧屈膝，对内外侧痛点及骨上缘痛点按压，同时内外旋转小腿6~7次后最大限度屈膝，再把膏药贴敷患处。5~6天换药1次，3次为1个疗程。

【功效】活血化瘀，散寒除湿，补益肝肾。

【主治】骨关节炎（肝肾不足、寒湿瘀阻型）。

【来源】《风湿病中医经验集成》

❧ · 温经通络汤 · ❧

【组成】制川乌10克，制草乌10克，川椒10克，红花10克，透骨草10克，苏叶10克，艾叶10克，伸筋草15克，鸡血藤15克，怀牛膝15克。

【用法】上药混匀，用长45厘米、宽30厘米的布袋装好封口，上笼蒸透后冷却到40℃左右，敷于腰部。然后用100毫升醋（略加热）洒在布袋上，再于其上放一暖水袋，以便保温。每日1次，每次30分钟，15次为1个疗程。

【功效】温经通络，散寒止痛。

【主治】腰椎增生性关节炎（寒邪痹阻型）。

【来源】实用中医药杂志，2005，21（5）

∽· 灵脂膏 ·∽

【组成】五灵脂10克，制南星5克，川芎5克，白芷5克，冰片3克，松香100克，麻油20克，蜂蜡9克。

【用法】每贴贴敷4天，5贴为1个疗程。

【功效】活血通络止痛。

【主治】骨关节炎（瘀血痹阻型）。

【来源】《风湿病中医经验集成》

∽· 乌鸡膏 ·∽

【组成】乌鸡1只，白花蛇2条，蛤蚧1对，蜈蚣30条，甲鱼1个，炮穿山甲60克，海桐皮60克，千年健60克，贯众60克，当归60克，川乌60克，天麻60克，红花60克，细辛60克，枸杞子60克，地骨皮60克，苍耳子60克，枳实60克，五灵脂60克，海马60克，秦艽60克，荆芥60克，良姜60克，乌药60克，阿魏60克，桔梗60克，威灵仙60克，桃仁60克，五味子60克，皂角刺60克，生地黄60克，补骨脂60克，阿胶60克，藁本60克，牛膝60克，土鳖虫60克，钩藤60克，公丁香60克，血余炭60克，儿茶60克，狗骨60克，沉香60克，象皮60克，熟附子60克，商陆30克，鹿茸30克，琥珀30克，三七30克，马钱子30克，干姜90克，乳香90克，没药90克，陈皮90克，全蝎90克，桂枝90克，肉苁蓉90克，川芎90克，防风90克，防己90克，透骨草90克，巴戟天90克，地风子90克，杜仲90克，紫草90克，五加皮90克，血竭90克，苍术90克，木瓜90克，苏木90克，自然铜90克。

【用法】上药制成固体硬膏剂约30千克，每次每膝应用100克。治疗时将100克膏药放入80~90℃水中烫5~10分钟，膏药黏软后将其摊于白布上，厚约0.3厘米、面积约为20厘米×25厘米，包裹患膝。2周更换1次。

【功效】补益肝肾，强筋健骨，活血通络止痛。

【主治】骨关节炎（肝肾不足、瘀血痹阻型）。

【来源】中国民间疗法，2000，8（6）

·蠲痹膏·

【组成】生川乌50克，生草乌50克，灵仙50克，透骨草30克，红花30克，当归30克，葛根30克，三棱30克，生乳香30克，生没药30克，皂角刺100克，骨碎补40克，生穿山甲40克，白芥子20克，牛膝20克，姜黄20克，细辛20克，生马钱子60克，全蝎15克，蜈蚣15克，冰片15克，樟脑15克，丁香15克，肉桂15克，麻油1250克，铅丹粉350克。

【用法】每3天换药1次，10次为1个疗程。

【功效】祛风散寒，活血通络止痛。

【主治】骨关节炎（风寒瘀阻型）。

【来源】《风湿病中医经验集成》

·· 活血舒筋洗剂 ··

【组成】生大黄40克，透骨草30克，伸筋草30克，三棱15克，川牛膝15克，骨碎补15克，威灵仙20克，莪术15克，鸡血藤30克，当归12克，穿山龙20克，桂枝10克，姜黄15克，食盐80克，刘寄奴30克。

【用法】将活血舒筋洗剂放在25厘米×15厘米的布袋内包好，放在盆内加水浸过药包2厘米，将药物浸泡1小时，然后把盆放在火中煎沸15分钟后取下。每日2次，1剂药熏洗3天，3剂为1个疗程。

【功效】活血舒筋，祛风湿止痛。

【主治】膝关节骨性关节炎（风湿瘀阻型）。

【来源】北京中医，2004，23（6）

·· 骨刺肿痛散 ··

【组成】白芥子、生南星、生半夏、桃仁、红花、生大黄、血竭、木香等各等份。

【用法】上药烘干轧细后备用。在3层厚的纱布条上摊薄层凡士林，然后撒上适量上述药末，环敷于患膝四周，并用纱布绷带扎牢。3天后换药。

【功效】化痰祛瘀。

【主治】膝增生性关节炎（痰瘀痹阻型）。

【来源】江苏中医药，2005，26（10）

·· 骨刺通络散 ··

【组成】川芎50克，威灵仙50克，桃仁50克，地龙（醋炒）50克，炮穿山甲50克，没药50克，红花75克，木瓜75克，草乌

40克，牡蛎100克，冰片15克。

【用法】上药共研细末。用时取适量药粉，用陈醋、白酒各半调成糊状，敷患部0.5~0.7厘米厚，上盖塑料薄膜，外用绷带固定，腰椎处可缝制内衬塑料薄膜的纱布袋，将药填入布袋内层，紧贴腰部固定。每次敷7小时，每日1次。

【功效】活血软坚，通络止痛。

【主治】骨性关节炎（瘀血痹阻型）。

【来源】中国骨伤，1993，6（5）

❦ · 三草消刺散 · ❧

【组成】透骨草250克，伸筋草250克，凤仙草250克，威灵仙250克，生山楂250克，白芥子250克，乌梅250克，木瓜250克，芒硝250克，大皂角250克，片姜黄250克，马钱子90克，冰片60克。

【用法】上药烘干、粉碎成细末备用。取生铁屑1千克，加入药末10克，食醋4汤匙，拌匀后装入布袋内，封口置于患处，5~10分钟即自动发热，持续1.5小时，凉后取下，每日2~3次，20天为1个疗程。

【功效】祛瘀活络，活血止痛，补肾软坚。

【主治】骨质增生（肾虚瘀阻型）。

【来源】四川中医，1993（11）

❦ · 骨刺1号 · ❧

【组成】威灵仙60克，五灵脂30克，伸筋草20克，透骨草20克，生乳没各20克，皂角刺20克，乌梢蛇20克，淫羊藿20克，杜仲20克，白芥子15克，细辛12克，生川乌10克，生草乌10克。

【用法】上药共研细末，过60目筛，置小瓷杯内，用陈醋或白酒调成糊状，以核桃大小药物置小方棉垫上，贴于患部及相应穴位上，胶布固定。隔日1次，10次为1个疗程。

【功效】活血通络，散寒止痛。

【主治】骨质增生（寒瘀痹阻型）。

【来源】《中西医结合专科病诊疗大系·风湿病学》

乌蛇皂刺膏

【组成】乌梢蛇20克，白花蛇1条，皂角刺15克，马钱子10克，透骨草15克，穿山甲10克，五灵脂20克，制乳香10克，制没药12克，生川乌9克，生草乌9克，辽细辛10克，威灵仙12克，杭白芍30克。

【用法】以上各药除去杂质、土粒，共为细末，以醋、酒及膏药基质按3：2：2的比例，经过适当的加工处理，制成膏药，入瓶密封。将药膏用自制模型做成扣子大小（约0.3厘米）的小药饼，放在约6平方厘米的胶布中央，再在药饼中央放一点含麝香的药粉，即可敷贴患处和相应穴位。1~2天换药1次，10次为1个疗程。

【功效】活血通络，散寒止痛。

【主治】骨质增生（寒瘀痹阻型）。

【来源】《当代中医师灵验奇方真传》

杨中杰外洗经验方

【组成】红花15克，土鳖虫15克，乳香15克，没药15克，牛膝15克，骨碎补15克，当归15克，细辛15克，透骨草15克，川芎15克，生川乌15克，生草乌15克。

【用法】以上药物先用3000毫升清水浸泡2小时，然后放火上煎至1500毫升，倒出药液，共煎2次，药液混合后加温熏洗膝关节。每次30分钟，每日2次，每剂可用2天，30天为1个疗程。

【功效】活血化瘀，祛风散寒，通络止痛。

【主治】膝关节增生性关节炎（风寒瘀阻型）。

【来源】中医函授通讯，1999，18（5）

乌蛇皂刺散

【组成】乌梢蛇10克，细辛10克，白花蛇1条，皂角刺15克，豨莶草15克，透骨草15克，炮穿山甲15克，生没药15克，杜仲15克，威灵仙15克，淫羊藿15克，五灵脂20克，生川乌9克，生草乌9克。

【用法】上药共研细末备用。用时将上药末置瓷碗内，用陈醋或米醋（如局部疼痛发冷者可用白酒或黄酒）调成糊状。以杏核大小药膏置胶布中央，贴于增生部位或相应穴位上。隔日换药1次，10次为1个疗程。

【功效】活血化瘀，通络散寒，消肿止痛。

【主治】骨性关节炎（寒瘀痹阻型）。

【来源】《风湿病中医经验集成》

李欣龙经验方

【组成】桑寄生20克，牛膝15克，续断20克，补骨脂15克，鸡血藤25克，当归20克，川芎10克，延胡索12克，红花12克，乳香9克，伸筋草20克，独活15克，木瓜15克，桑枝30克，艾叶10克，路路通15克。

【用法】每日1剂，清水煎煮药液至1000毫升，每天1次熏洗患膝关节。

【功效】活血化瘀，祛风散寒，通络止痛。

【主治】膝关节骨性关节炎（风寒瘀阻型）。

【来源】中西医结合心血管病杂志，2018，6（34）

❧ · 穴位贴敷方 · ❧

【组成】附子30克，桂枝30克，细辛15克，威灵仙15克，炮穿山甲15克，透骨草15克，白芥子20克。

【用法】上药共研细末，黄酒调敷备用。第一组取阿是穴、犊鼻、膝阳关、膝眼；第二组取阳陵泉、髀关、内膝眼、梁丘。上述两组穴位交替使用，治疗时取药物1~2克，贴敷于选定的穴位，外用胶布固定。每次贴敷2~4小时，每日1~2次。

【功效】祛风散寒止痛。

【主治】骨性关节炎（风寒痹阻型）。

【来源】《风湿病中医经验集成》

❧ · 活血消痛液 · ❧

【组成】马钱子1克，川乌头20克，草乌头20克，雷公藤20克，细辛10克，透骨草20克，伸筋草20克，威灵仙25克，木瓜25克，苍术25克，红花20克。

【用法】上药用纱布包裹后加水1000毫升，煎取600毫升药液，趁热熏洗患膝并按摩患处。每日2次，每剂用5天，5剂为1个疗程。

【功效】舒筋活络，消肿止痛。

【主治】膝关节骨性关节炎（肝肾不足、瘀血痹阻型）。

【来源】中医药学刊，2003，21（4）

❧· 王捷自拟外洗方 ·❧

【组成】桂枝9克，麻黄9克，制川乌9克，制草乌9克，威灵仙9克，秦艽9克，海桐皮9克，独活9克，制延胡索15克，茯苓15克，当归15克，细辛3克，伸筋草30克，忍冬藤30克。

【用法】水煎15~20分钟，煎两剂合一起共500毫升，稍凉后以毛巾敷患处。每次30分钟，每日3次。

【功效】通络舒筋，散寒止痛。

【主治】骨性关节炎（寒邪痹阻型）。

【来源】浙江中医杂志，1993，23（8）

❧· 膝关节洗剂 ·❧

【组成】酒大黄30克，伸筋草30克，红花30克，制南星15克，苏木30克，当归15克，姜黄30克，制没药15克，制草乌10克，川芎10克，青皮10克。

【用法】将上药纳入一布袋中，加水2000毫升煎至沸腾，加入陈醋150毫升、食盐30克，续煎1分钟后，将药袋及药液倒入脸盆中，患膝放脸盆上，以薄膜覆盖膝上进行熏洗。待药液有所冷却，将布袋置于膝前敷盖。每天2次，每次30~40分钟，14天为1个疗程。

【功效】活血化瘀，散寒止痛。

【主治】膝关节骨性关节炎（寒瘀痹阻型。）

【来源】首届江西省科协学术年会江西省中医药学术发展论坛论文集，2010

❧· 中药熏洗方 ·❧

【组成】艾叶30克，苏木30克，白芷30克，伸筋草30克，透骨草30克，桂枝30克，赤芍30克，川芎20克，红花20克，细辛20克，制乳香20克，制没药20克，姜黄20克，威灵仙6克，制川乌18克，制草乌18克。

【用法】每剂加水2000毫升，煎沸20分钟，先熏蒸，待冷却40~50℃再敷洗膝关节。每天2次，每次30分钟。

【功效】舒筋通络，散寒除湿，活血化瘀。

【主治】膝关节骨性关节炎（寒湿瘀阻型）。

【来源】中医临床研究，2014，6（13）

~ 李小华自拟膝痹外洗方 ·

【组成】伸筋藤50克，川牛膝30克，海桐皮30克，千年健50克，威灵仙50克。

【用法】将4000毫升水加入到外洗药中煎汁，取2000毫升进行熏洗。每次40~60分钟，每日1次。

【功效】祛风通络，活血止痛。

【主治】膝关节骨性关节炎（风瘀痹阻型）

【来源】中国民族民间医药，2014（21）

~ 小活络丹合羌活胜湿汤加减 ·

【组成】地龙3克，草乌6克，川乌6克，天南星3克，乳香3克，独活6克，没药3克，藁本9克，防风6克，蔓荆子6克，伸筋草6克，透骨草6克，川芎6克，威灵仙6克。

【用法】煎汤熏洗，每日1次，持续1小时，连续熏洗30天。

【功效】祛风除湿，通络止痛。

【主治】膝关节骨性关节炎（风湿痹阻型）。

【来源】中医药导报，2014，20（12）

～· 中药熏洗经验方1 ·～

【组成】骨碎补30克，川牛膝30克，桑寄生30克，伸筋草30克，透骨草30克，鸡血藤30克，续断30克，当归20克，独活20克，川芎20克，威灵仙20克，桂枝20克，木瓜20克，五加皮20克，花椒10克，制草乌3克，制川乌3克。

【用法】砂锅内加水2500毫升，将上药浸泡后煎煮30分钟，将患膝先熏后洗，每次30分钟，每天1次。

【功效】补肝肾，祛风散寒，活血化瘀。

【主治】膝关节骨性关节炎（肝肾不足、风寒瘀阻型）。

【来源】长春中医药大学学报，2013，29（2）

～· 中药熏洗经验方2 ·～

【组成】当归20克，桃仁20克，钩藤20克，透骨草20克，海桐皮20克，桑枝20克，艾叶20克，防风10克，没药10克，乳香10克，制川乌5克，制草乌5克。

【用法】将诸药用冷水浸泡半小时，再加热煮沸，将药液倒入盆内。让患者将膝关节置于盆上方，利用水蒸气熏蒸一段时间。当水温降至40℃时可将脚浸泡到药液中，并用药水擦洗双膝。如果水温过低，可倒入开水，以保持水温。每日1次，每次0.5小时。

【功效】活血通络，祛风散寒，除痹止痛。

【主治】膝关节骨性关节炎（风寒瘀阻型）。

【来源】黑龙江医药，2015，28（3）

～· 中药熏洗经验方3 ·～

【组成】红花20克，桃仁20克，乳香20克，没药20克，独活

20克，海藻20克，木瓜20克，昆布20克，艾叶20克，牛膝20克，桂枝20克，伸筋草30克，透骨草30克，海桐皮30克，当归30克，鸡血藤30克，威灵仙30克，花椒10克。

【用法】以上药物加冷水2500毫升，先浸泡1小时，然后煎煮，温度达40℃时开始治疗，药液温度要保持在45~55℃。每次30分钟，每周5次，连续6周。

【功效】活血通络，祛风除湿。

【主治】膝关节骨性关节炎（风湿瘀阻型）。

【来源】北华大学学报（自然科学版），2012，13（3）

❧· 中药熏洗经验方4 ·❧

【组成】伸筋草30克，络石藤30克，鸡血藤30克，川芎15克，牛膝15克，威灵仙15克，当归15克，川乌15克，草乌15克，木瓜10克，苏木10克，姜黄10克，南星20克。

【用法】将装有中药的纱布袋放入熏蒸治疗仪熏蒸锅内煮沸，蒸汽温度45~55℃，对患膝进行熏蒸。每日1次，每次30分钟。

【功效】祛风除湿，活血通络止痛。

【主治】膝关节骨性关节炎（风湿瘀阻型）。

【来源】实用中医药杂志，2014，30（12）

❧· 消痛健骨汤 ·❧

【组成】大黄30克，两面针30克，生草乌头30克，续断25克，牛膝25克，鸡血藤25克，千斤拔25克，威灵仙25克，海桐皮25克，独活25克，防风15克。

【用法】上药加水2000毫升，水沸后煎20~30分钟后倒入盆内，先熏后洗。药渣复煎。每日洗2次，每剂药用2天。

【功效】活血消肿，通络止痛，强筋健骨。

【主治】膝关节骨关节炎（瘀血阻络型）。

【来源】安徽中医学院学报，2003，22（4）

╰ 马玉祥经验方 ╯

【组成】当归20克，鸡血藤20克，乳香20克，没药20克，海藻20克，艾叶20克，伸筋草30克，透骨草30克，海桐皮30克，威灵仙30克，桃仁15克，牛膝15克。

【用法】采用电脑中药熏蒸治疗床进行治疗。每次30分钟，每周5次。

【功效】祛风散寒，舒筋活络，消肿止痛。

【主治】膝关节骨性关节炎（风寒瘀阻型）。

【来源】中医学报，2013，28（9）

╰ 乔卫平经验方 ╯

【组成】生川乌2克，生草乌2克，防风8克，苍术8克，薄荷8克，川牛膝5克，乳香5克，大黄5克，千年健10克，红花10克，伸筋草10克，五加皮10克，徐长卿15克，透骨草15克，樟脑1克。

【用法】水煎，每天1剂，每日1次，每次熏洗0.5小时。

【功效】补肝肾，强筋骨，祛风除湿，舒筋活络。

【主治】膝关节骨性关节炎（肝肾不足、风湿瘀阻型）。

【来源】中医研究，2011，24（12）

╰ 王康振经验方 ╯

【组成】牛膝25克，狗脊20克，杜仲20克，苍术10克，木瓜

10克，鸡血藤10克，续断10克。

【用法】上药磨成粉状，做成小药包，同盐包共同加热，敷于膝关节上方。

【功效】补肝肾，祛风湿。

【主治】膝关节骨性关节炎（肝肾不足、风湿痹阻型）。

【来源】内蒙古中医药，2017（9）

❧ · 陆国章经验方 · ❧

【组成】葛根30克，鸡血藤30克，宽筋藤30克，川牛膝30克，川椒30克，羌活30克，丹参30克，生川乌30克，生草乌30克，艾叶30克，米醋250毫升。

【用法】将上药除米醋外用纱布包裹，放锅内用2500毫升凉水浸泡30分钟后，煮沸30分钟，然后将药液倒入盆内加醋，先用两块小方巾蘸药液交替热敷痛处。待水温降至40℃时，用药水洗患膝，并不停揉搓患处。如水温下降可加温再浸洗。每次洗1小时左右，每天1次，每剂药洗3天。

【功效】活血除痹，散寒除湿。

【主治】增生性膝关节炎（寒湿瘀阻型）。

【来源】新中医，1995（6）

❧ · 张鹏经验方 · ❧

【组成】红花10克，川乌10克，海桐皮10克，透骨草10克，防风10克，地龙10克，丁香10克，乳香10克，细辛10克，伸筋草20克，血竭20克，牛膝20克，桂枝15克，五加皮15克。

【用法】上药加水煎煮并过滤，将患处置于滤液中，先熏后洗。

【功效】活血化瘀，散寒除湿，消肿止痛，补益肝肾。

【主治】膝关节骨性关节炎（肝肾不足、寒湿瘀阻型）。

【来源】中国处方药，2014，12（11）

❧ · 郝巍经验方 · ❧

【组成】制草乌30克，制川乌30克，延胡索30克，伸筋草30克，透骨草30克，秦艽20克，乳香20克，没药20克，川牛膝20克，川芎20克，刘寄奴15克，独活15克，桂枝10克，花椒10克，红花10克。

【用法】自制纱布袋，将药装入袋中，加凉水浸泡，煮沸后再持续加热10分钟，先用蒸汽熏蒸膝关节，待药袋温度适中，将药袋敷在膝关节上，用煮好的药水泡脚。每次30分钟，每天2次。

【功效】活血通络止痛，祛风除湿散寒。

【主治】膝关节骨性关节炎（风寒湿瘀型）。

【来源】新中医，2012，44（7）

❧ · 李凤海经验方 · ❧

【组成】威灵仙50克，牛膝50克，苏木30克，络石藤30克，透骨草30克，伸筋草24克，土鳖虫24克，川乌24克，草乌24克，独活24克，桑寄生24克，红花24克，赤芍24克，川芎24克，延胡索24克，肉桂24克。

【用法】上药装入纱布袋内，放于自制熏蒸床电热锅，加适量水浸泡后，加热至50~80℃，随患者耐受程度调整温度。患者患膝暴露，俯卧于熏蒸床上，患膝对准电热锅上口，床单覆盖，使中药蒸气直接熏蒸患处。每次30~40分钟，每天1次。

【功效】活血化瘀，行气通络止痛，补肝肾，祛风除湿。

【主治】膝关节骨性关节炎（肝肾不足、风湿瘀阻型）。

【来源】山东中医杂志，1999，18（2）

·ᘂᘓᖰ· 复方三生膏 ·ᖱᘔᘒ·

【组成】生川乌20克，生南星60克，生半夏60克，白芥子12克，威灵仙12克，麝香2克，松香150克，麻油150克，蜂蜡40克。

【用法】将生川乌、生南星、生半夏、白芥子、威灵仙粉碎，过100目筛。将松香、麻油、蜂蜡一同熬炼至滴水成珠，出现白色浓烟时，离火。降温至100℃左右，在徐徐搅拌下加入中药粉剂，充分拌匀成膏。将制成的膏药慢慢倒入冷水中，每天换水1次，连续1周，以去火毒。将药膏阴干，除去水分，水浴加热浴化后入麝香拌匀，摊于厚布上备用，每贴约10克。选准患者最痛部位或压痛点，用酒精棉球擦洗患处，晾干后，将膏药加温软化贴药。每贴贴敷5天，5贴为1个疗程。

【功效】辛散温通，通经活络，祛痰化瘀。

【主治】膝关节骨性关节炎（寒痰瘀阻型）。

【来源】临床医学，2000，20（9）

·ᘂᘓᖰ· 四虎散加味方 ·ᖱᘔᘒ·

【组成】生川乌30克，生草乌30克，生半夏30克，生南星30克，生狼毒30克，生马钱子10克，樟脑10克。

【用法】将前6味药同煎，待煎沸后再煎30分钟，滤出药液，投入樟脑，趁热以毛巾蘸药液外敷膝关节部，药水凉后再加热。每次外敷30分钟，每日2次。

【功效】散寒除湿止痛。

【主治】增生性膝关节炎（寒湿痹阻型）。

【来源】四川中医，2004，22（10）

❧ · 海桐皮汤 · ❧

【组成】海桐皮20克，透骨草20克，乳香20克，没药20克，当归20克，川椒25克，川芎20克，红花15克，威灵仙30克，防风20克，七叶一枝花20克，白芷20克，牛膝20克。

【用法】上药水煎40分钟后，将药液及药渣倒置脸盆中，加入100毫升陈醋，然后将患侧膝关节置于药液上熏蒸，并用毛巾浸入药汁，稍拧干后敷于膝关节上，反复多次。待药液热度降至皮肤可耐受时，用毛巾浸药液洗患部。每日熏洗2~3次，每次30分钟。

【功效】活血通络，舒筋化湿，祛风止痛。

【主治】增生性关节炎（风湿瘀阻型）。

【来源】右江民族医学院学报，2001（2）

❧ · 消痛灵 · ❧

【组成】威灵仙30克，生黄芪30克，接骨木30克，红花20克，制乳香20克，制没药20克，骨碎补20克，生松节20克，炮穿山甲15克，制川乌15克。

【用法】上药先用2500毫升水浸泡1小时，放火上煎至1500毫升，倒出药液，共煎3次，药液混合后加温熏洗膝关节30分钟，然后用纱布浸药液外敷膝关节，用绷带扎好上床，晨起去掉药纱布。每晚临睡前治疗1次，每剂可用3天。15天为1个疗程。

【功效】祛风散寒除湿，活血祛瘀，通络止痛。

【主治】膝关节增生性关节炎（风寒湿瘀型）。

【来源】中医杂志，1996，37（6）

∾·桂龙骨痛灵膏·∾

【组成】生马钱子20克，生川乌20克，生草乌20克，肉桂20克，枳实20克，汉防己20克，牛蒡子20克，细辛20克，乳香20克，没药20克，血余炭20克，王不留行20克，豨莶草20克，五加皮20克，独活20克，干姜20克，红娘全虫12克，地龙12克，土鳖虫12克，羌活12克，生川军12克，麻黄12克，泽兰12克，防风12克，归尾15克，威灵仙30克，蜈蚣4条，黄丹1000克，香油2000克。

【用法】上药共熬膏，每日16克，外敷，20天为1个疗程。

【功效】祛风胜湿，活血通络。

【主治】膝骨关节炎（风湿瘀阻型）。

【来源】临床医药文献杂志，2015，2（13）

∾·魏强经验方·∾

【组成】防风15克，荆芥15克，红花15克，透骨草15克，川椒15克，苦参15克，艾叶15克，蒲公英15克，地丁15克，海桐皮15克，五加皮15克。

【用法】上药装入纱布口袋内，放入盆中，加水1500毫升左右，加热至水沸即刻取下，先熏，待汤剂降到50~60℃时用药袋热敷到冷却为止。每日早、晚各熏洗1次。

【功效】祛风除湿，活血通络，清热解毒。

【主治】退行性膝关节炎（风湿毒瘀型）。

【来源】中医药学报，1993（5）

∾·周文强经验方·∾

【组成】伸筋草20克，透骨草20克，肉桂20克，五加皮20

克，海桐皮20克，威灵仙20克，川草乌20克，川芎20克，艾叶20克。

【用法】水煎外洗，每日2次，10天为1个疗程。

【功效】祛风散寒，温经通络。

【主治】退行性膝关节炎（风寒痹阻型）。

【来源】新疆中医药，1997，15（2）

·钱峰经验方·

【组成】胡椒、荆芥、防风、没药、乳香各等份。

【用法】上药研细混合，加75%酒精和醋各等份，调成糊状即可。毛巾1条，折成4层，将药物涂布在毛巾上（涂布0.5厘米厚）然后敷在治疗部位上，用红外线直接照射。每次治疗30分钟，每天1次，20次为1个疗程。

【功效】祛风散寒，化瘀止痛。

【主治】膝关节增生性关节炎（风寒瘀阻型）。

【来源】中国伤残医学，2011，19（8）

·柳海平经验方·

【组成】伸筋草15克，透骨草15克，威灵仙15克，当归15克，独活10克，防风10克，乳香10克，没药10克，艾叶10克，牛膝10克。

【用法】上药煎水1000毫升，在患膝上盖2条毛巾，趁热熏蒸，待药液温度适宜后取毛巾蘸药液敷于患膝。每次30分钟，每日2次，每剂熏洗、外敷2天。

【功效】祛风散寒，舒筋通络。

【主治】退行性膝骨性关节炎（风寒瘀阻型）。

【来源】西部中医药，2013，26（8）

～·李军经验方·～

【组成】当归20克，川芎20克，苏木10克，丹参15克，伸筋草10克，透骨草20克，鸡血藤20克，木瓜10克，红花10克，艾叶15克，川椒10克。

【用法】上药混匀，用长30厘米、宽25厘米的布袋装好封口，上笼蒸透后冷却到42~45℃敷于腰部，然后用100毫升醋（稍加热）洒在布袋上，再在其上放一暖水袋，以便保温。每日1次，每次30分钟。

【功效】舒筋活血通络。

【主治】腰椎增生性关节炎（瘀血阻络型）。

【来源】中医正骨，1998（6）

～·黄小敬经验方·～

【组成】海桐皮30克，宽筋藤30克，伸筋草30克，透骨草30克，威灵仙30克，牛膝15克，骨碎补15克，乳香15克，没药15克，防风15克，血竭15克，川乌15克，草乌15克，当归15克，红花15克。

【用法】上药加水2升浸泡30分钟，猛火煮开，文火0.5小时。汤液盛于小盆先熏蒸患膝约20分钟，待汤药温度合适，汤药浸毛巾，敷于患膝，药巾变凉后，更换另一条药巾，如此反复持续约0.5小时。

【功效】祛痹化瘀，温筋壮骨，活血通络。

【主治】膝关节骨性关节炎（寒瘀痹阻型）。

【来源】中华中医药学刊，2013，31（10）

·蠲痹洗剂·

【组成】威灵仙15克，伸筋草15克，透骨草15克，乳香10克，芒硝15克，红花15克，苏木15克，刘寄奴15克，五加皮15克，海桐皮15克，秦艽15克，独活15克，制川乌头10克，穿山甲15克，豨莶草15克，寻骨风15克。

【用法】上药水煎煮沸20分钟，取汁加食醋100~150毫升，用以洗膝关节。每日洗2次，每次20分钟。

【功效】活血行瘀，疏通经脉，行气散滞，散寒除湿。

【主治】膝关节骨性关节炎（寒湿瘀阻型）。

【来源】中国民间疗法，2004，12（8）

·通痹活血膏·

【组成】独活30克，阿魏30克，三七30克，当归30克，乳香30克，没药30克，小茴香30克，细辛30克，桂枝30克，续断30克，骨碎补30克。

【用法】上药研末后与500克加热熔化的凡士林调和，即制成通痹活血膏。外敷患处，每日1贴，每贴外敷20小时。

【功效】温经活血，通络止痛，祛风除湿。

【主治】四肢骨性关节炎（风湿瘀阻型）。

【来源】中医药信息，2001，18（3）

周胜利熏洗经验方

【组成】透骨草30克，伸筋草30克，鸡血藤30克，川芎20克，制乳香20克，制没药20克，独活20克，羌活20克，骨碎补20克，威灵仙15克，川牛膝15克，千年健15克，海桐皮15克。

【用法】上药医用智能汽疗仪熏洗治疗。每次20分钟，每日1

次，连续3周为1个疗程。

【功效】活血祛瘀，祛风湿，通络止痛。

【主治】膝关节骨性关节炎（风湿瘀阻型）。

【来源】安徽中医药大学学报，2015，34（3）

❧ · 杨昌山经验方 · ❧

【组成】独活12克，桑寄生12克，杜仲12克，细辛12克，茯苓12克，肉桂12克，芍药12克，牛膝8克，当归8克，甘草8克，防风9克，人参6克。

【用法】上药浸泡30分钟左右，中火加热至沸腾后，小火煎煮30分钟，滤出药液至盆中，采用先熏后洗的方法，事先令蒸汽熏患处，到患者能承受相应的水温时，将膝关节完全浸泡于药液中，期间要活动膝关节并轻轻揉搓，若水温下降，可加入适量开水。每天1次，每次30分钟，3周为1个疗程。

【功效】祛风散寒，除湿止痛，补肝肾，益气血。

【主治】膝关节骨性关节炎（肝肾气血不足、风寒湿阻型）。

【来源】数理医药学杂志，2015，28（3）

❧ · 温经通络散 · ❧

【组成】伸筋草50克，枳壳20克，艾叶40克，花椒20克，白芷20克，独活20克，五加皮20克，紫苏叶40克。

【用法】将上药置于沸水2000毫升中浸泡30分钟。待水温降低擦洗膝关节或毛巾吸收药水热敷膝关节30分钟，每日3次。

【功效】温经通络，祛风散寒。

【主治】膝关节骨性关节炎（风寒瘀阻型）。

【来源】中国中医急症，2006，15（5）

❧ · 通痹止痛膏 · ❧

【组成】当归尾30克，白芷30克，生川乌头15克，生草乌头15克，自然铜30克，桂枝15克，透骨草30克，乳香15克，没药15克。

【用法】上药研末，用蜂蜜调成软膏状备用。使用时将通痹止痛膏敷贴于患处，用敷料覆盖，胶布固定。隔日换药1次，3次为1个疗程，连用2个疗程。

【功效】散寒祛风，通络止痛。

【主治】原发性骨性关节炎（风寒瘀阻型）。

【来源】湖南中医杂志，2002，18（1）

❧ · 詹运开经验方 · ❧

【组成】鸡血藤50克，威灵仙30克，伸筋草30克，乳香15克，秦艽20克，五加皮20克，丹参20克。

【用法】用武火将药物煮沸后，再用文火煮30分钟，然后倒于木桶内，将患肢膝关节水平放置于木桶上方正中，木桶上方边缘用毛巾围盖严实，防止药气外泄，以使中药的热力能够充分熏蒸患肢膝关节，一直到药液的温度变为温热状态，再将患肢整个膝关节浸泡于药液里。每日2次。

【功效】舒筋活络，活血祛瘀止痛。

【主治】膝关节骨性关节炎（瘀血阻络型）。

【来源】中国医药指南，2011，9（13）

❧ · 速效骨质增生散 · ❧

【组成】乳香20克，没药20克，生草乌20克，生川乌20克，白芥子20克，生马钱子10克，川椒10克，穿山甲10克，麝香少许。

【用法】将马钱子放在凉水中浸泡5~7日，每日换水1次。除皮切薄晾干后与上药共研成细末备用。用时先用食醋将上药粉调好后装进小布袋（袋口缝好），放在锅内蒸热后敷患处。每日1次，10天为1个疗程。

【功效】祛风除湿，温经舒筋，活血通络。

【主治】骨质增生（风湿瘀阻型）。

【来源】中医外治杂志，1995（3）

～· 刘超经验方 ·～

【组成】五加皮25克，血竭30克，当归30克，透骨草30克，没药30克，伸筋草30克，附子10克，蛇床子10克，苏木10克，红花10克，木鳖子10克，肉桂10克，川椒10克，乳香10克，防风10克，荆芥10克，麝香6克。

【用法】将上述药物置于中药熏蒸机的药槽中，加适量水，加热30分钟后产生中药蒸汽。患者仰卧于治疗床上，暴露患膝，将蒸汽罩移至膝部，上下喷汽熏蒸膝部，温度控制于40~45℃，以患者舒适为宜。每天熏蒸2次，每次30分钟，10天为1个疗程。

【功效】祛风除湿，强筋健骨，活血化瘀。

【主治】膝骨关节炎（肾虚骨弱、风湿瘀阻型）。

【来源】中医正骨，2015，27（5）

～· 壮药骨痹方 ·～

【组成】络石藤40克，金钱草40克，大黄40克，豆豉姜40克，肿节风40克，七叶莲40克，半枫荷40克，千年健40克，五加皮40克，驳骨丹40克，千斤拔40克，刘寄奴40克，两面针40克，王不留行40克，熟地黄40克。

【用法】先将上药切成细碎块状，用1000毫升的45度米酒将其浸泡2个月；再将上药装入小布袋，制成熨烫药包；将药包加热至50℃左右，趁热熏烫患膝及其周围，以局部温热潮红、微有汗出为度。每次30分钟，每天2次，2周为1个疗程。

【功效】温通经络，活血化瘀，化痰除湿，止痛。

【主治】膝骨关节炎（寒痰瘀阻型）。

【来源】中医正骨，2015，27（7）

·四子散·

【组成】苏子60克，莱菔子60克，白芥子60克，吴茱萸30克。

【用法】将四子散用电子瓦煲加热30分钟，使温度达到60~70℃，装入6厘米×10厘米的布袋中。来回热熨关节痛处20分钟，每天2次。

【功效】祛风除湿，温经散寒，调和气血，通络止痛。

【主治】膝关节骨性关节炎（风湿痹阻型）。

【来源】实用医学杂志，2008，24（16）

·广州市正骨医院骨十方洗剂·

【组成】大黄18克，细辛9克，忍冬藤15克，络石藤15克，桑枝15克，刘寄奴10克，黄柏18克，泽兰10克，荆芥10克，玄明粉6克，毛麝香15克，金耳环10克。

【用法】将上药放进盆中，加入100℃开水浸泡，熏洗时先用药液热气熏洗患处，待药液温度下降至40℃左右，或把手指放入药液中测试，如果不烫手再将患肢放入药液中泡洗。每次熏洗半小时，每天1次，2周为1个疗程。

【功效】活血通络，消肿止痛。

【主治】膝关节骨性关节炎（瘀血阻络型）。

【来源】实用医学杂志，2011，27（3）

～・ 骨痹膏 ・～

【组成】生大黄500克，生川乌500克，生草乌500克，白芷500克，延胡索500克，当归500克，淫羊藿500克，独活500克，伸筋草500克，路路通500克，乳香250克，没药250克，血竭250克，生马钱子250克，黄丹5000克，芝麻油10000克。

【用法】首先将以上药物放入麻油中，浸泡3天后放在文火上熬制，待药物熬枯焦后，取出药渣，再熬至滴油于水中成珠时，下丹、搅拌，充分化学反应后，成黑油膏，然后倒入水中，12小时后，取出，化开后，摊在布上，贴于膝关节两侧。3天更换1次，3次为1个疗程。

【功效】通经散结，除痹止痛。

【主治】膝关节骨性关节炎（瘀血痹阻型）。

【来源】中医药临床杂志，2008，20（3）

～・ 活血膏 ・～

【组成】土鳖虫30克，乌药30克，丹参30克，鸡血藤30克，桑寄生30克，威灵仙30克，续断30克，伸筋藤30克，乳香15克，没药15克，赤芍15克，丹皮15克，川芎15克，红花15克，当归7.5克，冰片3克，血竭3克。

【用法】上药研末后与500克加热熔化的凡士林调和，即制成活血膏，外敷膝关节。每日1贴，每贴外敷20小时。

【功效】活血通络止痛，祛风除湿凉血。

【主治】膝关节骨性关节炎（风湿瘀阻型）。

【来源】现代中西医结合杂志，2006，15（9）

·˚·ᴥ· 弃杖散 ·ᴥ·˚·

【组成】生川乌30克，生草乌30克，生半夏30克，羌活30克，独活30克，樟脑30克，艾叶30克，麻黄30克，泽兰30克，乳香30克，没药30克，杜仲30克，伸筋草30克，透骨草30克，冰片（后下）20克，白芷60克，川牛膝60克。

【用法】将上药装入布袋，开水煎煮20分钟，先用热气熏蒸患处，待药液稍凉，将药物热敷患处。每日2次，每次30分钟。

【功效】调补肝肾，祛风除湿，祛瘀散寒。

【主治】骨关节炎（肝肾不足、风寒湿瘀型）。

【来源】《中西医结合治疗膝关节骨关节炎》

·˚·ᴥ· 化瘀通络洗剂 ·ᴥ·˚·

【组成】桃仁9克，红花6克，当归尾9克，川芎6克，苏木15克，桑枝9克，威灵仙15克，伸筋草5克，桑寄生15克，续断9克，骨碎补15克。

【用法】将中药入纱布包内，加水约3000毫升，浸泡30分钟，煎沸后文火煎30分钟，加入黄酒60毫升，停止加热。用热气熏蒸患膝，待药液温度降至约40℃时，先以毛巾淋洗，然后将患侧手腕部完全浸泡其中。每次持续约30分钟。

【功效】补益肝肾，活血化瘀，舒筋通络。

【主治】退行性腕关节炎（肝肾不足、瘀血阻络型）。

【来源】《林如高骨伤验方歌诀方解》

❧ · 平乐郭氏方 · ❧

【组成】当归15克，川芎15克，川续断15克，木瓜15克，川牛膝15克，艾叶15克，透骨草15克，赤芍15克，红花15克，大黄15克，五加皮15克，防风15克，白芷15克，灵仙15克，鸡血藤30克，伸筋草30克，制乳香30克，制没药30克。

【用法】上药用布包好，加水3000毫升，煎沸30分钟后取出药包，把药液倒入盆内，加入芒硝30克、食醋250毫升搅匀。熏洗时以热气熏蒸，并用毛巾蘸药液交替热敷痛处，待水温降至50~60℃时，将患膝浸入盆内浸洗，若水温下降可加温再洗。每次熏洗1小时，每日1~2次。

【功效】活血祛瘀，软坚散结，除湿通络，消炎止痛。

【主治】增生性膝关节炎（瘀湿阻络型）。

【来源】中医研究，1992，5（4）

❧ · 赵晓经验方 · ❧

【组成】当归尾30克，川芎30克，赤芍30克，羌活30克，独活30克，威灵仙30克，铁包金30克，宽筋藤30克，骨碎补30克，续断30克，千斤拔30克，牛大力30克，桑枝30克，乳香15克，没药15克，桂枝15克，红花15克，香加皮15克。

【用法】上述药物打成粉末，分为7份。每天1份，开水冲泡后熏洗患膝至水凉为止。

【功效】补肝肾，强筋骨，温经通络，活血化瘀，除湿止痛。

【主治】膝关节骨性关节炎（肝肾不足、寒湿瘀阻型。）

【来源】新中医，2013，45（10）

❧ · 当归白芍糊 · ❧

【组成】全当归40克，白芍40克，川芎30克，炒艾叶30克，地龙30克，炙川乌30克，五加皮30克，木通30克，川花椒30克，草薢30克，防风30克，生姜汁100毫升，陈醋适量，冰片5克。

【用法】上药共研为极细末后，加入姜汁、陈醋成糊状，贮瓶内备用。用时，以此药糊敷患处。每日换药1次，1剂药一般可用2~3天。

【功效】祛风散寒，除湿止痛。

【主治】骨质增生（风寒湿痹型）。

【来源】《中医经典验方大全》

羌活海桐皮煎

【组成】羌活10克，海桐皮10克，透骨草10克，川花椒10克，牛膝10克，桂枝10克，防风10克，白芷10克，伸筋草25克，桑枝30克，威灵仙15克。肿胀者，加苍术15克、茯苓15克；痛甚者，加川乌10克、草乌10克；皮温偏高者，加黄柏10克、虎杖10克。

【用法】上药加水煎煮后熏洗患处，每日2次，每次30分钟。

【功效】祛风通络，活血止痛。

【主治】退行性关节。

【来源】《关节炎千家妙方》

伸筋透骨汤

【组成】伸筋草30克，透骨草30克，木瓜30克，鸡血藤30克，威灵仙20克，海桐皮20克，五加皮20克，当归20克，三棱10克，莪术10克，川芎10克，生川乌10克，生草乌10克，川牛膝10克。

【用法】上药加水适量，煮沸10分钟后取药液倒入盆中。随即往药液中加入食醋、白酒各20毫升左右。裸露患膝，先让药物蒸气熏蒸，待药液温度降到患者能耐受时，用毛巾浸药液烫洗患处。每次治疗40分钟左右，每日1次，每剂药可重复使用3~5次。通常10次为1个疗程。

【功效】通经活络，活血止痛。

【主治】退行性关节。

【来源】《关节炎千家妙方》

化痛散

【组成】蟾酥（烊化）9克，生川乌15克，何首乌30克，乳香30克，生草乌30克，没药30克。

【用法】上药共研细末，用酒或姜汁调敷。

【功效】活血消肿定痛。

【主治】退行性关节。

【来源】《关节炎千家妙方》

第四章　痛风性关节炎

痛风性关节炎是由嘌呤代谢紊乱、尿酸排泄减少引起的关节炎。本病在急性关节炎期表现为高热、关节红肿、发热、压痛，关节活动受限。慢性关节炎期关节肥大，活动受限，最后畸形僵硬。

中医认为本病属"痹证"范畴。病因病机为脾肾失司，湿浊内停，气血不通，浊瘀留滞经络、关节。可参考中医"痹证""历节"等治疗。

第一节　内服方

痛风活血汤1

【组成】独活12克，苍术12克，川芎12克，当归12克，车前子12克，防己15克，黄柏15克，忍冬藤20克，桃仁10克，赤芍10克，牛膝10克。

【用法】水煎服，每天2次，每日1剂。

【功效】化瘀活血。

【主治】痛风性关节炎（血瘀型）。

【来源】时珍国医国药，2001，12（8）

痛风活血汤2

【组成】秦皮20克，防己15克，独活12克，秦艽10克，威灵仙10克，川芎20克，车前子（先煎）30克，川牛膝15克，桃仁10克，苍术12克，忍冬藤20克，黄柏15克。

【用法】水煎服，每天2次，每日1剂。

【功效】清利湿热，通络止痛。

【主治】痛风性关节炎（风湿热痹阻型）。

【来源】中医正骨，2005，17（9）

痛风蠲痹汤

【组成】苍术15克，黄柏15克，乌梢蛇15克，鹿角霜15克，薏苡仁20克，萆薢20克，防己20克，土茯苓25克，鸡血藤25克，忍冬藤25克，白芥子10克，牛膝10克，生甘草10克。

【用法】水煎服，每天2次，每日1剂。同时以药渣煎水熏洗患处。

【功效】清热除湿，行气活血，祛风通络。

【主治】痛风性关节炎（风湿热痹阻、寒热错杂型）。

【来源】河北中医，2002，24（1）

痛风速效汤

【组成】黄柏10克，苍术15克，薏苡仁30克，牛膝15克，土茯苓30克，萆薢15克，山慈菇15克，生地黄15克，赤芍15克，牡丹皮10克，秦艽10克，威灵仙15克，浙贝母15克，白僵蚕15克，蒲公英30克。

【用法】水煎服，每天2次，每日1剂。

【功效】清热利湿，凉血解毒，化痰活血，通络止痛。

【主治】痛风性关节炎（湿热型和瘀阻型）。

【来源】中医药导报，2005，11（6）

❧· 痛风定痛清源汤 ·❧

【组成】金钱草30克,青风藤30克,山慈菇5~10克,干地龙10克,秦艽5~10克,臭梧桐5~10克,生石膏30~50克,知母8~15克,栀子10克,牡丹皮5~10克,生地黄15~30克,茯苓10~15克。

【用法】水煎服,每天2次,每日1剂。

【功效】清热泻火,利水消肿,通络止痛,排石散结。

【主治】痛风性关节炎(湿热型)。

【来源】镇江医学院学报,2000,10(2)

❧· 泄浊豁痰散瘀汤 ·❧

【组成】黄柏10克,天南星10克,白芥子10克,露蜂房10克,苍术12克,薏苡仁30克,虎杖30克,忍冬藤20克,草薢20克,土茯苓15克,川牛膝15克,穿山甲珠(吞服)5克,三七粉(吞服)5克。

【用法】水煎服,每天3次,每日1剂。

【功效】清热解毒,除湿泄浊,豁痰开结,消肿止痛。

【主治】痛风性关节炎(痰浊瘀阻型)。

【来源】实用中医药杂志,2005,21(3)

❧· 茵陈五苓散 ·❧

【组成】土茯苓60克,猪苓15克,泽泻20克,茵陈20克,防己15克,黄芪30克,川草薢30克,滑石15克,白茅根30克,牛膝15克,延胡索12克,白芍30克,甘草6克。

【用法】水煎服,每天2次,每日1剂。

【功效】利湿泄浊,清热解毒,消肿散结,通络止痛。

【主治】痛风性关节炎(湿热郁滞、浊聚成毒型)。

【来源】安徽中医临床杂志，2002，14（6）

·✦· 石膏四妙汤 ·✦·

【组成】生石膏60克，生薏苡仁30克，黄柏10克，苍术15克，川牛膝15克，忍冬藤15克，虎杖30克，白芷10克，桔梗10克，枳壳10克，蚕沙（包煎）12克，丹参15克。

【用法】水煎服，每天2次，每日1剂。

【功效】清热利湿，和络理气。

【主治】痛风性关节炎（湿热型）。

【来源】安徽中医临床杂志，2001，13（1）

·✦· 萆薢化毒汤 ·✦·

【组成】萆薢20克，防己10克，生薏苡仁30克，当归尾10克，牡丹皮10克，木瓜12克，秦艽12克，牛膝10克。

【用法】水煎服，每天2次，每日1剂。

【功效】清热化湿，凉血解毒，通络止痛。

【主治】痛风性关节炎（湿热型）。

【来源】中国临床医生，2002，30（4）

·✦· 八正散加减 ·✦·

【组成】川木通10克，车前子（包煎）15克，滑石30克，栀子10克，萹蓄10克，大黄10克，金钱草50克，虎杖15克，白花蛇舌草30克，忍冬藤30克，土茯苓30克，蒲公英30克，山慈菇10克。

【用法】水煎服，每天2次，每日1剂。

【功效】清热利湿，祛瘀通络止痛。

【主治】痛风性关节炎（湿热型）。

【来源】湖南中医药杂志，2005，12（2）

❦· 益肾化浊方 ·❧

【组成】黄芪15克，山药15克，生地黄15克，白术12克，枸杞子12克，防己12克，生薏苡仁30克，土茯苓30克，车前子（包煎）30克，瞿麦30克，萹蓄30克，山茱萸10克，牛膝10克。

【用法】水煎服，每天2次，每日1剂。

【功效】调脾益肾，化湿泄浊。

【主治】痛风性关节炎（脾肾亏虚型）。

【来源】实用中医药杂志，2001，17（5）

❦· 海桐寻骨汤 ·❧

【组成】海桐皮18克，寻骨风25克，黄柏10克，木瓜10克，白芍15克，车前子（包煎）10克，川黄连6克，薏苡仁30克，玄参10克，牡丹皮10克，通草6克，生地黄10克，延胡索10克，泽泻10克，土茯苓15克。

【用法】水煎服，每天2次，每日1剂。

【功效】清热利湿，舒筋活络，散瘀止痛。

【主治】痛风性关节炎（湿热型和瘀阻型）。

【来源】河北中医，2003，25（7）

❦· 排尿酸解毒汤 ·❧

【组成】黄柏15克，苍术15克，牛膝15克，滑石15克，莱菔子15克，薏苡仁30克，败酱草30克，制附子（先煎）6克，地龙20克，威灵仙20克，甘草10克。

【用法】水煎服，每天2次，每日1剂。

【功效】清热解毒，燥湿利浊。

【主治】痛风性关节炎（脾虚湿滞、湿热内蕴、痹阻经络型）。

【来源】四川中医，2004，22（7）

加味五藤饮

【组成】鸡血藤30克，海风藤30克，络石藤30克，青风藤30克，忍冬藤30克，川牛膝15克，生薏苡仁15克，当归15克，赤芍20克，丹参20克，车前子12克。

【用法】水煎服，每天2次，每日1剂。

【功效】清热利湿，活血通脉。

【主治】痛风性关节炎（湿热型和瘀阻型）。

【来源】陕西中医，2005，26（12）

健脾祛瘀汤

【组成】黄芪30克，白术20克，丹参20克，陈皮15克，半夏15克，山楂15克，土茯苓15克，车前子（包煎）15克，滑石（包煎）15克，萆薢15克，桃仁15克，红花15克，地龙15克，大黄5克，川芎10克。

【用法】水煎服，每天2次，每日1剂。或研为细末，每次10克，每日2次，温开水冲服。

【功效】健脾益肾，祛瘀通络。

【主治】痛风性关节炎（脾肾亏虚、痰瘀交阻型）。

【来源】中医药学报，2001，29（6）

健脾除湿汤

【组成】苍术10克，白术10克，薏苡仁10克，茯苓10克，陈皮10克，防己10克，五加皮10克，防风10克，羌活10克，独活

10克，大枣5枚，生姜3片，甘草5克。

【用法】水煎服，每天3次，每日1剂。

【功效】健脾除湿，通络止痹。

【主治】痛风性关节炎（湿浊痹阻型）。

【来源】福建中医药，2001，32（1）

❧·开痹化湿汤·❧

【组成】乌梢蛇10克，寒水石10克，知母10克，土鳖虫10克，红花10克，桂枝18克，制川乌头（先煎）15克，赤芍15克，茯苓15克，威灵仙15克，生薏苡仁30克。

【用法】水煎服，每天2次，每日1剂。

【功效】温阳开痹，清热化湿，活血止痛。

【主治】痛风性关节炎（阳虚、湿瘀互结型）。

【来源】浙江中医杂志，2002，37（7）

❧·平胃散和济生肾气丸加减·❧

【组成】苍术10克，厚朴10克，陈皮6克，熟地黄10克，山茱萸10克，怀山药10克，牡丹皮6克，泽泻6克，茯苓10克，熟附子（先煎）6克，桂枝6克，车前子（包煎）10克，牛膝10克，甘草3克。

【用法】水煎服，每天2次，每日1剂。

【功效】补肾健脾，祛湿泄浊。

【主治】痛风性关节炎（脾肾亏虚、湿浊阻滞型）。

【来源】四川中医，2007，25（9）

❧·通痹雷公藤汤·❧

【组成】雷公藤10克，秦艽10克，萆薢10克，白僵蚕10克，桃仁10克，红花10克，海风藤10克，海桐皮10克，徐长卿10克，板蓝根30克，蒲公英30克，薏苡仁30克，赤小豆30克，土茯苓30克，蜈蚣2条，甘草5克。

【用法】水煎服，每天2次，每日1剂。

【功效】清热解毒，祛湿通痹，活血化瘀。

【主治】痛风性关节炎（湿热型和瘀阻型）。

【来源】实用中医药杂志，2003，19（7）

⁜· 张荒生经验方 ·⁜

【组成】生石膏（先煎）40克，知母10克，黄柏10克，生地黄15克，牡丹皮10克，赤芍10克，白茅根10克，忍冬藤20克，全蝎10克，桑寄生10克，滑石15克，淡竹叶10克，车前草15克，灯心草4克，黄连6克，甘草6克。

【用法】水煎服，每天3次，每日1剂。

【功效】清热利湿，消肿止痛。

【主治】痛风性关节炎（湿热阻络型）。

【来源】实用中医内科杂志，2006，20（1）

⁜· 痛风灵方 ·⁜

【组成】丹参30克，延胡索12克，川芎12克，半夏12克，石膏30克，莱菔子10克，车前草30克，薏苡仁30克，泽泻15克，黄柏15克，威灵仙20克，鸡内金15克，怀牛膝20克，砂仁10克，甲珠10克。

【用法】水煎服，每天2次，每日1剂。

【功效】活血祛瘀，利湿化痰。

【主治】痛风性关节炎（湿热型和痰瘀互阻型）。

【来源】现代中西医结合杂志，2003，12（2）

❦· 商宪敏经验方1 ·❧

【组成】草薢30克，秦艽15克，车前子（包煎）30克，白芍12克，生甘草6克，虎杖15克，木瓜30克，苍术10克，白术10克，山慈菇10克，炒薏苡仁15克，生蒲黄（包煎）12克。

【用法】水煎服，每天2次，每日1剂。

【功效】清热利湿，活血止痛。

【主治】痛风性关节炎（湿热瘀阻型）。

【来源】北京中医药大学学报（中医临床版），2005，12（3）

❦· 商宪敏经验方2 ·❧

【组成】草薢30克，夏枯草15克，秦艽15克，车前子（包煎）30克，秦皮12克，益母草15克，苦参10克，茯苓30克，葛根30克。

【用法】水煎服，每天2次，每日1剂。

【功效】利湿化痰，活血通络。

【主治】痛风性关节炎（湿热痹阻型）。

【来源】北京中医药大学学报（中医临床版），2005，12（3）

❦· 痛风定痛汤 ·❧

【组成】金钱草30克，泽泻10克，车前子（包煎）10克，防己10克，生石膏30克，知母10克，黄柏10克，地龙10克，生地15克，赤芍15克，生甘草5克。

【用法】水煎服，每天2次，每日1剂。

【功效】清热利湿，活血定痛。

【主治】痛风性关节炎（湿热型和血瘀型）。

【来源】《外科医案（上册）》

∾· 当归芍药散加味 ·∾

【组成】忍冬藤30克，石膏30克，薏苡仁30克，土茯苓30克，白术15克，茯苓15克，泽泻15克，萆薢15克，牛膝15克，当归12克，白芍12克，川芎12克，苍术12克，延胡索12克，黄柏10克，知母10克。

【用法】水煎服，每天2次，每日1剂。

【功效】清热利湿，活血化瘀，泄浊解毒，调补肝脾。

【主治】痛风性关节炎（湿热痹阻、痰瘀互结型）。

【来源】《外科医案（上册）》

∾· 黄绥尔经验方 ·∾

【组成】川黄柏12克，银花30克，丹皮9克，猪苓20克，泽泻30克，生薏苡仁30克，防己12克，秦艽10克，秦皮18克，赤芍12克，桂枝6克，地龙12克，炒苍术12克，厚朴12克，陈皮9克。

【用法】水煎服，每天2次，每日1剂。

【功效】清热利湿，活血通络。

【主治】痛风性关节炎（湿热痹阻型）。

【来源】《中医辨治经验集萃——当代太湖地区医林聚英》

∾· 乌头汤 ·∾

【组成】制川乌（先煎）10克，细辛6克，黄芪15克，麻黄6克，白术12克，白芍20克，白芥子10克，薏苡仁30克，川牛膝15克，赤芍20克，当归20克，制乳香6克，三七粉（冲服）6克，甘草6克。

【用法】水煎服，每天2次，每日1剂。

【功效】散寒除湿，活血通络止痛。

【主治】痛风性关节炎（寒湿瘀阻型）。

【来源】中国民间疗法，2003，11（8）

·陈军经验方·

【组成】生薏苡仁30克，苍术15克，生大黄6克，茯苓30克，萆薢10克，丹参30克，红花6克，川芎6克，益母草30克，钩藤15克，川牛膝15克，地龙10克，鸡内金10克，焦四仙各12克。

【用法】水煎服，每天2次，每日1剂。

【功效】清热利湿，活血通络。

【主治】痛风性关节炎（湿热瘀阻型）。

【来源】中华中医药杂志，2005，20（11）

·土茯苓草薢汤·

【组成】土茯苓30克，草薢30克，苍术15克，秦艽20克，木防己15克。

【用法】水煎服，每天2次，每日1剂。

【功效】健脾燥湿，祛风利湿，清热解毒，通络止痛。

【主治】痛风性关节炎（寒湿痹阻、瘀血阻络型）。

【来源】中国中医急症，2011，20（9）

·豨莶连黄透骨汤·

【组成】豨莶草30克，黄柏10克，连翘15克，牛膝10克，独活10克，威灵仙10克，透骨草15克，赤芍10克，薏苡仁30克，苦参10克，滑石粉30克，细辛6克，当归10克，生甘草10克。

【用法】水煎服，每天2次，每日1剂。

【功效】清热利湿，通络止痛。

【主治】痛风性关节炎（风湿热痹阻型）。

【来源】中医正骨，2009，21（7）

⚜ 疏凿饮子加减汤 ⚜

【组成】酒制大黄10克，泽泻12克，炒赤小豆15克，羌活9克，大腹皮9克，椒目9克，木通12克，秦艽9克，槟榔9克，茯苓皮30克，生姜5片。

【用法】水煎服，每天2次，每日1剂。

【功效】祛湿泄浊，利水消肿，活血止痛。

【主治】痛风性关节炎（湿浊阻滞型）。

【来源】中医内科杂志，2008，22（12）

⚜ 参苓白术散合金匮肾气丸加减 ⚜

【组成】党参12克，白术15克，茯苓15克，怀山药15克，白扁豆12克，薏苡仁15克，莲子肉9克，熟地10克，山萸肉10克，丹皮6克，泽泻6克，熟附子（先煎）6~9克，桂枝6克，甘草3克。

【用法】水煎服，每天2次，每日1剂。

【功效】健脾补肾，祛湿泄浊。

【主治】痛风性关节炎（脾肾亏虚、湿浊阻滞型）。

【来源】江西中医药，2009，40（9）

⚜ 黄伯灵自拟痛风灵 ⚜

【组成】土茯苓15克，车前子（包煎）10克，豨莶草10克，牛膝10克，赤芍15克，秦皮10克，秦艽10克，威灵仙15克，山慈菇12克，生甘草10克。

【用法】水煎服，每天2次，每日1剂。

【功效】清热利湿，祛风通络，消肿止痛。

【主治】痛风性关节炎（湿热瘀阻型）。

【来源】国医论坛，2005，20（4）

❧ 化浊清热通络止痛方 ❧

【组成】苍术10克，白术10克，黄柏9克，生薏苡仁20克，泽兰10克，泽泻10克，川牛膝15克，鸡血藤20克，延胡索10克，制乳香5克，制没药5克，伸筋草10克，车前草10克，生甘草6克。

【用法】水煎服，每天2次，每日1剂。

【功效】化浊清热，通经络，行气血，止疼痛。

【主治】痛风性关节炎（痰浊凝滞型）。

【来源】中国中医基础医学杂志，2006，12（4）

❧ 黄连解毒汤合升降散加味 ❧

【组成】黄芩6克，黄连6克，黄柏12克，栀子6克，忍冬藤30克，大黄6克，僵蚕15克，蝉蜕15克，姜黄15克，车前子（包煎）15克，砂仁6克，延胡索6克，甘草3克。

【用法】水煎服，每天2次，每日1剂。

【功效】清热祛湿，泻火解毒，行气止痛。

【主治】痛风性关节炎（湿热痹阻型）。

【来源】时珍国医国药，2006，17（10）

❧ 消痛汤1号方 ❧

【组成】土茯苓30克，薏苡仁20克，忍冬藤20克，车前草15克，蒲公英15克，地龙15克，赤小豆12克，赤芍药12克，川牛膝12克。

【用法】水煎服，每天2次，每日1剂。

【功效】泄浊化瘀，通络止痛。

【主治】痛风性关节炎（浊毒瘀滞型）。

【来源】现代中西医结合杂志，2002，11（12）

消痛汤2号方

【组成】黄芪30克，土茯苓30克，防风20克，薏苡仁20克，白术15克，车前草15克，蚕沙（包煎）15克，陈皮12克，川牛膝12克，甘草10克。

【用法】水煎服，每天2次，每日1剂。

【功效】泄浊化瘀，通络止痛。

【主治】痛风性关节炎（浊毒瘀滞型）。

【来源】现代中西医结合杂志，2002，11（12）

龙胆泻肝汤加减

【组成】龙胆草6克，甘草6克，当归6克，秦艽10克，柴胡10克，炒山栀10克，炒黄芩10克，生地黄12克，车前子（包煎）15克，泽泻15克，威灵仙15克，制延胡索15克，生薏苡仁30克。

【用法】水煎服，每天2次，每日1剂。

【功效】清肝泻火，除湿。

【主治】痛风性关节炎（肝胆湿热型）。

【来源】浙江中医杂志，2010，45（2）

桑枝透骨膏

【组成】桑枝350克，忍冬藤350克，透骨草200克，牛膝150

克，川黄柏150克，薏苡仁250克，白术120克，石菖蒲120克，草薢120克，车前草150克，虎杖100克，生甘草50克，赤茯苓150克，生大黄150克。

【用法】上药加水煎煮3次，滤汁去渣，合并三次滤液，加热浓缩成清膏，再加蜂蜜300克收膏即成。贮瓶备用。每次15~30克，每日2次，白开水调服。

【功效】清热利湿，消肿止痛。

【主治】痛风性关节炎（湿热壅盛型）。

【来源】《中国丸散膏丹方药全书·关节炎》

·二花丸·

【组成】金银花90克，天花粉90克，忍冬藤75克，络石藤75克，薏苡仁75克，茯苓75克，制乳香45克，制没药45克，赤芍45克，苍术60克，寻骨风50克，黄芩60克，泽泻60克，防风30克，秦艽30克，玄参36克，甘草15克。

【用法】上药共研细末，和匀过80~100目筛，取上药粉，炼蜜为丸，如梧桐子大，贮瓶备用。每次9克，每日3次，温开水送服。

【功效】祛风利湿，活血通络，清热消肿。

【主治】痛风性关节炎（湿热型和瘀阻型）。

【来源】《中国丸散膏丹方药全书·关节炎》

·桂枝灵蛇散·

【组成】桂枝90克，威灵仙45克，白花蛇60克，防风90克，姜黄45克，伸筋草45克，路路通45克，海桐皮45克，白芷45克，知母30克，黄柏30克，羌活36克，独活36克，秦艽36克，全蝎

18克，蜈蚣9条，甘草30克。

【用法】上药共研极细末，和匀，贮瓶备用。每次9克，每日3次，温开水送服。

【功效】祛风除湿，清热养阴，温经散寒，搜风通络。

【主治】痛风性关节炎（寒热错杂型）。

【来源】《中国丸散膏丹方药全书·关节炎》

乳香定痛丸

【组成】苍术（米泔水浸）60克，川乌（泡去皮）30克，当归30克，川芎30克，乳香9克，没药9克，丁香1.5克。

【用法】上药共研细末，枣肉为丸，如梧桐子大，贮瓶备用。每次服五六十丸，黄酒送下，每日2次。

【功效】祛风除湿，活血定痛。

【主治】痛风性关节炎（风湿痹阻型）。

【来源】《中国丸散膏丹方药全书·关节炎》

加味二妙丸

【组成】苍术（米泔水浸一宿）120克，黄柏（酒浸一宿）60克，川牛膝（去芦酒洗）30克，汉防己（酒洗）30克，当归（酒洗）30克，川草薢（酒洗）30克，败龟甲（酥炙，要自毙者佳，或以怀熟地30克代之）30克。

【用法】上药共研细末，和匀，以酒煮面糊为丸，如梧桐子大，贮瓶备用。每次6~9克，每日2次，空腹淡盐汤送下。

【功效】祛风利湿，活血养阴。

【主治】痛风性关节炎（风湿热型）。

【来源】《中国丸散膏丹方药全书·关节炎》

·҈· 蠲痛丸 ·҈·

【组成】生川乌1枚，生黑豆（去皮）77粒，全蝎27个，地龙15克，麝香（后下）1.5克。

【用法】上药共研细末，和匀，用清酒糊为丸，如绿豆粒大，贮瓶备用。每次15丸，逐渐加至20丸，临卧空腹用冷酒吞下，微汗不妨，每日1次。

【功效】祛风通络，散寒止痛。

【主治】痛风性关节炎（风湿痹阻型）。

【来源】《中国丸散膏丹方药全书·关节炎》

·҈· 金明秀驱痛汤 ·҈·

【组成】羌活15克，独活15克，当归15克，川芎15克，赤芍15克，桃仁15克，红花15克，牛膝15克，威灵仙15克，防风15克，鸡血藤25克，青风藤25克，忍冬藤25克，山茱萸15克。

【用法】水煎服，每天2次，每日1剂。

【功效】清热利湿，祛瘀通络。

【主治】痛风性关节炎（湿热内蕴、痰瘀互结、外感风寒湿邪型）。

【来源】中医药学刊，2006，24（8）

·҈· 鸡血藤膏 ·҈·

【组成】当归150克，赤芍药150克，白芍药100克，红花100克，川芎60克，牡丹皮100克，鸡血藤300克，威灵仙150克，路路通150克，三七90克，秦艽100克，甘草30克。

【用法】上药加水煎煮3次，滤汁去渣，合并3次滤液，加热浓缩为清膏，再加蜂蜜300克收膏即成，收贮备用。每次15~30

克，每日2次，白开水调服。

【功效】活血化瘀，祛风除湿，通络止痛。

【主治】痛风性关节炎（瘀血阻络型）。

【来源】《中医膏方指南》

ᕮ·平痛汤·ᕭ

【组成】麻黄6克，细辛10克，制川乌头（先煎）10克，制草乌头（先煎）10克，生黄芪30克，当归12克，熟地黄12克，白芍12克，甘草10克，防己15克，白术12克。

【用法】水煎服，每天2次，每日1剂。

【功效】温经散寒，除湿止痛。

【主治】痛风性关节炎（风湿痹阻型）。

【来源】河南中医，2003，23（2）

ᕮ·十花饮·ᕭ

【组成】金银花20克，野菊花10克，一枝黄花10克，金莲花10克，木槿花10克，凌霄花10克，山茶花10克，金雀花10克，芙蓉花10克，西红花3克。

【用法】水煎服，每天2次，每日1剂。

【功效】清热解毒，化瘀通络。

【主治】痛风性关节炎（湿热型和瘀阻型）。

【来源】湖北中医杂志，2002，24（6）

ᕮ·痛风汤1·ᕭ

【组成】忍冬藤20克，土茯苓20克，萆薢20克，蒲公英20克，当归15克，玄参10克，黄柏10克，牛膝10克，泽泻10克，牡丹皮10克，甘草5克，寻骨风10克。

【用法】水煎服，每天2次，每日1剂。

【功效】清热解毒，利湿消肿，活血止痛。

【主治】痛风性关节炎（湿热型和瘀阻型）。

【来源】湖南中医杂志，2004，20（1）

痛风汤2

【组成】黄柏12克，土茯苓30克，紫草20克，薏苡仁30克，赤芍15克，虎杖20克，蒲公英20克，山慈菇12克，泽泻15克，川牛膝18克，草薢15克，防己9克，水蛭6克。

【用法】水煎服，每天2次，每日1剂。

【功效】清热利湿，活血止痛。

【主治】痛风性关节炎（湿热型）。

【来源】山东中医药杂志，1997，17（2）

痛风汤3

【组成】黄柏10克，苍术15克，知母10克，土茯苓15克，草薢15克，车前草30克，牛膝15克。

【用法】水煎服，每天2次，每日1剂。

【功效】清热利湿，化瘀泄浊，活血通络。

【主治】痛风性关节炎（湿热型和瘀阻型）。

【来源】湖南中医药导报，2000，6（3）

痛风汤4

【组成】土茯苓30克，草薢30克，薏苡仁30克，威灵仙30克，泽兰20克，泽泻20克，秦艽15克，地龙15克，桃仁12克。

【用法】水煎服，每天2次，每日1剂。

【功效】清热利湿，通络止痛，泄浊化瘀。

【主治】痛风性关节炎（湿热型和瘀阻型）。

【来源】中医正骨，2006，18（4）

～・ 内服痛风散 ・～

【组成】桂枝10克，秦艽10克，桑枝10克，栀子10克，黄芩10克，五加皮10克，薏苡仁10克，木瓜10克，防己10克，川牛膝10克，赤芍10克，生地黄10克，知母10克，生石膏10克，钩藤10克，甘草10克。

【用法】上药共研细末，每包5克备用。每日3次，每次1包，温开水冲服。

【功效】祛风湿，强筋骨，利关节，止痹痛。

【主治】痛风性关节炎（寒热错杂型）。

【来源】长春中医学院学报，2001，17（2）

～・ 痛风饮 ・～

【组成】茜草20克，泽兰20克，赤芍30克，金银花30克，玄参30克，两头尖20克，金果榄12克，大黄6克，黄柏15克，山慈菇12克，川牛膝15克，甘草10克。

【用法】水煎服，每天2次，每日1剂。

【功效】止痛消肿，利尿排毒。

【主治】痛风性关节炎（湿热型）。

【来源】中国中西医结合外科杂志，2007，13（1）

～・ 痛风宁 ・～

【组成】生大黄10克，黄柏10克，陈皮10克，茯苓30克，薏苡仁30克，车前子（包煎）30克，猪苓12克，苍术10克，川芎12克，牛膝10克。

【用法】水煎服，每天2次，每日1剂。

【功效】清热利湿，解毒止痛。

【主治】痛风性关节炎（湿热型）。

【来源】中国中西医结合外科杂志，2001，7（5）

❧·痛风合剂·❧

【组成】茯苓15克，白术15克，苍术15克，黄柏15克，泽泻15克，猪苓15克，杜仲12克，独活12克，牛膝12克，桑寄生12克，山慈菇9克，秦艽9克，川芎9克，当归9克。

【用法】水煎服，每天2次，每日1剂。

【功效】补肝肾，祛风湿，利水湿。

【主治】痛风性关节炎（肝肾亏虚、湿热内蕴型）。

【来源】内蒙古中医药，1999，17（2）

❧·痛风消炎汤·❧

【组成】苍术10克，草薢10克，黄柏10克，木瓜15克，川牛膝15克，薏苡仁30克，桑枝15克，忍冬藤30克。

【用法】水煎服，每天2次，每日1剂。

【功效】清热消肿，祛湿止痛。

【主治】痛风性关节炎（湿热型）。

【来源】陕西中医，2005，25（2）

❧·痛风清解汤1·❧

【组成】金银花30克，蒲公英30克，土茯苓30克，大黄6克，忍冬藤30克，牡丹皮12克，赤芍12克，白芍30克，萆薢15克，山慈菇12克，生甘草10克，细辛10克，黄柏10克，苍术12克，薏苡仁20克，川牛膝12克。

【用法】水煎服，每天2次，每日1剂。

【功效】清热利湿，解毒止痛。

【主治】痛风性关节炎（湿热蕴毒、痹阻关节型）。

【来源】四川中医，2003，21（7）

·痛风清解汤2·

【组成】苍术10克，黄柏10克，牛膝10克，薏苡仁30克，土茯苓30克，萆薢20克，泽泻15克，金钱草30克，赤芍10克，丹皮10克，桑枝20克，威灵仙10克，忍冬藤20克，甘草5克。

【用法】水煎服，每天2次，每日1剂。

【功效】清热祛湿，解毒消肿，化瘀止痛，舒筋通络。

【主治】痛风性关节炎（湿热蕴结）。

【来源】现代中西医结合杂志，2020，29（1）

·痛风肿痛宁·

【组成】黄柏10克，栀子6克，土茯苓10克，萆薢10克，地龙10克，秦艽10克，车前子（包煎）15克，防己10克，薏苡仁15克，赤芍10克，生大黄（后下）6克，黄芪15克，生地黄15克，川牛膝15克。

【用法】水煎服，每天2次，每日1剂。

【功效】清热利湿，通络止痛，凉血消肿。

【主治】痛风性关节炎（湿热瘀滞、浊聚成毒型）。

【来源】现代中西医结合杂志，2005，14（10）

·· 湿瘀痰消汤 ··

【组成】金雀根15克，珍珠草10克，豨莶草10克，天南星8克，臭梧桐根18克，黄精（生用）20克，虎杖15克。

【用法】水煎服，每天2次，每日1剂。

【功效】活血化瘀，逐痰通络。

【主治】痛风性关节炎（湿浊瘀阻型）。

【来源】中国民间疗法，2007，15（10）

·· 健脾泄浊汤 ··

【组成】薏苡仁30克，苍术15克，黄柏10克，牛膝15克，山慈菇12克，茯苓15克，萆薢30克，秦皮15克，虎杖15克，威灵仙9克，独活12克。

【用法】水煎服，每天2次，每日1剂。

【功效】清热利湿，泄浊通络。

【主治】痛风性关节炎（湿热内蕴、痰浊瘀阻型）。

【来源】云南中医中药杂志，2003，24（4）

·· 健脾利浊方 ··

【组成】黄芪30克，太子参20克，炙甘草6克，薏苡仁30克，白芍9克，羌活5克，独活5克，陈皮5克，升麻5克，柴胡5克，黄连9克，黄柏15克，土茯苓40克，萆薢15克，泽泻12克，泽兰12克，秦艽12克，虎杖12克，徐长卿30克。

【用法】水煎服，每天2次，每日1剂。

【功效】健脾益胃，清热利浊。

【主治】痛风性关节炎（脾虚湿滞、浊毒内停型）。

【来源】中国中医基础医学杂志，2002，8（10）

❧ · 知柏山仙汤 · ❧

【组成】知母10克，黄柏12克，山慈菇15克，威灵仙12克，苍术10克，川牛膝18克，赤芍15克，防己12克，陈皮10克，鸡血藤30克，紫草15克，萆薢20克，生甘草10克。

【用法】水煎服，每天2次，每日1剂。

【功效】清利湿热，活血止痛。

【主治】痛风性关节炎（湿热型和瘀阻型）。

【来源】中国民间疗法，2006，14（4）

❧ · 泄浊消痛饮 · ❧

【组成】萆薢30克，防风10克，防己10克，土茯苓15克，泽泻10克，薏苡仁25克，木通6克。

【用法】水煎服，每天2次，每日1剂。

【功效】泄浊清热，祛风化湿。

【主治】痛风性关节炎（湿浊蕴热、外受风寒型）。

【来源】福建中医药，2000，31（4）

❧ · 慈茯草苡汤 · ❧

【组成】山慈菇20克，土茯苓30克，萆薢30克，薏苡仁20克，威灵仙15克，秦艽15克，牛膝15克，全蝎3克，蜈蚣2条，甘草5克。

【用法】水煎服，每天2次，每日1剂。

【功效】化浊解毒，祛瘀通滞。

【主治】痛风性关节炎（浊毒瘀滞型）。

【来源】光明中医，2007，22（1）

❧ · 桂枝附子汤加减 · ❧

【组成】桂枝12克，制附子（先煎）12克，麻黄10克，苍术20克，细辛6克，白芥子20克，天南星6克，土茯苓30克，姜黄12克，豨莶草30克。

【用法】水煎服，每天2次，每日1剂。

【功效】温经止痛，化瘀泄浊。

【主治】痛风性关节炎（脾肾阳虚、痰瘀阻络型）。

【来源】中国医药导报，2007，4（17）

❧ · 土苓降浊汤 · ❧

【组成】土茯苓30克，萆薢30克，泽泻30克，泽兰20克，薏苡仁24克，当归20克，桃仁12克，红花12克。

【用法】水煎服，每天2次，每日1剂。

【功效】清热解毒，消肿止痛。

【主治】痛风性关节炎（浊毒、瘀血阻滞经络型）。

【来源】河北中医，2002，24（11）

❧ · 五苓散加味 · ❧

【组成】猪苓15克，泽泻15克，白术15克，茯苓15克，桂枝10克，薏苡仁20克，红花6克，杜仲15克，续断15克，牛膝10克，丹参15克，川芎10克，枸杞子15克，当归10克，厚朴10克，牡丹皮10克，延胡索10克，伸筋草10克，蜈蚣2条，全蝎9克，甘草6克。

【用法】水煎服，每天2次，每日1剂。

【功效】活血止痛，利水渗湿。

【主治】痛风性关节炎（湿浊阻滞型）。

【来源】云南中医药杂志，2004，25（4）

·～· 泄浊化瘀汤 ·～·

【组成】苍术12克，黄柏10克，薏苡仁30克，川牛膝10克，防己15克，萆薢12克，土茯苓30克，忍冬藤30克，泽泻30克，秦艽15克，地龙15克。

【用法】水煎服，每天2次，每日1剂。

【功效】清热利湿泄浊，活血化瘀除痹。

【主治】痛风性关节炎（湿热型和瘀阻型）。

【来源】辽宁中医药学报，2004，6（2）

·～· 新加四妙汤 ·～·

【组成】苍术15克，黄柏15克，牛膝15克，土茯苓15克，豨莶草15克，秦艽15克，生薏苡仁30克，金钱草30克，玉米须30克，海桐皮10克。

【用法】水煎服，每天2次，每日1剂。

【功效】清热利湿，通利关节。

【主治】痛风性关节炎（湿热型）。

【来源】安徽中医学院学报，2006，25（3）

·～· 宣痹汤加减 ·～·

【组成】防己15克，杏仁15克，赤小豆15克，木通15克，络石藤15克，海桐皮15克，栀子10克，连翘10克，半夏10克，蚕沙（包煎）10克，地龙10克，薏苡仁30克，葛根30克。

【用法】水煎服，每天2次，每日1剂。

【功效】清热利湿，通络止痛，祛风除痹。

【主治】痛风性关节炎（风湿热型）。

【来源】江西中医药，2000，31（5）

❧ · 寻痛追风散 · ❧

【组成】续断15克，牛膝10克，露蜂房10克，生黄芪20克，当归15克，防风10克，木瓜10克，黄柏10克，生地黄10克，生薏苡仁20克，苍术10克。

【用法】水煎服，每天2次，每日1剂。

【功效】清热利湿，消肿止痛。

【主治】痛风性关节炎（湿热瘀阻型）。

【来源】中国民间疗法，2000，8（2）

❧ · 延胡索定痛汤 · ❧

【组成】延胡索10克，金钱草30克，车前子10克，泽泻10克，防己10克，黄柏10克，草薢10克，生薏苡仁30克，虎杖10克，忍冬藤10克，山慈菇10克，赤芍10克。

【用法】水煎服，每天2次，每日1剂。

【功效】清热利湿，通络止痛。

【主治】痛风性关节炎（湿热下注型）。

【来源】河南中医，2005，25（12）

❧ · 加味三妙散 · ❧

【组成】苍术12克，黄柏12克，薏苡仁20克，牛膝15克，茯苓20克，独活10克，防风10克，丝瓜络12克，通草6克，赤芍12克，冬瓜仁15克，法半夏12克。

【用法】水煎服，每天2次，每日1剂。

【功效】清热除湿，祛风通络止痛。

【主治】痛风性关节炎（湿热内蕴、痰瘀阻滞型）。

【来源】云南中医中药杂志，2003，24（5）

加味鸡鸣散加减

【组成】木瓜15克，槟榔10克，吴茱萸6克，陈皮10克，黄柏10克，怀牛膝10克，薏苡仁30克，桑枝15克，草薢15克，山慈菇10克，海桐皮15克，地龙10克，黄芪20克。

【用法】水煎服，每天2次，每日1剂。

【功效】清热利湿，祛风通络止痛。

【主治】痛风性关节炎（湿热型和痰瘀型）。

【来源】湖南中医药导报，2001，7（12）

加味宣痹汤

【组成】防己15克，赤小豆15克，杏仁15克，滑石30克，连翘9克，地龙12克，栀子12克，薏苡仁20克，半夏8克，蚕沙（包煎）10克，蜈蚣2条，石膏60克，制马钱子1克。

【用法】水煎服，每天2次，每日1剂。

【功效】清热利湿，通经活络止痛。

【主治】痛风性关节炎（湿热型）。

【来源】湖北中医杂志，2000，22（4）

加味四妙勇安汤

【组成】蚕沙（包煎）15克，薏苡仁15克，防己10克，络石藤15克，通草3克，栀子5克，木瓜9克，吴茱萸2克，金银花30克，玄参30克，当归15克，甘草10克。

【用法】水煎服，每天2次，每日1剂。

【功效】清热解毒，活血通络，祛湿除痹。

【主治】痛风性关节炎（湿热型和瘀阻型）。

【来源】河北中医，2001，23（11）

❧ · 加味当归四逆汤 · ❧

【组成】当归10克，白芍10克，生地黄10克，玄参15克，黄柏8克，木瓜10克，薏苡仁10克，桂枝5克，细辛2克，木通10克，苍术10克，徐长卿15克，甘草4克。

【用法】水煎服，每天2次，每日1剂。

【功效】清热除湿止痛，舒筋活络。

【主治】痛风性关节炎（湿热型和瘀阻型）。

【来源】湖南中医杂志，1999，15（3）

❧ · 清热利湿汤 · ❧

【组成】草薢20克，赤芍10克，泽泻20克，薏苡仁30克，威灵仙30克，车前子（包煎）20克，苍术10克，山慈菇15克，土茯苓30克。

【用法】水煎服，每天2次，每日1剂。

【功效】清热利湿，通络止痛。

【主治】痛风性关节炎（湿热型和瘀阻型）。

【来源】中医文献杂志，2003，21（2）

❧ · 清热化湿通络方 · ❧

【组成】黄芪20克，地龙10克，生地黄20克，石斛10克，知母10克，黄柏10克，续断10克，桑寄生10克，土茯苓10克，忍冬藤20克。

【用法】水煎服，每天2次，每日1剂。

【功效】清热化湿，通络止痛。

【主治】痛风性关节炎（脾肾不足、气阴两虚型）。

【来源】中国误诊学杂志，2007，7（3）

清浊化瘀方

【组成】生黄芪30克，苍术10克，白术10克，茯苓15克，厚朴10克，黄柏10克，生薏苡仁15克，生地黄15克，淫羊藿15克，玉米须15克，六月雪15克，当归10克，川芎10克，赤芍10克，白芍10克，生甘草6克。

【用法】水煎服，每天2次，每日1剂。

【功效】清热解毒，消肿止痛。

【主治】痛风性关节炎（浊毒留滞、瘀阻化热型）。

【来源】中医文献杂志，2005，23（2）

清热解毒泄浊汤

【组成】金银花15克，苍术10克，白术10克，土茯苓12克，连翘12克，黄芩10克，生石膏15克，蒲公英20克，制大黄10克，泽泻10克，紫花地丁12克，黄柏15克，当归10克，炒枳壳10克，延胡索15克，生姜10克，生甘草15克。

【用法】水煎服，每天2次，每日1剂。

【功效】清热解毒，泄浊止痛。

【主治】痛风性关节炎（湿浊成毒、阻滞经络型）。

【来源】现代中西医结合杂志，2002，11（24）

清热凉血利湿方

【组成】忍冬藤40克，生石膏40克，黄柏12克，苍术15克，牛膝15克，海桐皮15克，威灵仙15克，制豨莶草15克，羌活12克，赤芍30克。

【用法】水煎服，每天2次，每日1剂。

【功效】清热凉血，利湿通络。

【**主治**】痛风性关节炎（湿热内阻型）。

【**来源**】右江民族医学院学报，2003，25（3）

清络祛风汤

【**组成**】生地黄12~25克，知母10~20克，牡丹皮10~15克，金银花15~30克，连翘12~20克，山慈菇12~18克，苍术15~20克，虎杖15~20克，土茯苓15~30克，薏苡仁30~50克，独活15~20克，炒白芥子10~15克，车前子（包煎）10~20克，甘草梢6克，鲜鸭蛋（带皮煎）3个。

【**用法**】水煎服，每天2次，每日1剂。

【**功效**】滋阴清热，解毒化瘀，涤痰通络。

【**主治**】痛风性关节炎（阴虚湿热、痰瘀阻痹型）。

【**来源**】广州中医药大学学报，2007，24（1）

五虫祛风散

【**组成**】羚羊角粉6克，玳瑁12克，血竭12克，淡全蝎12克，炒僵蚕12克，炒地龙12克，蜈蚣10条，守宫7条，熟大黄10克。

【**用法**】上药共研细粉，装空心胶囊后分成10份，每日1份，每份分3次于饭后1~2小时服。

【**功效**】清热凉血，化瘀通络。

【**主治**】痛风性关节炎（瘀热互结）。

【**来源**】广州中医药大学学报，2007，24（1）

祛风宣痹汤

【**组成**】土茯苓30克，忍冬藤30克，滑石30克，赤小豆30克，丝瓜络20克，薏苡仁20克，萆薢15克，威灵仙15克，防己12

克，秦艽12克，栀子12克，蚕沙（包煎）10克，泽泻9克，地龙9克。

【用法】水煎服，每天2次，每日1剂。

【功效】清热解毒，祛湿化浊，通络止痛。

【主治】痛风性关节炎（湿热痰阻型）。

【来源】陕西中医，2007，28（8）

·᪥ 三妙散加味 ᪥·

【组成】苍术15克，牛膝30克，黄柏10克，生石膏30克，土茯苓30克，萆薢20克，七叶一枝花30克，山慈菇30克，地龙10克，威灵仙10克，丹参20克，防己10克。

【用法】水煎服，每天2次，每日1剂。

【功效】清热化湿，活血通络。

【主治】痛风性关节炎（湿热型和瘀阻型）。

【来源】中国实用乡村医生杂志，2005，12（10）

·᪥ 增味五痹汤 ᪥·

【组成】麻黄16~25克，桂枝10~18克，红花10克，白芷10克，葛根24克，川乌头（先煎）10克，羚羊粉（冲服）0.6克，黄芪30克，防风10克，防己10克，羌活10克，知母10克，石膏30克，牡丹皮10克，赤芍10克，茜草10克，土鳖虫10克，乌梢蛇10克。

【用法】水煎服，每天2次，每日1剂。

【功效】温阳宣痹，清热凉血，活血止痛。

【主治】痛风性关节炎（风寒湿痹化热型）。

【来源】吉林中医药，1999，21（4）

～· 痛风煎 ·～

【组成】土茯苓15克，海桐皮15克，薏苡仁30克，炒白术12克，七星剑（水龙骨科植物）15克，水风藤15克。

【用法】水煎服，每天2次，每日1剂。

【功效】清热利湿，解毒通络。

【主治】痛风性关节炎（湿浊化热、阻滞经络型）。

【来源】福建中医药，2003，34（4）

～· 四妙三藤饮 ·～

【组成】苍术10克，黄柏10克，牛膝15克，薏苡仁15克，鸡血藤15克，络石藤15克，土茯苓30克，宽根藤15克，滑石15克，甘草6克。

【用法】水煎服，每天2次，每日1剂。

【功效】清热祛湿，祛风通络止痛。

【主治】痛风性关节炎（湿热内蕴、痹阻经络型）。

【来源】中国民间疗法，2006，14（2）

～· 四妙丸加味 ·～

【组成】苍术10克，黄柏10克，当归10克，甘草10克，薏苡仁20克，忍冬藤20克，草薢20克，生地黄15克，牛膝15克，蚕沙（包煎）15克，九节风15克。

【用法】水煎服，每天2次，每日1剂。

【功效】清热除湿，通络止痛。

【主治】痛风性关节炎（湿热型）。

【来源】实用中医药杂志，2006，22（4）

四藤通络汤

【组成】忍冬藤15克，鸡血藤15克，海风藤15克，络石藤15克，秦艽10克，威灵仙10克，五加皮10克，防己10克，独活10克，牛膝10克，当归10克。

【用法】水煎服，每天2次，每日1剂。

【功效】祛风通络，清热止痛。

【主治】痛风性关节炎（风湿热型）。

【来源】中医研究，2000，13（2）

四妙勇安汤

【组成】金银花30克，玄参30克，山药30克，炒薏苡仁30克，当归20克，甘草10克，川芎10克，生地黄15克，川牛膝15克。

【用法】水煎服，每天2次，每日1剂。

【功效】清热解毒，活血止痛。

【主治】痛风性关节炎（湿热型）。

【来源】陕西中医，2007，28（5）

四妙散合白虎桂枝汤加减

【组成】黄柏10克，苍术10克，薏苡仁20克，牛膝10克，生石膏30克，知母10克，桂枝10克，红花5克，桃仁10克，土茯苓15克，萆薢15克，泽泻15克，生甘草10克。

【用法】水煎服，每天2次，每日1剂。

【功效】清热祛湿，活血通络。

【主治】痛风性关节炎（湿热内蕴型）。

【来源】云南中医学院学报，2007，30（5）

❧ · 白虎加桂枝汤加减 · ❧

【组成】知母10克，木瓜10克，苍术10克，防风10克，石膏30克，粳米30克，桂枝30克，桑枝30克，土茯苓30克，炙甘草5克。

【用法】水煎服，每天2次，每日1剂。

【功效】祛风除湿，清热通络止痛。

【主治】痛风性关节炎（湿热内蕴型）。

【来源】中医药导报，2005，11（12）

❧ · 利湿活血通经汤 · ❧

【组成】土茯苓30克，萆薢30克，川牛膝10克，苍术10克，黄柏10克，威灵仙10克，地龙10克，赤芍10克，生甘草10克。

【用法】水煎服，每天2次，每日1剂。

【功效】清热利湿，通经活血，散瘀止痛。

【主治】痛风性关节炎（湿热内蕴、痰瘀交阻型）。

【来源】实用中医内科杂志，2004，18（2）

❧ · 运脾利尿凉血方 · ❧

【组成】土茯苓20克，川萆薢20克，焦山楂20克，猪苓15克，瞿麦15克，萹蓄15克，车前子（包煎）15克，玄参15克，黄柏15克，生薏苡仁30克，青风藤30克，白术10克，牡丹皮10克。

【用法】水煎服，每天2次，每日1剂。

【功效】健脾化湿，利尿泄浊，清热凉血。

【主治】痛风性关节炎（湿热型）。

【来源】浙江中医杂志，2001，46（6）

自拟消炎止痛汤

【组成】制川乌（先煎）10克，防己20克，生黄芪20克，薏苡仁20克，独活10克，秦艽10克，延胡索10克，赤芍15克，三七3克。

【用法】水煎服，每天2次，每日1剂，10天为1个疗程。

【功效】温经散寒，利湿消肿。

【主治】痛风性关节炎。

【来源】实用中医内科杂志，2007，21（4）

身痛逐瘀汤加减

【组成】桃仁10克，红花10克，秦艽10克，川芎10克，制没药6克，五灵脂10克，香附10克，牛膝15克，地龙10克，当归15克，羌活10克，甘草5克。

【用法】水煎服，每天2次，每日1剂。

【功效】调畅血气，活血通络。

【主治】痛风性关节炎（瘀血阻络型）。

【来源】湖南中医杂志，2003，19（4）

加味四妙散内服外洗

【组成】川牛膝15克，苍术10克，黄柏10克，薏苡仁30克，鸡血藤15克，土茯苓30克，泽泻30克，地龙10克，草薢15克，滑石15克，忍冬藤15克，甘草10克。

【用法】水煎服，每天2次，每日1剂。

【功效】清热祛湿，宣痹通络。

【主治】痛风性关节炎（风湿热型）。

【来源】江西中医药，2005，36（3）

青风汤和水调散

【组成】青风藤20克，秦艽20克，泽泻50克，萆薢30克，黄柏10克，白术15克，当归15克，白僵蚕9克。

【用法】水煎服，每天2次，每日1剂。

【功效】清热利湿，健脾泄浊，祛痰通络。

【主治】痛风性关节炎（脾虚湿盛、湿热阻滞、痰瘀阻络型）。

【来源】辽宁中医杂志，2006，33（2）

四妙白虎桂枝汤

【组成】苍术15克，黄柏12克，薏苡仁30克，牛膝15克，桂枝12克，生石膏30克，知母10克，当归12克，秦皮10克，伸筋草15克。

【用法】水煎服，每天2次，每日1剂。

【功效】清热利湿，通络除痹。

【主治】痛风性关节炎（湿热型）。

【来源】山东中医杂志，1999，18（4）

加味四妙丸

【组成】苍术10克，黄柏10克，牛膝10克，徐长卿10克，薏苡仁30克，土茯苓30克，桑枝30克，车前子20克，豨莶草20克，甘草6克。

【用法】水煎服，每天2次，每日1剂。

【功效】清热利湿，通络止痛。

【主治】痛风性关节炎（湿热型和瘀阻型）。

【来源】浙江中医药杂志，2005，50（1）

龙马风湿汤

【组成】人工麝香（冲服）1克，制马钱子0.3克，杜仲15克，肉桂10克，千年健15克，全蝎1条，炙蜈蚣1条，三七15克，白花蛇10克，没药15克，穿山甲珠（代）15克，露蜂房10克，木瓜15克，甘草10克。

【用法】水煎服，每天2次，每日1剂。

【功效】活血化瘀，除湿通络，补益肝肾，消肿止痛。

【主治】痛风性关节炎（肾虚血瘀型）。

【来源】辽宁中医杂志，2005，32（2）

二妙散加味

【组成】苍术10克，黄柏10克，防己15克，土茯苓15克，薏苡仁30克，木瓜12克，蚕沙（包煎）30克，白芥子12克，炙穿山甲（代）10克，露蜂房15克，忍冬藤15克，红花6克，赤芍15克，牡丹皮10克，全蝎10克，白芷10克。

【用法】水煎服，每天2次，每日1剂。

【功效】健脾清热，化浊通络。

【主治】痛风性关节炎（湿热型和瘀阻型）。

【来源】山西中医，2001，17（1）

化浊祛瘀痛风方

【组成】土茯苓60克，虎杖30克，粉草薢15克，忍冬藤30克，薏苡仁50克，威灵仙10克，黄柏10克，川牛膝10克，丝瓜络10克，丹参10克，路路通10克，泽泻10克，制乳香10克，制没药10克。

【用法】水煎服，每天2次，每日1剂。

【功效】化浊祛瘀，通络蠲痹。

【主治】痛风性关节炎（湿浊痹阻型）。

【来源】江苏中医药，2005，26（6）

☙ 除痛风汤 ❧

【组成】土茯苓60克，银花30克，萆薢20克，车前子（包煎）20克，黄柏20克，薏苡仁20克，防己20克，生甘草10克，陈皮10克，川贝母10克，牛膝10克。

【用法】水煎服，每天2次，每日1剂。

【功效】清热解毒，化痰利湿。

【主治】痛风性关节炎（湿热痹阻经络型）。

【来源】《内科疑难病名家验案1000例评析（中册）》

☙ 周中介经验方 ❧

【组成】百合30克，山慈菇15克，土茯苓10克，忍冬藤30克，当归9克，桑枝15克，车前子（包煎）30克，泽泻9克，黄柏9克，木通6克，蚕沙15克。

【用法】水煎服，每天2次，每日1剂。

【功效】清热解毒，祛湿通络，和营活血。

【主治】痛风性关节炎（湿热痹阻经络型）。

【来源】《外科医案（上册）》

☙ 朱良春经验方1 ❧

【组成】土茯苓45克，玉米须20克，萆薢20克，当归10克，汉防己10克，桃仁泥10克，炙僵蚕10克，甘草5克。

【用法】水煎服，每天2次，每日1剂。

【功效】泄化浊瘀，通经蠲痹。

【主治】痛风性关节炎（湿毒痹阻型）。

【来源】《中医辨治经验集萃——当代太湖地区医林聚英》

·朱良春经验方 2·

【组成】土茯苓 60 克，威灵仙 30 克，虎杖 30 克，生薏苡仁 30 克，萆薢 20 克，泽兰 20 克，泽泻 20 克，桃仁 12 克，山慈菇 12 克，苍术 12 克，甘草 4 克。

【用法】水煎服，每天 2 次，每日 1 剂。

【功效】化湿泄浊，蠲痹通络。

【主治】痛风性关节炎（湿浊痹阻型）。

【来源】《风湿病名家医案妙方解析》

·谭先国经验方·

【组成】蒲公英 15 克，紫花地丁 15 克，银花 15 克，野菊花 15 克，紫背天葵 15 克，生地 15 克，赤芍 15 克，牛膝 10 克，细辛 5 克。

【用法】水煎服，每天 2 次，每日 1 剂。

【功效】清热解毒，活血化瘀。

【主治】痛风性关节炎（湿热壅盛型）。

【来源】实用中医内科杂志，2006，20（6）

·吕承全经验方 1·

【组成】生石膏 100 克，银花 30 克，生地 30 克，炒杜仲 30 克，鸡血藤 30 克，知母 15 克，川牛膝 15 克，黄柏 10 克，栀子 10 克，黄连 10 克，炒穿山甲（代）10 克，红花 10 克，甘草 10 克。

【用法】水煎服，每天 2 次，每日 1 剂。

【功效】清热利湿，化瘀通络。

【主治】痛风性关节炎（湿热瘀阻型）。

【来源】河南中医药学刊，1994，9（2）

⚬ᜡ・ 吕承全经验方2 ・ᜠ⚬

【组成】生地黄30克，熟地30克，炒杜仲30克，忍冬藤30克，鸡血藤30克，土茯苓30克，川牛膝15克，赤芍15克，泽泻15克，木瓜10克，红花10克，当归10克，炒乳香10克，淫羊藿10克，巴戟天10克，肉苁蓉10克。

【用法】水煎服，每天2次，每日1剂。

【功效】调补肾气，化湿利浊，活血通络。

【主治】痛风性关节炎（肾虚，湿浊、血瘀阻络型）。

【来源】《风湿病名家医案妙方解析》

⚬ᜡ・ 章真如经验方 ・ᜠ⚬

【组成】忍冬藤15克，当归15克，玄参15克，甘草8克，牛膝10克，木瓜10克，苍术10克，黄柏10克，薏苡仁30克，细辛3克，独活10克，秦艽10克。

【用法】水煎服，每天2次，每日1剂。

【功效】清利湿热，通络止痛。

【主治】痛风性关节炎（湿热痹阻型）。

【来源】甘肃中医，2000，13（4）

⚬ᜡ・ 徐志奎经验方 ・ᜠ⚬

【组成】茯苓20克，土茯苓20克，萆薢20克，车前子（包煎）15克，薏苡仁40克，黄柏10克，丹皮10克，泽泻10克，猪苓10

克，独活10克，益母草10克，陈皮10克，淡竹叶5克。

【用法】水煎服，每天2次，每日1剂。

【功效】淡渗利湿，清热化瘀。

【主治】痛风性关节炎（湿热瘀结型）。

【来源】实用中医药杂志，2005，21（3）

三藤二苓汤

【组成】忍冬藤20克，鸡血藤15克，海风藤10克，猪苓15克，茯苓15克，川草薢15克，蒲公英15克，伸筋草15克，全蝎4克，紫草10克，生薏苡仁20克，桑枝10克，秦艽10克，防风10克。

【用法】水煎服，每天2次，每日1剂。

【功效】祛风湿，清湿热，止痹痛。

【主治】痛风性关节炎（风湿热型）。

【来源】中医临床杂志，2004，16（130）

张云祥经验方

【组成】生薏苡仁30克，忍冬藤30克，佩兰12克，藿香12克，蒲公英30克，白豆蔻9克，连翘15克，黄芩12克，丝瓜络12克，白通草9克，滑石30克，甘草6克。

【用法】水煎服，每天2次，每日1剂。

【功效】清化湿热，通络止痛。

【主治】痛风性关节炎（湿热痹阻型）。

【来源】北京中医，2006，25（2）

董明心经验方

【组成】知母12克，黄柏12克，薏苡仁30克，乳香10克，没药10克，桃仁10克，红花10克，土鳖虫12克，川牛膝10克，汉防己15克，土茯苓60克，粉萆薢30克，威灵仙45克，青风藤30克，车前子（包煎）15克，泽兰15克，泽泻15克。

【用法】水煎服，每天2次，每日1剂。

【功效】泄浊化瘀，清热利湿。

【主治】痛风性关节炎（湿热型和痰浊瘀阻型）。

【来源】中医民间疗法，2006，14（11）

❧ · 周乃玉经验方 · ❧

【组成】酒大黄（后下）10克，芒硝10克，苍术10克，黄柏10克，紫花地丁15克，蒲公英15克，甘草10克，忍冬藤30克，虎杖20克，川萆薢20克，白花蛇舌草30克，山慈菇15克，全蝎6克。

【用法】水煎服，每天2次，每日1剂。

【功效】泄热解毒，利湿消肿，化瘀通络。

【主治】痛风性关节炎（湿热型和瘀浊痹阻型）。

【来源】北京中医，2006，25（6）

❧ · 余晓清经验方 · ❧

【组成】土茯苓30克，薏苡仁30克，忍冬藤20克，萆薢20克，秦艽15克，威灵仙15克，牛膝10克，泽兰10克，延胡索10克，黄柏10克，泽泻10克。

【用法】水煎服，每天2次，每日1剂。

【功效】清热利湿，通络止痛。

【主治】痛风性关节炎（湿热痹阻型）。

【来源】实用中医内科杂志，2006，20（1）

陈景河经验方

【组成】鸡血藤50克，防风20克，麻黄6克，桂枝10克，伸筋草50克，何首乌40克，赤芍15克，独活20克，豨莶草50克，木瓜20克，牛膝10克，薏苡仁50克，千年健20克，白术40克。

【用法】水煎服，每天2次，每日1剂。

【功效】活血祛风，舒筋通络。

【主治】痛风性关节炎（风湿阻滞型）。

【来源】《中国百年百名中医临床家丛书·陈景河》

冯志荣经验方

【组成】黄芪30克，太子参30克，杜仲30克，忍冬藤30克，红藤30克，狗脊15克，防己15克，黄柏15克，苍术15克，草薢10克，牛膝10克，海桐皮10克，姜黄10克，木通10克，薏苡仁20克，五加皮50克。

【用法】水煎服，每天2次，每日1剂。

【功效】清热利湿，补益脾肾。

【主治】痛风性关节炎（脾肾亏虚、湿热互结型）。

【来源】四川中医，2001，20（5）

叶纯经验方

【组成】生石膏30克，白花蛇舌草30克，桑枝30克，防己12克，泽泻12克，车前子（包煎）12克，生大黄9克，黄柏10克，茯苓12克，鹿衔草30克，山萸肉12克，山药15克，菟丝子20克，生甘草10克。

【用法】水煎服，每天2次，每日1剂。

【功效】清热利湿，益肾解毒。

【主治】痛风性关节炎（肾虚、湿热毒浊内蕴型）。

【来源】《外科医案（上册）》

·黄春林经验方·

【组成】党参30克，黄芪45克，枸杞子15克，何首乌20克，大黄25克，丹参20克，秦皮15克，车前子（包煎）20克，土茯苓20克，淫羊藿20克，苍术12克，薏苡仁45克，豨莶草15克，芫花1.5克。

【用法】水煎服，每天2次，每日1剂。

【功效】健脾益气，利湿降浊。

【主治】痛风性关节炎（脾虚湿浊型）。

【来源】中医药研究，1999，15（3）

·祛风蠲痹汤·

【组成】土茯苓30克，忍冬藤30克，滑石30克，赤小豆30克，丝瓜络20克，薏苡仁20克，萆薢15克，威灵仙15克，防己12克，秦艽12克，栀子12克，蚕沙（包煎）10克，泽泻9克，地龙9克。

【用法】水煎服，每天2次，每日1剂。

【功效】清热利湿，解毒泄浊。

【主治】痛风性关节炎（湿热蕴结型）。

【来源】陕西中医，2007，28（8）

·丹溪痛风加减方·

【组成】苍术15克，黄柏15克，防己15克，威灵仙15克，制南星15克，泽泻15克，车前子（包煎）15克，川芎10克，桃仁10克，红花10克，羌活10克，桂枝10克，土茯苓25克，萆薢20克。

【用法】水煎服，每天2次，每日1剂。

【功效】泄浊利湿，化瘀止痛。

【主治】痛风性关节炎（湿浊阻滞型）。

【来源】陕西中医，2004，25（12）

～．痛关宁汤．～

【组成】知母10克，山慈菇10克，苍术10克，陈皮10克，生甘草10克，威灵仙10克，黄柏10克，桃仁10克，红花10克，生地10克，赤芍15克，萆薢15克，玄参20克，薏苡仁30克，鸡血藤30克。

【用法】水煎服，每天2次，每日1剂。

【功效】清热利湿，活血解毒止痛。

【主治】痛风性关节炎（湿热瘀阻型）。

【来源】陕西中医，2007，28（12）

～．防己黄芪汤加味．～

【组成】防己15克，黄芪20克，党参20克，炒苍术20克，薏苡仁30克，土茯苓30克，蚕沙（包煎）30克，川萆薢30克，威灵仙30克，海桐皮30克，甘草6克，参三七10克。

【用法】水煎服，每天2次，每日1剂。

【功效】健脾燥湿，泄浊化瘀。

【主治】痛风性关节炎（脾虚、湿浊瘀阻型）。

【来源】浙江中医杂志，2011，46（1）

～．土泽四妙汤．～

【组成】土茯苓30~60克，泽泻15克，生薏苡仁30克，川牛膝10克，黄柏10克，防己15克，赤芍15克，木通10克，透骨草10

克，土鳖虫10克，甘草6克。

【用法】水煎服，每天2次，每日1剂。

【功效】清热利湿解毒，通络止痛。

【主治】痛风性关节炎（湿热痰瘀、浊毒内阻型）。

【来源】光明中医，2010，25（12）

❧ 五味消毒饮加味 ❧

【组成】金银花24克，连翘12克，蒲公英18克，紫花地丁15克，野菊花12克，黄柏12克，薏苡仁30克，牡丹皮15克，赤芍15克，白芍15克，生甘草12克，川牛膝24克，土茯苓30克。

【用法】水煎服，每天2次，每日1剂。

【功效】清热解毒，利湿通络止痛。

【主治】痛风性关节炎（热毒炽盛型）。

【来源】光明中医，2012，27（2）

❧ 痛风消痹汤 ❧

【组成】水牛角（先煎）30克，生地黄30克，赤芍15克，牡丹皮10克，玄参15克，土茯苓30克，萆薢15克，金银花20克，黄柏10克，地龙10克，薏苡仁30克，甘草6克。

【用法】水煎服，每天2次，每日1剂。

【功效】清热利湿，活血通络，止痛。

【主治】痛风性关节炎（湿热阻痹型）。

【来源】中医研究，2012，25（5）

❧ 张惠臣经验方 ❧

【组成】鹿角霜（先煎）30克，豨莶草30克，地骨皮30克，宽筋藤30克，鸡血藤30克，白茅根30克，怀牛膝18克，续断12克，杜仲12克，黄芪15克，生薏苡仁15克，砂仁（后下）6克。

【用法】水煎服，每天2次，每日1剂。

【功效】补肾活血，清热利湿。

【主治】痛风性关节炎（肾虚血瘀，兼有湿热型）。

【来源】湖北中医杂志，2002，24（5）

·祛风逐痛汤·

【组成】车前子（包煎）30~60克，独活10克，威灵仙30克，防己10克，赤小豆20克，木瓜15克，五加皮10克，桑寄生10克，茯苓20克，泽泻12克，木通10克，生甘草5克。

【用法】水煎服，每天2次，每日1剂。

【功效】祛风湿，益肝肾，强筋骨，止痛。

【主治】痛风性关节炎（风湿、痰浊、瘀血闭阻经脉型）。

【来源】遵义医学院学报，2001，24（2）

·血府逐瘀汤加味·

【组成】桃仁15克，红花15克，当归尾20克，生地20克，川芎15克，赤芍10克，怀牛膝15克，桔梗10克，炒柴胡10克，土茯苓30克，蒲公英10克，连翘10克，全蝎5克，枳壳10克，甘草10克。

【用法】水煎服，每天2次，每日1剂。

【功效】清热解毒，活血化瘀。

【主治】痛风性关节炎（湿热型和瘀阻型）。

【来源】云南中医中药杂志，2012，33（2）

❧· 痛风关立消汤 ·❧

【组成】苍术12克，黄柏12克，川牛膝15克，薏苡仁30克，威灵仙30克，山慈菇10克，徐长卿12克，半枝莲9克，虎杖12克，土茯苓12克，土贝母15克，萆薢12克，丹参9克，延胡索15克，龙胆草15克，山栀子12克。

【用法】水煎服，每天2次，每日1剂。

【功效】清热利湿解毒，活血通络止痛。

【主治】痛风性关节炎（湿热型和瘀阻型）。

【来源】中医药导报，2011，17（6）

❧· 萆薢分清饮加减 ·❧

【组成】萆薢30克，土茯苓30克，茯苓30克，生甘草9克，泽泻30克，白花蛇舌草24克。

【用法】水煎服，每天2次，每日1剂。

【功效】清热利湿，消肿止痛。

【主治】痛风性关节炎（湿热蕴结型）。

【来源】光明中医，2012，27（2）

❧· 痛风安方 ·❧

【组成】大黄（后下）9克，土茯苓45克，山慈菇12克，栀子12克，威灵仙15克，茜草20克，泽兰20克，当归30克，甘草6克。

【用法】水煎服，每天2次，每日1剂。

【功效】清热祛湿，通络止痛。

【主治】痛风性关节炎（湿热酿毒、阻滞经络型）。

【来源】陕西中医，2008，29（12）

·卜宝云经验方1·

【组成】玄参20克，生地黄15克，玉竹20克，麦冬15克，当归20克，赤芍15克，川芎10克，丹参15克，没药10克，羌活10克，桑枝15克，威灵仙10克，滑石20克。

【用法】水煎服，每天2次，每日1剂。

【功效】养阴生津，活血通络。

【主治】痛风性关节炎（津液耗损、血凝络痹型）。

【来源】云南中医药学报，2000，23（2）

·卜宝云经验方2·

【组成】半夏20克，茯苓30克，陈皮10克，白芥子15克，苍术15克，厚朴12克，秦艽10克，当归20克，赤芍15克，川芎10克，丹参15克，没药10克，羌活10克，细辛3克，滑石20克。

【用法】水煎服，每天2次，每日1剂。

【功效】祛痰除湿，活血通络。

【主治】痛风性关节炎（痰湿郁结、血脉痹涩型）。

【来源】云南中医药学报，2000，23（2）

·卜宝云经验方3·

【组成】附子（先煎）30克，干姜15克，桂枝15克，细辛3克，当归20克，赤芍15克，川芎10克，丹参15克，没药10克，桑枝15克，滑石20克。

【用法】水煎服，每天2次，每日1剂。

【功效】温阳祛寒，活血通络。

【主治】痛风性关节炎（阳虚寒凝、血瘀络滞型）。

【来源】云南中医药学报，2000，23（2）

·卜宝云经验方4·

【组成】党参20克，黄芪20克，白术15克，茯苓30克，当归20克，赤芍15克，川芎10克，丹参15克，没药10克，羌活10克，桑枝15克，威灵仙10克，滑石20克。

【用法】水煎服，每天2次，每日1剂。

【功效】益气养血，活血通络。

【主治】痛风性关节炎（气虚血弱、血滞络痹型）。

【来源】云南中医药学报，2000，23（2）

·五苓散合六一散加味·

【组成】知母15克，黄柏15克，猪苓15克，茯苓15克，泽泻10克，牡丹皮10克，栀子10克，姜黄10克，桂枝10克，白术10克，生薏苡仁30克，滑石30克，白芍30克，忍冬藤30克，甘草5克。

【用法】水煎服，每天2次，每日1剂。

【功效】健脾利湿，凉血解毒，祛瘀止痛。

【主治】痛风性关节炎（湿浊瘀阻型）。

【来源】光明中医，2011，26（7）

·痛风消汤1·

【组成】苍术10克，萆薢10克，威灵仙10克，生地10克，黄柏15克，泽泻15克，车前子（包煎）15克，泽兰15克，当归15克，牛膝15克，忍冬藤20克，薏苡仁30克，土茯苓30克，生甘草5克。

【用法】水煎服，每天2次，每日1剂。

【功效】清热除湿，消肿止痛。

【主治】痛风性关节炎（湿热型）。

【来源】陕西中医，2007，28（8）

痛风消汤2

【组成】土茯苓30克，萆薢30克，补骨脂15克，桂枝20克，生白术20克，生姜30克，茯苓20克，半夏15克，陈皮12克，泽泻15克，络石藤15克，三七10克，红花10克，木瓜20克，威灵仙15克。

【用法】水煎服，每天2次，每日1剂。

【功效】活血通络，消肿止痛。

【主治】痛风性关节炎（脾肾阳虚、痰瘀痹阻经络型）。

【来源】广西中医药，2007，30（4）

四妙散合五神汤

【组成】黄柏10克，苍术10克，川牛膝10克，生薏苡仁30克，紫花地丁10克，金银花30克，车前子（包煎）15克，茯苓15克，玄参10克，夏枯草15克，地龙10克，桔梗10克，生甘草10克。

【用法】水煎服，每天2次，每日1剂。

【功效】清热利湿，解毒。

【主治】痛风性关节炎（湿热型）。

【来源】光明中医，2009，24（5）

清热利湿解毒汤

【组成】虎杖25克，土茯苓60克，滑石15克，黄柏15克，苍术15克，薏苡仁30克，防己15克，络石藤20克，泽泻30克，萆薢25克，木通15克，车前子（包煎）30克，忍冬藤20克，海桐皮15克，大黄10克，白花蛇舌草30克。

【用法】水煎服，每天2次，每日1剂。

【功效】清热利湿，凉血解毒。

【主治】痛风性关节炎（湿热蕴毒、痹阻经络型）。

【来源】长春中医学院学报，2001，17（4）

❧ 热利湿健脾通络汤 ❧

【组成】党参20克，怀牛膝20克，土茯苓30克，薏苡仁60克，防己15克，秦艽15克，苍术15克，黄柏12克，车前子（包煎）12克，忍冬藤10克，海桐皮10克。

【用法】水煎服，每天2次，每日1剂。

【功效】清热利湿，健脾。

【主治】痛风性关节炎（脾虚浊毒型）。

【来源】新中医，2003，35（1）

❧ 止痛如神汤加减 ❧

【组成】秦艽15克，防风15克，黄柏15克，苍术15克，草薢15克，薏苡仁15克，泽泻15克，当归20克，皂角刺20克，桃仁10克，熟大黄10克，槟榔10克，老鹳草30克，穿山甲6克，甘草6克。

【用法】水煎服，每天2次，每日1剂。

【功效】清热解毒，健脾燥湿，理气活血，通络止痛。

【主治】痛风性关节炎（湿热内蕴、毒邪壅遏型）。

【来源】陕西中医，2010，31（4）

❧ 陈泽奇经验方 ❧

【组成】龙胆草10克，茵陈蒿15克，黄芩15克，柴胡6克，栀子12克，当归6克，泽泻15克，车前子（包煎）15克，生地黄

20克，豨莶草15克，七叶莲30克，甘草6克。

【用法】水煎服，每天2次，每日1剂。

【功效】清热利湿，消瘀止痛。

【主治】痛风性关节炎（湿热型）。

【来源】中国临床康复，2003，27（7）

泄浊定痛汤

【组成】忍冬藤30克，龙胆草6克，虎杖15克，威灵仙9克，土茯苓20克，车前子（包煎）30克，生大黄9克，独活12克。

【用法】水煎服，每天2次，每日1剂。

【功效】清热利湿，泻下通腑。

【主治】痛风性关节炎（湿热、浊毒型）。

【来源】江苏中医，2001，22（2）

清热利湿通腑方

【组成】苍术20克，薏苡仁30克，牛膝20克，独活15克，秦皮20克，秦艽20克，伸筋草15克，黄柏15克，虎杖20克，大黄10克，枳壳20克，厚朴20克，何首乌20克，石膏50克。

【用法】水煎服，每天2次，每日1剂。

【功效】清热利湿，泻下通腑。

【主治】痛风性关节炎（湿热、浊毒型）。

【来源】中国中医急症，2004，13（3）

萆薢化毒汤加味

【组成】萆薢30克，薏苡仁30克，土茯苓30克，泽泻12克，忍冬藤30克，汉防己10克，木瓜12克，秦艽12克，川牛膝12克，当归尾10克，丹皮10克，水牛角30克，赤芍15克，桃仁10克。

【用法】水煎服，每天2次，每日1剂。

【功效】清热利湿，泻下通腑。

【主治】痛风性关节炎（湿热、浊毒型）。

【来源】中国中医急症，2004，13（4）

❦ · 辛附汤 · ❦

【组成】细辛10克，制附子（先煎）10克，茯苓15克，白术15克，薏苡仁30克，牛膝30克，独活15克，透骨草15克，赤芍10克，黄柏10克，甘草6克。

【用法】水煎服，每天2次，每日1剂。

【功效】温经散寒，消肿止痛。

【主治】痛风性关节炎（寒湿痹阻型）。

【来源】中国中医骨伤科杂志，2005，13（3）

❦ · 痛风康 · ❦

【组成】鹿角霜15克，续断10克，牛膝15克，赤芍15克，毛冬青10克，威灵仙10克，豨莶草10克，黄柏10克，土茯苓10克，苍术10克，山慈菇10克。

【用法】水煎服，每天2次，每日1剂。

【功效】扶正固本，活血化瘀。

【主治】痛风性关节炎（肾虚骨痿型）。

【来源】中国中西医结合杂志，2004，24（6）

❦ · 克痛宁汤 · ❦

【组成】制川乌（先煎）10克，威灵仙25克，汉防己20克，生黄芪30克，薏苡仁30克，当归20克，丹参15克，制乳香12克，红花10克，土茯苓30克，连翘15克，黄柏12克，生甘草10克，川牛膝15克。

【用法】水煎服，每天2次，每日1剂。

【功效】温经散寒，消肿止痛。

【主治】痛风性关节炎（寒湿痹阻型）。

【来源】中国中医药信息杂志，2000，7（12）

九毛汤

【组成】毛木通15克，毛贯众15克，毛黄连15克，毛蕊花15克，毛大丁叶根15克，毛稔叶60克，毛冬瓜60克，毛冬青60克，毛排钱草20克。

【用法】水煎服，每天2次，每日1剂。

【功效】清热利湿，凉血解毒，消瘀止痛。

【主治】痛风性关节炎（湿热酿毒型）。

【来源】实用中医药杂志，2003，19（5）

镇痛息风汤

【组成】制马钱子0.5克，山慈菇8克，细辛6克，怀牛膝20克，赤芍15克，木瓜15克，牡丹皮15克，石膏20克，黄柏12克，知母10克，萆薢15克，薏苡仁20克，苍术15克，桂枝15克，淫羊藿10克，肉苁蓉15克。

【用法】水煎服，每天2次，每日1剂。

【功效】扶正固本，活血化瘀。

【主治】痛风性关节炎（肾虚血瘀型）。

【来源】实用中西医杂志，2004，21（4）

·蠲痹汤加减·

【组成】羌活15克，姜黄15克，当归15克，炙黄芪15克，赤芍15克，防风15克，炙甘草15克。

【用法】水煎服，每天2次，每日1剂。

【功效】益气和营，祛风胜湿，通络除痹。

【主治】痛风性关节炎（风湿痹阻型）。

【来源】中国现代药物应用，2009，3（24）

·涤痰蠲痹汤加减·

【组成】半夏12克，天南星6克，枳实12克，白芥子12克，茯苓15克，当归15克，川芎15克，地龙15克，独活15克，甘草10克。

【用法】水煎服，每天2次，每日1剂。

【功效】活血祛瘀，化痰散结。

【主治】痛风性关节炎（痰瘀交阻型）。

【来源】河北中医，2004，26（5）

·六味地黄汤加减·

【组成】熟地黄15克，山茱萸15克，茯苓15克，牡丹皮15克，泽泻15克，山药15克，牛膝15克，菟丝子15克，枸杞子15克，生牡蛎30克，鸡血藤30克，鳖甲20克。

【用法】水煎服，每天2次，每日1剂。

【功效】滋补肝肾，活血止痛。

【主治】痛风性关节炎（肝肾阴虚型）。

【来源】河北中医，2004，26（5）

·陈进义经验方·

【组成】土茯苓20克，萆薢20克，焦山楂20克，猪苓15克，茯苓15克，瞿麦15克，萹蓄15克，车前子（包煎）15克，玄参15克，黄柏15克，生薏苡仁30克，青风藤30克，白术10克，牡丹皮10克。

【用法】水煎服，每天2次，每日1剂。

【功效】祛风通络，清热利湿。

【主治】痛风性关节炎（风湿热型）。

【来源】浙江中医杂志，2001，36（6）

·清热定痛汤·

【组成】黄柏10克，知母10克，生地10克，虎杖15克，木瓜15克，忍冬藤20克，威灵仙20克，山慈菇20克，紫花地丁30克，半枝莲30克，桂枝6克，生甘草6克。

【用法】水煎服，每天2次，每日1剂。

【功效】清热胜湿，宣痹通络。

【主治】痛风性关节炎（湿热蕴结型）。

【来源】江苏中医药，2012，44（12）

·李秀忠经验方1·

【组成】龙胆草6克，忍冬藤30克，川楝子10克，车前子（包煎）10克，当归10克，鸡血藤30克，土茯苓15克，生薏苡仁30克，茯苓皮15克，丝瓜络10克，丹参15克，牡丹皮10克，赤芍药15克，木瓜10克。

【用法】水煎服，每天2次，每日1剂。

【功效】利湿清热，化痰通络。

【主治】痛风性关节炎（肝胆湿热、瘀血内阻型）。

【来源】中医临床康复，2000，6（2）

❧·**李秀忠经验方2**·❧

【组成】苍术10克，白术10克，法半夏10克，木瓜10克，泽泻10克，牛膝10克，桂枝10克，狗脊15克，川续断15克，秦艽15克，威灵仙15克，土茯苓15克，车前草15克，白芍30克，生薏苡仁30克，丹参30克。

【用法】水煎服，每天2次，每日1剂。

【功效】健脾益肾，祛湿化瘀通络。

【主治】痛风性关节炎（脾肾亏虚、血瘀阻络型）。

【来源】中医临床康复，2000，6（2）

❧·**房定亚经验方1**·❧

【组成】葛根30克，土茯苓30克，威灵仙20克，汉防己20克，苍术12克，黄柏10克，马齿苋30克，生石膏40克，知母10克，桂枝10克，生甘草10克。

【用法】水煎服，每天2次，每日1剂。

【功效】清热解毒，利湿泄浊，化瘀通络。

【主治】痛风性关节炎（湿毒内盛型）。

【来源】北京中医药大学学报，2009，16（6）

❧·**房定亚经验方2**·❧

【组成】葛根30克，土茯苓30克，石韦10克，滑石10克，威灵仙20克，汉防己20克，苍术12克，黄柏10克，马齿苋30克，川牛膝15克，茯苓20克，山慈菇10克，百合30克，草薢20克。

【用法】水煎服，每天2次，每日1剂。

【功效】清热解毒，利湿泄浊，化瘀通络。

【主治】痛风性关节炎（脾虚湿盛、肾虚痰瘀型）。

【来源】北京中医药大学学报，2009，16（6）

～· 萆薢痛风方 ·～

【组成】萆薢30克，萹蓄15克，瞿麦15克，泽泻30克，白术30克，茯苓30克，山茱萸30克，全蝎10克，秦艽20克，蚕沙（包煎）10克，车前子（包煎）15克，薏苡仁30克，木瓜15克，山慈菇15克，白花蛇舌草30克，丹参30克，桂枝10克，牛膝15克，甘草10克。

【用法】水煎服，每天2次，每日1剂。

【功效】蠲痹利湿，益肾通络，散结化浊。

【主治】痛风性关节炎（风湿、痰瘀，痹阻经络型）。

【来源】河北中医，2009，31（9）

～· 二妙散合宣痹汤加减 ·～

【组成】黄柏15克，防己15克，薏苡仁15克，金钱草15克，连翘20克，金银花20克，紫花地丁20克，白花蛇舌草20克，败酱草20克，防风25克，羌活25克，独活25克，牛膝25克，忍冬藤25克，桑枝25克，地龙10克，延胡索30克。

【用法】水煎服，每天2次，每日1剂。

【功效】清热凉血，利湿通络。

【主治】痛风性关节炎（湿热内阻型）。

【来源】中医药信息，2011，28（3）

～· 三妙散加减 ·～

【组成】苍术10克，黄柏10克，土茯苓45克，萆薢20克，赤芍15克，金银花20克，蒲公英30克，川牛膝10克，生地黄20克，知母15克。

【用法】水煎服，每天2次，每日1剂。

【功效】清热利湿，祛风通络。

【主治】痛风性关节炎证（浊毒留滞经络、瘀阻化热型）。

【来源】中医杂志，2008，49（11）

❧·自拟清热泻火止痛汤·❧

【组成】黄连12克，栀子15克，大黄9克，银花15克，蒲公英15克，野菊花15克。

【用法】水煎服，每天3次，每日1剂。

【功效】清热泻火，解毒祛湿热。

【主治】痛风性关节炎（湿热、湿毒型）。

【来源】贵阳中医学院学报，2011，33（1）

❧·二地参藤丸·❧

【组成】太子参60克，鸡血藤60克，生地黄36克，熟地黄36克，细辛18克，山药36克，牛膝60克，川续断60克，当归60克，透骨草60克，泽泻36克，茯苓36克，防己36克，蜈蚣9克，乌梢蛇30克，牡丹皮45克，土鳖虫45克，木瓜45克，淫羊藿45克。

【用法】上药研末，炼蜜为丸，每丸重9克，分装备用。每次1丸，每日2次，白开水化服。

【功效】补肝肾，祛风湿，活血通络。

【主治】痛风性关节炎（肝肾不足、风湿痹阻型）。

【来源】《中国丸散膏丹方药全书·关节炎》

加味竹叶石膏汤

【组成】淡竹叶12克，生石膏30克，南沙参15克，薏苡仁15克，土茯苓15克，麦冬9克，知母9克，法半夏6克，大枣6克，甘草6克。

【用法】水煎服，每天3次，每日1剂。

【功效】健脾渗湿，清热养阴。

【主治】痛风性关节炎（湿热型）。

【来源】浙江中医杂志，2002，47（3）

扶脾泄浊汤

【组成】党参15克，白术15克，虎杖15克，萆薢15克，青风藤15克，老鹳草15克，茯苓20克，车前子（包煎）20克，毛冬青20克，黄柏10克，鹿衔草10克，地龙10克。

【用法】水煎服，每天2次，每日1剂。

【功效】健脾祛湿。

【主治】痛风性关节炎（脾虚湿阻型）。

【来源】现代中西医结合杂志，2009，18（3）

清解化湿汤

【组成】生石膏30克，土茯苓30克，生薏苡仁30克，山慈菇30克，羌活10克，独活10克，黄柏10克，泽泻10克，车前子（包煎）10克，瞿麦15克，萹蓄15克，苍术15克，防己15克，连翘15克，金银花15克，知母15克。

【用法】水煎服，每天2次，每日1剂。

【功效】清解化湿，通络止痛。

【主治】痛风性关节炎（湿热型）。

【来源】浙江中医杂志，2007，42（12）

清热利湿通络汤

【组成】金银花30克，防己10克，牛膝15克，生薏苡仁30克，车前子（包煎）20克，威灵仙15克，延胡索12克，山慈菇12克，木瓜12克，金钱草30克，黄柏12克，甘草10克，萆薢10克，郁金10克。

【用法】水煎服，每天2次，每日1剂。

【功效】清热利湿，通络止痛。

【主治】痛风性关节炎（湿热型和瘀阻型）。

【来源】实用中医内科杂志，2012，26（11）

清热泄浊通痹汤

【组成】萆薢20克，土茯苓60克，山慈菇10克，黄柏12克，苍术12克，薏苡仁20克，川牛膝15克，丹参12克，忍冬藤25克，泽泻10克，泽兰12克，威灵仙10克，车前草20克，滑石10克，延胡索10克，地龙12克。

【用法】水煎服，每天2次，每日1剂。

【功效】清利湿热，通瘀泄浊。

【主治】痛风性关节炎（湿热型和瘀阻型）。

【来源】实用中医内科杂志，2011，25（9）

痛风平汤

【组成】酒大黄15克，土鳖虫10克，地丁20克，土茯苓20克，萆薢20克，车前子（包煎）20克，秦艽15克，青风藤20克，黄柏10克。

【用法】水煎服，每天2次，每日1剂。

【功效】泄浊化瘀。

【主治】痛风性关节炎（瘀浊凝滞型）。

【来源】北京中医杂志，2002，21（1）

·ᘛ· 薏苡仁汤加减 ·ᘚ·

【组成】薏苡仁30克，苍术10克，当归尾15克，川芎15克，土茯苓15克，车前子（包煎）15克，赤芍10克。

【用法】水煎服，每天2次，每日1剂。

【功效】清热利湿，健脾利水，通瘀逐痹。

【主治】痛风性关节炎（浊毒留滞经络、瘀阻化热型）。

【来源】实用中医内科杂志，2012，26（3）

·ᘛ· 银翘黄慈汤 ·ᘚ·

【组成】金银花24克，连翘12克，山慈菇12克，土茯苓30克，赤小豆20克，熟大黄9克，皂角刺15克，赤芍15克，川牛膝18克，红花12克，甘草6克，威灵仙10克，蜈蚣2条。

【用法】水煎服，每天2次，每日1剂。

【功效】清热解毒，活血通络。

【主治】痛风性关节炎（热毒型和血瘀型）。

【来源】临床和实验医学杂志，2012，11（12）

·ᘛ· 加减木防己汤 ·ᘚ·

【组成】木防己10克，桂枝15克，生石膏30克，杏仁10克，滑石10克，炒薏苡仁30克。

【用法】水煎服，每天2次，每日1剂。

【功效】清热利湿，宣痹通络，止痛。

【主治】痛风性关节炎（湿热蕴结型）。

【来源】实用中医内科杂志，2020，34（5）

脚痹十味流气饮加味

【组成】北黄芪30克，党参20克，威灵仙10克，防己15克，木瓜15克，白芥子10克，薏苡仁15克，细辛6克，甲珠20克，川牛膝20克。

【用法】水煎服，每天2次，每日1剂。

【功效】益气搜风，通络除痹，祛痰。

【主治】痛风性关节炎（痰瘀痹阻型）。

【来源】江西医药，2020，55（4）

桂枝附子汤加味

【组成】桂枝12克，制附子（先煎）10克，生姜9克，大枣6克，甘草6克，路路通10克，海风藤10克，土茯苓30克，姜黄12克，杜仲20克。

【用法】水煎服，每天2次，每日1剂。

【功效】温经散寒，祛风除湿。

【主治】痛风性关节炎（寒湿痹阻型）。

【来源】广州中医药大学学报，2019，36（6）

当归拈痛汤合宣痹汤加减

【组成】当归10克，苦参10克，葛根6克，苍术6克，防风6克，黄柏6克，泽泻10克，黄芩6克，生甘草6克，茵陈15克，羌活6克，苦杏仁10克，滑石15克，连翘10克，栀子10克，薏苡仁30克，法半夏10克，蚕沙（包煎）10克，赤小豆10克。

【用法】水煎服，每天2次，每日1剂。

【功效】清热解毒，祛湿。

【主治】痛风性关节炎（湿热蕴结型）。

【来源】中国实验方剂学杂志，2020，1（6）

～·· 桂苓甘露饮加减 ··～

【组成】茯苓20克，猪苓20克，白术20克，滑石20克，寒水石20克，黄柏10克，大黄10克，泽泻10克，甘草5克。

【用法】水煎服，每天2次，每日1剂。

【功效】清湿热，除骨蒸，化热毒。

【主治】痛风性关节炎（湿热蕴结型）。

【来源】中国实验方剂学杂志，2020，1（6）

～·· 妙苓仙子汤 ··～

【组成】苍术10克，黄柏12克，生薏苡仁30克，川牛膝15克，怀牛膝15克，土茯苓30克，威灵仙10克，车前子（包煎）10克，草薢15克，赤芍15克，牡丹皮12克，忍冬藤15克。

【用法】水煎服，每天2次，每日1剂。

【功效】清热利湿，活血通络。

【主治】痛风性关节炎（湿热内蕴型）。

【来源】上海中医药杂志，2020，54（6）

～·· 金藤痛风饮 ··～

【组成】秦艽12克，秦皮10克，羌活5克，独活15克，防风10克，防己10克，泽泻10克，泽兰10克，川牛膝10克，忍冬藤

15克，车前子（包煎）10克，金钱草20克，甘草5克。

【用法】水煎服，每天3次，每日1剂。

【功效】清利湿热，通络止痛。

【主治】痛风性关节炎（湿热蕴结型）。

【来源】内蒙古中医药，2016，35（16）

❧· 金钱草加味汤 ·❧

【组成】金钱草50克，车前子（包煎）30克，金毛狗脊30克，北黄芪30克，甘草5克。

【用法】水煎服，每天3次，每日1剂。

【功效】清热利湿，益肾强骨。

【主治】痛风性关节炎（肾虚湿热蕴结型）。

【来源】江西中医药，2012，43（4）

❧· 路志正经验方 ·❧

【组成】炒苍术12克，炒白术12克，黄柏10克，生薏苡仁30克，炒薏苡仁30克，炒杏仁9克，藿香12克，金雀根30克，草薢15克，土茯苓15克，虎杖15克，蚕沙（包煎）15克，炒防风12克，炒防己15克，益母草30克，车前草15克，泽泻10克，鸡血藤15克，青风藤12克。

【用法】水煎服，每天2次，每日1剂。

【功效】健脾祛湿，祛风清热，泄浊。

【主治】痛风性关节炎（湿浊瘀阻、凝涩关节型）。

【来源】河北中医，2011，33（7）

❧· 四妙草薢饮 ·❧

【组成】苍术10克，黄柏10克，川牛膝10克，薏苡仁15克，草薢20克，车前子（包煎）15克，泽泻15克，茯苓15克，秦艽10克，山慈菇15克，玉米须20克，百合10克，连翘10克。

【用法】水煎服，每天2次，每日1剂。

【功效】泄浊化湿，清热通络。

【主治】痛风性关节炎（湿热蕴结型）。

【来源】长春中医药大学学报，2012，28（1）

六君子汤合桃红四物汤加减

【组成】土茯苓15克，生白术9克，清半夏9克，生地黄9克，当归9克，茯苓9克，党参9克，甘草9克，陈皮9克，桃仁9克，白芍9克，川芎9克，红花6克。

【用法】水煎服，每天2次，每日1剂。

【功效】健脾化湿，泄浊活血。

【主治】痛风性关节炎（脾虚湿阻型）。

【来源】中国临床医生杂志，2018，46（12）

痛风经验方1

【组成】生薏苡仁30克，茯苓20克，生黄芪20克，丹参15克，麸炒苍术15克，秦艽15克，桃仁12克，姜厚朴12克，陈皮12克，炒王不留行12克，酒大黄12克，绵草薢12克，醋穿山甲10克，炒莱菔子10克，炒芥子10克，泽兰10克，醋莪术10克，蜜甘草10克，法半夏9克。

【用法】水煎服，每天2次，每日1剂。

【功效】健脾燥湿，化痰通络，软坚散结。

【主治】痛风性关节炎（痰瘀互结型）。

【来源】北京中医药，2011，30（12）

·痛风经验方2·

【组成】土茯苓15克，姜黄15克，防己15克，泽泻15克，川牛膝15克，熟大黄15克，生地黄15克，车前子（包煎）15克，白茅根20克。

【用法】水煎服，每天2次，每日1剂。

【功效】清热化湿，消肿止痛。

【主治】痛风性关节炎（湿热痹阻型）。

【来源】中国中医药现代远程教育，2019，17（3）

·活血化瘀汤加减·

【组成】蒲公英15克，紫花地丁15克，金银花15克，野菊花15克，紫背天葵15克，生地15克，赤芍15克，牛膝10克，细辛5克。

【用法】水煎服，每天2次，每日1剂。

【功效】清热解毒，活血化瘀。

【主治】痛风性关节炎（湿热内盛、瘀血阻络型）。

【来源】实用中医内科杂志，2006，20（6）

·高冰经验方·

【组成】苍术10克，黄柏15克，薏苡仁30克，川牛膝15克，海桐皮50克，威灵仙15克，姜黄20克，车前子（包煎）50克，土茯苓50克，草薢20克，三棱20克，莪术20克，桃仁20克，红花15克，生甘草5克。

【用法】水煎服，每天2次，每日1剂。

【功效】清热利湿，通利关节。

【主治】痛风性关节炎（湿热下注型）。

【来源】世界最新医学信息文摘，2018，18（98）

泄浊除痹汤

【组成】萆薢10克，威灵仙10克，山慈菇10克，泽兰10克，泽泻15克，牛膝10克，车前子（包煎）10克，土茯苓10克，生薏苡仁30克，木瓜10克，王不留行10克，生蒲黄10克。

【用法】水煎服，每天2次，每日1剂。

【功效】解毒泄浊，祛瘀消肿，通络止痛。

【主治】痛风性关节炎（湿热型和瘀阻型）。

【来源】实用中西医结合临床，2018，18（10）

丹溪痛风方

【组成】土茯苓30克，粉萆薢30克，车前子（包煎）20克，牡丹皮10克，桃仁10克，赤芍15克，姜黄15克，浙贝母20克，山慈菇20克，王不留行20克，桂枝10克，甘草6克。

【用法】水煎服，每天2次，每日1剂。

【功效】清热利湿，活血止痛。

【主治】痛风性关节炎（湿热型和瘀阻型）。

【来源】中国药物经济学，2020，15（5）

清利泄浊祛痛汤

【组成】生薏苡仁35克，白花蛇舌草25克，茵陈25克，黄柏12克，苍术15克，茯苓18克，泽泻15克，威灵仙18克，忍冬藤25克，络石藤25克，川牛膝15克。

【用法】水煎服，每天2次，每日1剂。

【功效】清热利湿，泄浊解毒，除痹止痛。

【主治】痛风性关节炎（湿热蕴结型）。

【来源】南京中医药大学学报，2020，36（3）

健脾利湿泄浊汤

【组成】土茯苓50克，薏苡仁30克，萆薢30克，泽兰15克，地龙12克，赤芍12克，虎杖10克，桃仁10克，泽泻10克，威灵仙10克，僵蚕10克。

【用法】水煎服，每天2次，每日1剂。

【功效】活血化瘀，解毒泄浊，疏通经络，消肿泻火，通利关节，解痉止痛。

【主治】痛风性关节炎（痰浊壅盛、湿热蕴结型）。

【来源】实用中医内科杂志，2019，33（2）

定痛汤

【组成】川牛膝30克，土茯苓30克，威灵仙30克，秦艽20克，薏苡仁15克，赤芍15克，山慈菇10克，伸筋草30克，黄柏15克，知母12克，当归12克，甘草6克。

【用法】水煎服，每天2次，每日1剂。

【功效】清热利湿，消肿止痛，化瘀通络。

【主治】痛风性关节炎（湿热蕴结型）。

【来源】中国医药科学，2013，3（5）

四妙散加减1

【组成】黄柏15克，薏苡仁30克，茜草30克，苍术9克，川牛膝9克，赤芍15克，丹参20克，水牛角30克，白茅根30克，牡丹皮12克，甘草6克。

【用法】水煎服，每天2次，每日1剂。

【功效】清热除湿，解毒凉血，散瘀通络。

【主治】痛风性关节炎（湿热型和瘀阻型）。

【来源】中医临床研究，2016，8（7）

四妙散加减2

【组成】炒黄柏12克，苍术12克，薏苡仁20克，川牛膝15克，知母12克，青风藤30克，祖师麻10克，车前子（包煎）15克，络石藤30克，细辛3克，淡附片（先煎）6克，生甘草6克。

【用法】水煎服，每天2次，每日1剂。

【功效】清热化湿，消肿止痛。

【主治】痛风性关节炎（湿热痹阻型）。

【来源】中国中医急症，2015，24（3）

痛风消浊汤

【组成】苍术15克，黄柏10克，川牛膝15克，薏苡仁30克，萆薢15克，土茯苓15克，威灵仙15克，秦艽10克，虎杖15克，蒲公英15克，忍冬藤15克，甘草6克。

【用法】水煎服，每天2次，每日1剂。

【功效】清热利湿，消浊通络。

【主治】痛风性关节炎（湿热浊瘀注于下焦型）。

【来源】湖南中医杂志，2020，36（3）

苓泽痛风汤

【组成】土茯苓60克，泽泻30克，绵萆薢20克，川黄柏15克，苍术15克，薏苡仁15克，防己10克，丹参20克，当归10克，苦参12克，知母20克，石菖蒲30克，牛膝10克，川芎10克，醋延胡索25克，甘草10克。

【用法】水煎服，每天2次，每日1剂。

【功效】清热利湿，通络止痛。

【主治】痛风性关节炎（湿热蕴结型）。

【来源】中医临床研究，2020，12（7）

❧ ·泄浊痛风汤· ·❧

【组成】薏苡仁30克，萆薢30克，土茯苓30克，泽兰15克，地龙12克，赤芍12克，虎杖10克，威灵仙10克，桃仁10克，泽泻10克，黄柏10克，穿山甲10克，王不留行10克。

【用法】水煎服，每天2次，每日1剂。

【功效】清热除湿，活血通络，舒筋利麻。

【主治】痛风性关节炎（湿热蕴结型）。

【来源】中外医学研究，2020，18（9）

❧ ·痹宁汤1· ·❧

【组成】山慈菇20克，土茯苓15克，忍冬藤20克，金钱草15克，威灵仙15克，秦艽15克，粉萆薢15克，车前子（包煎）12克，川芎12克，川牛膝10克，连翘10克。

【用法】水煎服，每天2次，每日1剂。

【功效】清热利湿，活血止痛。

【主治】痛风性关节炎（湿热毒蕴、气滞血瘀、脉络不通型）。

【来源】中医药学报，2016，44（3）

❧ ·痹宁汤2· ·❧

【组成】苍术15克，黄柏20克，胆南星15克，桂枝15克，防己15克，羌活10克，白芷15克，川芎15克，桃仁10克，红花10克，神曲15克，威灵仙15克。

【用法】水煎服，每天2次，每日1剂。

【功效】清热燥湿，通络止痛。

【主治】痛风性关节炎（湿热蕴结型）。

【来源】中医药信息，2006，23（6）

·银花炎宁汤·

【组成】金银花18克，土茯苓18克，天花粉9克，浙贝母9克，炮甲9克，当归9克，陈皮9克，萆薢6克，乳香6克，没药6克，甘草6克，薏苡仁12克，皂角刺12克。

【用法】水煎服，每天2次，每日1剂。

【功效】清热利湿，通络止痛，解毒散瘀。

【主治】痛风性关节炎（湿热蕴结型）。

【来源】世界最新医学信息文摘，2018，18（A5）

·蠲痹历节清方·

【组成】苍术20克，黄柏10克，黄芩10克，茵陈15克，土茯苓15克，当归15克，防己10克，白术10克，泽泻10克，甘草6克。

【用法】水煎服，每天2次，每日1剂。

【功效】清热止痛，利湿除痹。

【主治】痛风性关节炎（湿热型和瘀阻型）。

【来源】中医正骨，2018，30（2）

·退癀消肿汤·

【组成】川黄连6克，黄芩6克，黄柏6克，栀子6克，防风6克，地骨皮15克，生地黄15克，知母9克，车前子（包煎）9克，泽泻9克，金银花9克，土鳖虫9克，茯苓9克，灯心草9克，甘草3克，薄荷3克。

【用法】水煎服，每天2次，每日1剂。

【功效】清热，解毒，利湿。

【主治】痛风性关节炎（湿热蕴结型）。

【来源】中医正骨，2016，28（8）

❀ · 清利活血解毒汤 · ❀

【组成】土茯苓15克，萆薢15克，车前子15克，蒲公英15克，威灵仙10克，川牛膝10克，秦皮10克，泽泻10克，黄柏12克，赤芍12克，忍冬藤25克。

【用法】水煎服，每天2次，每日1剂。

【功效】清热除湿，祛瘀止痛，通利关节。

【主治】痛风性关节炎（蕴湿生热、浊瘀互结型）。

【来源】四川中医，2020，38（2）

❀ · 除痹定痛方 · ❀

【组成】牛膝20克，地龙20克，延胡索20克，薏苡仁20克，土茯苓20克，白花蛇舌草15克，茯苓15克，黄柏10克，砂仁10克，防己10克。

【用法】水煎服，每天2次，每日1剂。

【功效】化浊解毒，通络止痛。

【主治】痛风性关节炎（湿热型和瘀阻型）。

【来源】陕西中医，2014，35（4）

❀ · 解毒泄浊益肾汤 · ❀

【组成】独活20克，威灵仙25克，草决明15克，生大黄10

克，薏苡仁20克，益母草30克，白芍20克，黄柏15克，苍术15克，川牛膝30克，地肤子30克，萆薢15克，玄参10克，生地10克，桃仁10克，红花10克。

【用法】水煎服，每天2次，每日1剂。

【功效】清热利湿，解毒益肾，活血止痛。

【主治】痛风性关节炎（肾虚血瘀、湿热内蕴型）。

【来源】湖北中医药大学学报，2014，16（4）

解毒止痛汤

【组成】金银花20克，红藤20克，土茯苓30克，熟大黄12克，黄柏15克，苍术15克，川牛膝12克，薏苡仁30克，山慈菇15克，虎杖20克，赤芍20克，萆澄茄12克。

【用法】水煎服，每天2次，每日1剂。

【功效】清热解毒，祛湿活血。

【主治】痛风性关节炎（湿热型和瘀阻型）。

【来源】中医学报，2017，32（11）

祛湿化瘀解毒定痛汤

【组成】防己10克，薏苡仁20克，赤芍15克，黄柏25克，川芎30克，鸡血藤30克，忍冬藤20克，木瓜20克，白花蛇舌草15克，苍术10克，生地黄25克，秦艽10克，独活10克，土茯苓20克，牛膝15克。

【用法】水煎服，每天2次，每日1剂。

【功效】利湿化浊，清热解毒，活血化瘀，通络止痛。

【主治】痛风性关节炎（脾虚，湿浊内阻型）。

【来源】河北医药，2017，39（3）

土茯苓草薢汤

【组成】土茯苓45克，草薢20克，薏苡仁30克，黄柏10克，威灵仙15克，徐长卿15克，甘草6克。

【用法】水煎服，每天3次，每日1剂。

【功效】祛湿通络，清热解毒。

【主治】痛风性关节炎（湿热蕴结型）。

【来源】世界最新医学信息文摘，2019，19（A0）

四妙散丝瓜络汤加减

【组成】黄柏10克，苍术10克，薏苡仁150克，牛膝10克，丝瓜络30克，补骨脂15克，桑枝10克，白花蛇舌草20克，生甘草6克。

【用法】水煎服，每天2次，每日1剂。

【功效】清热泄浊化瘀，通络止痛。

【主治】痛风性关节炎（湿热型和瘀阻型）。

【来源】临床合理用药杂志，2020，13（1）

温胆汤加味

【组成】法半夏10克，陈皮8克，茯苓15克，薏苡仁30克，枳实6克，竹茹10克，蚕沙（包煎）10克，土茯苓60克，木瓜15克，知母10克，浙贝母10克，白茅根30克，泽泻15克，赤芍15克，牡丹皮10克，鸡内金5克。

【用法】水煎服，每天2次，每日1剂。

【功效】化痰利湿，清热凉血。

【主治】痛风性关节炎（湿热型和瘀阻型）。

【来源】中医临床研究，2020，12（8）

❧ · 利湿泻浊汤 · ❧

【组成】土茯苓50克，萆薢30克，薏苡仁30克，泽兰15克，赤芍12克，地龙12克，威灵仙10克，虎杖10克，泽泻10克，僵蚕10克，桃仁10克。

【用法】水煎服，每天2次，每日1剂。

【功效】活血化瘀，疏通经络，通利关节，消肿泻火，解毒泻浊，解痉止痛。

【主治】痛风性关节炎（湿热蕴结、痰浊壅盛型）。

【来源】陕西中医，2017，38（8）

❧ · 黄芪透骨丸 · ❧

【组成】黄芪100克，丹参100克，透骨草75克，秦艽75克，生地黄60克，虎杖60克，桑寄生60克，木瓜60克，威灵仙60克，山茱萸45克，当归50克，五加皮45克，茯苓45克，泽泻45克，甘草20克。

【用法】上药共研细末，和匀，过80~100目筛。取上药粉，炼蜜为丸，如梧桐子大，贮瓶备用。每次9克，每日3次，温开水送服。15天为1个疗程。

【功效】益肝肾，祛风湿，活血通络。

【主治】痛风性关节炎（肝肾不足、风湿痹阻型）。

【来源】《中国丸散膏丹方药全书·关节炎》

❧ · 痛风清热方 · ❧

【组成】土茯苓20克，紫花地丁15克，穿山甲10克，生大黄10克，黄柏10克，秦艽10克，白芥子10克，山慈菇10克，芒硝10克，苍术10克，秦皮15克，茵陈10克，蒲公英10克，菝葜10

克，白术10克，甘草6克。

【用法】水煎服，每天2次，每日1剂。

【功效】清热解毒，利湿泄浊。

【主治】痛风性关节炎（湿热蕴结型）。

【来源】山西医药杂志，2020，49（7）

❧ 清热祛湿通痹汤 ❧

【组成】苍术15克，黄柏15克，薏苡仁15克，猪苓12克，益母草12克，白术12克，泽泻10克，土茯苓12克，威灵仙10克，秦艽10克，姜黄（包煎）6克，牛膝6克。

【用法】水煎服，每天2次，每日1剂。

【功效】清热祛湿，通痹止痛。

【主治】痛风性关节炎（湿热痰浊下注、气血瘀滞型）。

【来源】中国中医药科技，2020，27（3）

❧ 萆薢消痛饮 ❧

【组成】绵萆薢30克，防己10克，土茯苓30克，丹参30克，当归10克，白术15克，玉米须10克，泽泻30克，薏苡仁10克，石菖蒲30克，乌药10克，炒僵蚕10克，醋延胡索30克，甘草10克。

【用法】水煎服，每天2次，每日1剂。

【功效】祛湿，化瘀，通络，利关节。

【主治】痛风性关节炎（湿热型和瘀阻型）。

【来源】中国中医药现代远程教育，2018，16（24）

❧ 萆薢祛风饮 ❧

【组成】萆薢30克，土茯苓20克，薏苡仁20克，车前草15克，蒲公英15克，山慈菇20克，忍冬藤20克，地龙15克，赤小豆12克，赤芍12克，川牛膝12克。

【用法】水煎服，每天2次，每日1剂。

【功效】清热利湿，通络止痛。

【主治】痛风性关节炎（湿热蕴结型）。

【来源】广州中医药大学学报，2019，36（2）

·中焦宣痹汤·

【组成】薏苡仁30克，蚕沙（包煎）20克，杏仁15克，滑石15克，防己15克，海桐皮15克，连翘10克，半夏10克，栀子10克，赤小豆皮10克。

【用法】水煎服，每天2次，每日1剂。

【功效】清热利湿，宣痹通络。

【主治】痛风性关节炎（湿热蕴结型）。

【来源】湖南中医杂志，2019，35（1）

·参苓白术散加减·

【组成】党参15克，白术10克，白茯苓15克，山药12克，炙甘草6克，桔梗6克，薏苡仁15克，莲子肉10克，川芎10克，当归12克，桃仁9克，制半夏9克，陈皮10克。

【用法】水煎服，每天2次，每日1剂。

【功效】益气健脾，利湿通络，逐瘀通痹。

【主治】痛风性关节炎（脾虚湿困型）。

【来源】临床合理用药杂志，2019，12（1）

·陆执中经验方·

【组成】土茯苓15克，姜黄15克，防己15克，泽泻15克，川牛膝15克，熟大黄15克，生地黄15克，车前子（包煎）15克，白茅根20克。

【用法】水煎服，每天2次，每日1剂。

【功效】清热利湿，通络止痛，解毒，利关节。

【主治】痛风性关节炎（湿热型和瘀阻型）。

【来源】中国中医药现代远程教育，2019，17（3）

❧·清热利湿通络止痛方·❧

【组成】薏苡仁30克，络石藤25克，宽筋藤25克，土茯苓20克，山慈菇20克，炒苍术15克，川黄柏15克，川牛膝15克，草薢15克，车前草15克，虎杖10克，荆芥10克。

【用法】水煎服，每天2次，每日1剂。

【功效】清热利湿，通络止痛。

【主治】痛风性关节炎（湿热蕴结型）。

【来源】陕西中医，2016，37（11）

❧·痛风消痹方·❧

【组成】生甘草5克，三七5克，金银花20克，黄柏20克，牛膝20克，白芍20克，薏苡仁20克，草薢20克，苍术20克。

【用法】水煎服，每天2次，每日1剂。

【功效】清热化湿，消肿止痛，活血化瘀。

【主治】痛风性关节炎（湿热痹阻型）。

【来源】海峡药学，2019，31（4）

❧·加味附子汤·❧

【组成】炮附片（先煎）18克，党参15克，茯苓12克，炒白术18克，炒白芍18克，细辛6克，麻黄6克，鸡血藤15克，地龙12克，乌梢蛇9克。

【用法】水煎服，每天2次，每日1剂。

【功效】温补脾肾，化瘀泄浊，通络止痛。

【主治】痛风性关节炎（阳虚寒盛型）。

【来源】光明中医，2019，34（9）

三藤四妙五物汤

【组成】首乌藤9~15克，盐黄柏9~15克，忍冬藤15~30克，络石藤15~30克，黄芪15~30克，麸炒苍术10~15克，牛膝10~15克，麸炒薏苡仁20~30克，桂枝6~12克，芍药10~30克，生姜6~10克，大枣6~10克。

【用法】水煎服，每天2次，每日1剂。

【功效】益气补肾，清热祛湿，通络。

【主治】痛风性关节炎（肾虚，风湿热痹阻型）。

【来源】陕西中医，2019，40（12）

羌活胜湿汤合四妙散

【组成】羌活6克，独活6克，藁本3克，防风3克，炙甘草3克，蔓荆子2克，川芎1.5克，黄柏10克，薏苡仁30克，苍术10克，怀牛膝15克。

【用法】水煎服，每天2次，每日1剂。

【功效】清热利湿，通络止痛。

【主治】痛风性关节炎（湿热型和瘀阻型）。

【来源】深圳中西医结合杂志，2018，28（14）

清热养阴除湿汤

【组成】虎杖10克，生地10克，金银花10克，白鲜皮10克，连翘10克，桂枝5克，土茯苓20克，川乌（先煎）2克，半枝莲15克。

【用法】水煎服，每天2次，每日1剂。

【功效】通络止痛，清热解毒，化浊除湿。

【主治】痛风性关节炎（湿热蕴结型）。

【来源】实用中西医结合临床，2018，18（7）

樊粤光经验方

【组成】党参15克，茯苓30克，白术15克，山药15克，薏苡仁30克，砂仁10克，桔梗10克，甘草6克，布渣叶12克，苍术12克，怀牛膝15克，车前子（包煎）10克，草薢10克，土茯苓30克，黄柏10克，大黄6克。

【用法】水煎服，每天2次，每日1剂。

【功效】健脾清热祛湿，通络止痛。

【主治】痛风性关节炎（湿热蕴结型）。

【来源】广州中医药大学学报，2020，37（3）

清热利湿方

【组成】苍术12克，防己10克，黄柏12克，薏苡仁20克，知母10克，怀牛膝15克，桑枝30克，忍冬藤30克，甘草6克，威灵仙15克，土茯苓30克，益母草30克，草薢10克。

【用法】水煎服，每天2次，每日1剂。

【功效】清利湿热，活血止痛。

【主治】痛风性关节炎（湿热型和瘀阻型）。

【来源】中国中医骨伤科杂志，2010，18（10）

·ᴥ· 当归拈痛汤 ·ᴥ·

【组成】羌活10克，当归10克，防风10克，茵陈20克，葛根10克，升麻10克，苍术20克，猪苓10克，泽泻10克，白术30克，黄芩10克，苦参10克，甘草10克。

【用法】水煎服，每天2次，每日1剂。

【功效】利湿清热，宣痹止痛。

【主治】痛风性关节炎（湿热蕴结型）。

【来源】广州中医药大学学报，2020，37（3）

·ᴥ· 食凉风清汤 ·ᴥ·

【组成】食凉茶（山腊梅叶）30克，生黄芪30克，薏苡仁30克，土茯苓30克，丹参30克，萆薢20克，威灵仙20克，车前子（包煎）20克，鸡血藤20克，苍术10克，白芥子10克，制半夏10克，地龙10克，防风10克，羌活10克。

【用法】水煎服，每天2次，每日1剂。

【功效】健脾祛湿，清热解毒，活血通络。

【主治】痛风性关节炎（湿热型和瘀阻型）。

【来源】浙江中医杂志，2018，53（3）

·ᴥ· 陈湘君经验方 ·ᴥ·

【组成】生黄芪18克，生地黄15克，川石斛15克，天花粉15克，枸杞根15克，威灵仙12克，牛膝15克，忍冬藤30克，络石藤15克，泽兰15克，泽泻15克，扦扦活15克，落得打15克，桑枝12克，象贝母9克，钩藤15克，怀山药30克。

【用法】水煎服，每天2次，每日1剂。

【功效】益气养阴，祛湿通络。

【主治】痛风性关节炎（肝旺脾虚兼有痰湿型）。

【来源】风湿病与关节炎，2018，7（2）

·葫芦茶除痹汤·

【组成】葫芦茶60克，金银花20克，见肿消15克，土牛膝15克。

【用法】水煎服，每天2次，每日1剂。

【功效】清热解毒，除湿。

【主治】痛风性关节炎（湿毒型）。

【来源】中国民族医药杂志，2017，23（3）

·宣痹颗粒剂·

【组成】滑石30克，薏苡仁30克，粉防己15克，连翘15克，栀子10克，蚕沙（包煎）10克，秦艽15克，羌活15克，姜黄15克，海桐皮15克。

【用法】水煎服，每天2次，每日1剂。

【功效】清热祛湿，疏风。

【主治】痛风性关节炎（风湿热型）。

【来源】中医药信息，2008，25（3）

·清热通痹汤·

【组成】苍术10克，黄柏10克，薏苡仁30克，怀牛膝15克，白术10克，土茯苓30克，车前子（包煎）15克，泽泻10克，草薢15克，牡丹皮10克，威灵仙15克。

【用法】水煎服，每天2次，每日1剂。

【功效】通络止痛，清热解毒，化浊除湿。

【主治】痛风性关节炎（湿热型和瘀阻型）。

【来源】山东中医杂志，2013，32（5）

痛风活血止痛汤

【组成】桃仁12克，红花12克，川牛膝30克，生地15克，当归15克，赤芍12克，黄柏15克，萆薢15克，土茯苓20克，车前子（包煎）30克，生薏苡仁20克，泽泻15克，地龙12克，生石膏30克，千年健12克，追地风12克，桑枝20克，威灵仙15克，甘草6克。

【用法】水煎服，每天3~4次，每日1剂。

【功效】清热利湿，活血止痛。

【主治】痛风性关节炎（湿热型和瘀阻型）。

【来源】山西中医学院学报，2011，12（1）

四妙散加味

【组成】水牛角60克，薏苡仁40克，木瓜20克，土茯苓20克，苍术20克，赤芍15克，牛膝15克，车前子（包煎）15克，栀子15克，黄柏15克，防己12克，生甘草10克。

【用法】水煎服，每天3次，每日1剂。

【功效】清热泻火，活血通络，除湿解毒。

【主治】痛风性关节炎（湿热型和瘀阻型）。

【来源】现代诊断与治疗，2014，25（7）

化瘀散结方

【组成】土茯苓30克，泽泻15克，蚕沙（包煎）10克，秦艽15克，威灵仙15克，莪术15克，白术15克，土鳖虫10克，制南星10克，僵蚕15克，地龙10克，熟地15克，川牛膝15克，肉桂6

克，草薢30克。

【用法】水煎服，每天2次，每日1剂。

【功效】祛湿清热，活血通络。

【主治】痛风性关节炎（湿热型和瘀阻型）。

【来源】四川中医，2014，32（5）

❧· 苗药痛风停汤 ·❧

【组成】生石膏30克，知母20克，青风藤20克，大血藤20克，肥猪苗20克，络石藤20克，桂枝15克。

【用法】水煎服，每天2次，每日1剂。

【功效】清热解毒，祛风除湿，活血通络。

【主治】痛风性关节炎（风湿热痹阻型）。

【来源】风湿病与关节炎，2013，2（5）

❧· 葛蚕木瓜汤 ·❧

【组成】葛根25克，蚕沙（包煎）12克，木瓜20克，薏苡仁15克，海风藤15克，桂枝10克，独活10克，土鳖虫10克，当归10克，秦艽10克，牛膝9克，三七粉（冲服）6克。

【用法】水煎服，每天2次，每日1剂。

【功效】清热解毒，利湿消肿，活血祛瘀，通络止痛。

【主治】痛风性关节炎（湿热型和瘀阻型）。

【来源】陕西中医，2010，31（6）

❧· 秦蜂汤 ·❧

【组成】秦皮12克，蜂房12克，蚕沙（包煎）12克，威灵仙12克，山慈菇30克，黄柏10克，苍术12克，牛膝15克，木通9

克，徐长卿15克，连翘15克，当归15克，桂枝6克。

【用法】水煎服，每天2次，每日1剂。

【功效】清热除湿，散痹消肿，温阳通利。

【主治】痛风性关节炎（湿热痹阻型）。

【来源】中医正骨，2007，19（5）

豨莶草白虎汤加味

【组成】豨莶草20克，石膏30克，粳米15克，知母15克，黄柏15克，薏苡仁30克，车前草15克，泽泻15克，萆薢15克，生地黄15克，白茅根20克，马齿苋15克，甘草9克。

【用法】水煎服，每天2次，每日1剂。

【功效】清热化湿，通利关节，通络止痛。

【主治】痛风性关节炎（湿热痹阻型）。

【来源】湖南中医杂志，2018，34（3）

四妙散加益胃汤加减

【组成】生地15克，麦冬15克，沙参15克，苍术15克，薏苡仁30克，白扁豆15克，黄柏15克，牛膝15克，木瓜15克，防己15克。

【用法】水煎服，每天2次，每日1剂。

【功效】清热利湿，化浊解毒，养阴生津。

【主治】痛风性关节炎（胃阴不足、湿热内蕴型）。

【来源】中医药学报，2009，37（1）

林昌松经验方1

【组成】黄柏15克，苍术15克，牛膝18克，薏苡仁30克，草萆薢30克，浙贝母15克，土茯苓30克，泽泻15克，泽兰15克，车前子（包煎）20克，甘草6克。

【用法】水煎服，每天2次，每日1剂。

【功效】祛风除湿，通络止痛。

【主治】痛风性关节炎（湿热酿毒型）。

【来源】辽宁中医药大学学报，2010，12（8）

❧· 林昌松经验方2 ·❧

【组成】独活10克，桑寄生30克，牛膝12克，杜仲12克，续断15克，七叶莲30克，土茯苓30克，萆薢30克，浙贝母15克，宽筋藤30克，甘草10克。

【用法】水煎服，每天2次，每日1剂。

【功效】益肝肾，强壮筋骨。

【主治】痛风性关节炎（肝肾亏虚型）。

【来源】辽宁中医药大学学报，2010，12（8）

❧· 林昌松经验方3 ·❧

【组成】法半夏10克，黄连5克，黄芩10克，干姜6克，甘草6克，太子参30克，白术10克，浙贝母15克，海螵蛸30克。

【用法】水煎服，每天2次，每日1剂。

【功效】补益脾胃，消痞散结。

【主治】痛风性关节炎（脾胃亏虚型）。

【来源】辽宁中医药大学学报，2010，12（8）

❧· 林昌松经验方4 ·❧

【组成】桂枝10克，白芍15克，白术15克，知母10克，茯苓

15克，宽筋藤15克，姜黄10克，甘草6克。

【用法】水煎服，每天2次，每日1剂。

【功效】寒热平调。

【主治】痛风性关节炎（寒热错杂型）。

【来源】辽宁中医药大学学报，2010，12（8）

～ 林昌松经验方5 ～

【组成】桂枝10克，茯苓15克，桃仁12克，红花10克，牡丹皮10克，当归10克，白芍10克，甘草6克。

【用法】水煎服，每天2次，每日1剂。

【功效】活血化瘀，通络止痛。

【主治】痛风性关节炎（瘀血阻络型）。

【来源】辽宁中医药大学学报，2010，12（8）

～ 清热利湿逐瘀方 ～

【组成】土茯苓30克，川萆薢30克，车前子（包煎）30克，薏苡仁30克，山慈菇30克，炒白术30克，酒大黄15克，枳实12克，苍术12克，黄柏12克，泽兰10克，桃仁10克，红花10克。

【用法】水煎服，每天2次，每日1剂。

【功效】清热利湿，化瘀止痛。

【主治】痛风性关节炎（湿热蕴结型）。

【来源】光明中医，2017，32（11）

～ 消痛饮 ～

【组成】海螵蛸30克，防风9克，独活15克，川牛膝15克，马齿苋15克，鸡血藤9克，黄柏9克。

【用法】水煎服，每天2次，每日1剂。

【功效】清热利湿，通络止痛。

【主治】痛风性关节炎（痰热瘀阻型）。

【来源】中医临床研究，2014，6（23）

·清热通络泄浊汤·

【组成】土茯苓30克，萆薢30克，山慈菇10克，黄柏10克，泽泻15克，怀牛膝15克，苍术15克，车前子（包煎）30克，防己10克，威灵仙12克，地龙6克，制大黄5克。

【用法】水煎服，每天2次，每日1剂。

【功效】清热利湿，泄浊散瘀。

【主治】痛风性关节炎证（湿热型和瘀阻型）。

【来源】浙江中西医结合杂志，2014，24（3）

·四妙马钱汤·

【组成】黄柏10克，苍术15克，薏苡仁30克，川牛膝12克，泽泻15克，地龙10克，萆薢15克，土茯苓15克，炙马钱子1克。

【用法】水煎服，每天2次，每日1剂。

【功效】清热利湿，通络消肿止痛。

【主治】痛风性关节炎（湿热痹阻型）。

【来源】光明中医，2013，28（6）

·风痛饮·

【组成】茯苓30克，豨莶草15克，川牛膝15克，萆薢20克，秦艽20克，威灵仙20克，薏苡仁20克，苍术10克，黄柏10克，白术10克，甘草5克。

【用法】水煎服，每天2次，每日1剂。

【功效】分清祛浊，除湿通络。

【主治】痛风性关节炎（风湿痹阻化热型）。

【来源】四川中医，2001，19（5）

淡渗利湿方

【组成】车前子（包煎）15克，萆薢20克，茯苓20克，土茯苓20克，猪苓10克，泽泻10克，益母草10克，淡竹叶5克。

【用法】水煎服，每天2次，每日1剂。

【功效】淡渗利湿，解毒止痛。

【主治】痛风性关节炎（湿热型）。

【来源】实用中医药杂志，2005，21（3）

急痛汤

【组成】百合30克，土茯苓30克，薏苡仁30克，萆薢30克，蚕沙（包煎）12克，露蜂房10克，桃仁10克，红花9克，虎杖20克，山慈菇10克，牛膝12克。

【用法】水煎服，每天2次，每日1剂。

【功效】清热除湿，解毒祛瘀。

【主治】痛风性关节炎（湿热型和瘀阻型）。

【来源】河北中医，2003，25（2）

木防己汤加减

【组成】木防己30克，滑石20克，薏苡仁20克，石膏30克，桂枝10克，通草10克，杏仁12克。疼痛剧烈者，加姜黄、海桐皮；热重者，加知母、桑叶；肿甚者，加萆薢、苍术、甲珠；无汗者，加羌活、细辛；汗多者，加黄芪、炙甘草；兼痰饮者，加半夏、厚朴、陈皮。

【用法】水煎服，每天2次，每日1剂。

【功效】通络止痛，清热利湿。

【主治】痛风性关节炎（湿热型）。

【来源】四川中医，2003，21（2）

痹证2号

【组成】草薢30克，土茯苓30克，薏苡仁30克，防己15克，黄柏15克，威灵仙15克，青风藤15克，忍冬藤20克，桑枝30克，桂枝10克，石斛30克，生石膏20克，知母15克，丹皮10克，连翘10克，生地15克。

【用法】水煎服，每天2次，每日1剂。

【功效】清热解毒，利湿化浊，宣痹止痛。

【主治】痛风性关节炎（湿热痹阻型）。

【来源】湖南中医杂志，2013，29（9）

拈痛消风方

【组成】茵陈15克，羌活15克，防风9克，升麻9克，葛根6克，白术6克，苍术10克，当归12克，生甘草8克，苦参8克，黄芩8克，知母10克，猪苓12克，泽泻10克，牛膝15克。

【用法】水煎服，每天2次，每日1剂。

【功效】清热利湿，疏风止痛。

【主治】痛风性关节炎（风湿热型）。

【来源】江西中医药，2006，28（3）

·∾ 清热蠲痹汤 ∾·

【组成】金银花30克，黄芩10克，黄柏15克，木瓜20克，防己20克，萆薢20克，土茯苓20克，薏苡仁20克，车前草15克，没药15克，天南星15克，鸡血藤25克，乌梢蛇15克，鹿角霜20克。

【用法】水煎服，每天2次，每日1剂。

【功效】清热祛湿，散瘀止痛。

【主治】痛风性关节炎（湿热型和瘀阻型）。

【来源】辽宁中医杂志，2000，27（3）

·∾ 驱痛汤 ∾·

【组成】鸡血藤25克，忍冬藤25克，青风藤25克，羌活15克，独活15克，桃仁15克，红花15克，当归15克，川芎15克，威灵仙15克，防风15克，牛膝15克，山茱萸15克，赤芍15克。

【用法】水煎服，每天2次，每日1剂。

【功效】清热祛瘀，活血止痛，温补脾肾。

【主治】痛风性关节炎（脾肾阳虚、痰瘀互结型）。

【来源】四川中医，2019，37（10）

·∾ 排酸保肾方 ∾·

【组成】苍术10克，牛膝10克，黄柏10克，知母10克，白芍10克，鹿衔草10克，制大黄5克，丹参6克，地龙10克，金钱草10克，茯苓10克，野菊花5克，甘草5克。

【用法】水煎服，每天2次，每日1剂。

【功效】清热解毒，利湿消肿，化瘀止痛，降酸保肾。

【主治】痛风性关节炎（痰湿瘀阻型）。

【来源】四川中医，2016，34（6）

❧ · 二妙白虎汤加减 · ❧

【组成】黄柏15克，苍术15克，石膏30克，知母15克，山慈菇15克，秦皮10克，秦艽15克，青风藤15克，百合15克，土茯苓10克，薏苡仁15克，杜仲15克，甘草5克。

【用法】水煎服，每天2次，每日1剂。

【功效】祛风除湿，清热养阴。

【主治】痛风性关节炎（湿热内蕴、痹阻关节、伤阴耗液型）。

【来源】风湿病与关节炎，2019，8（9）

❧ · 利湿通络方加减 · ❧

【组成】生薏苡仁30克，木瓜30克，土茯苓20克，车前草20克，苍术15克，赤芍15克，忍冬藤15克，地龙15克，丹参15克，泽兰15克，蜂房10克，桂枝10克，威灵仙10克。

【用法】水煎服，每天2次，每日1剂。

【功效】利湿，通络，止痛。

【主治】痛风性关节炎（湿热型和瘀阻型）。

【来源】内蒙古中医药，2018，37（12）

❧ · 化瘀通痹方 · ❧

【组成】桃仁10克，三七10克，红花5克，赤芍10克，枳壳6克，木瓜12克，薏苡仁30克，甘草10克。

【用法】水煎服，每天2次，每日1剂。

【功效】活血化瘀，通痹。

【主治】痛风性关节炎（瘀阻型）。

【来源】浙江中医药大学学报，2019，43（12）

❧ 祛痹痛风饮 ❧

【组成】柴胡9克，黄芩15克，葛根30克，山慈菇12克，金果榄12克，两头尖12克，木贼15克，大黄6克，薏苡仁30克，甘草10克。

【用法】水煎服，每天2次，每日1剂。

【功效】清热泄浊，健脾祛湿，化瘀通络。

【主治】痛风性关节炎（脾肾不足、湿热瘀阻型）。

【来源】河南中医，2019，39（10）

❧ 蚕沙虎杖汤 ❧

【组成】蚕沙（包煎）30克，虎杖30克，女贞子30克，威灵仙30克，络石藤30克，萆薢15克，土茯苓30克，秦皮30克，苍术20克，薏苡仁30克，牛膝15克，泽泻30克，赤芍20克，葛根30克，甘草10克，当归20克。

【用法】水煎服，每天2次，每日1剂。

【功效】清热除湿，泻浊化瘀，蠲痹通络。

【主治】痛风性关节炎（湿热型和瘀阻型）。

【来源】湖南中医杂志，2016，32（4）

❧ 娄氏清痹汤加减 ❧

【组成】忍冬藤30克，络石藤30克，青风藤30克，败酱草20克，土茯苓30克，丹参15克，香附12克，山慈菇15克，薏苡仁20克，生黄柏15克，北苍术15克。

【用法】水煎服，每天2次，每日1剂。

【功效】清热解毒，健脾利湿，消肿散结，活血镇痛，祛风通络。

【主治】痛风性关节炎（湿热蕴结型）。

【来源】实用中西医结合临床，2019，19（8）

❧ · 痛风止痛汤 · ❧

【组成】土茯苓50~60克，络石藤30克，忍冬藤30克，赤芍15克，刘寄奴15克，海风藤15克，威灵仙15克，延胡索15克，川牛膝15克，乳香6克，车前子（包煎）30克，黄柏10克，苍术10克。

【用法】水煎服，每天2次，每日1剂。

【功效】清热利湿，活血定痛。

【主治】痛风性关节炎（湿热型和瘀阻型）。

【来源】中国农村卫生，2019，11（12）

❧ · 透热通痹汤 · ❧

【组成】黄柏30克，苍术15克，牛膝15克，薏苡仁15克，茯苓15克，金银花15克，连翘15克，淡竹叶10克，甘草10克。

【用法】水煎服，每天2次，每日1剂。

【功效】清热通络，除湿止痹，调畅气血，益气补虚，消除痹痛。

【主治】痛风性关节炎（湿热型和瘀阻型）。

【来源】辽宁中医药大学学报，2019，21（6）

❧ · 降酸通痹汤 · ❧

【组成】蚕沙（包煎）10克，芡实10克，川牛膝10克，积雪草10克，杜仲15克，山药15克，胡桃衣15克，忍冬藤20克，伸筋草20克，桑寄生20克，熟地黄30克，薏苡仁30克，老桑枝30克。

【用法】水煎服，每天2次，每日1剂。

【功效】化湿除痹，活血通络。

【主治】痛风性关节炎（湿热痹阻型）。

【来源】中医药导报，2019，25（9）

❦·四妙清痹汤·❧

【组成】苍术15克，黄柏12克，薏苡仁30克，牛膝12克，萆薢15克，土茯苓25克，忍冬藤25克，威灵仙10克，赤芍15克，地龙10克，山慈菇10克，川芎10克。

【用法】水煎服，每天2次，每日1剂。

【功效】清热利湿化浊，散瘀通络止痛。

【主治】痛风性关节炎（湿热痹阻型）。

【来源】四川中医，2019，37（5）

❦·段富津痛风方·❧

【组成】苍术15克，黄柏15克，薏苡仁30克，粉防己15克，羌活15克，姜黄15克，赤芍15克，川牛膝10克，甘草15克。

【用法】水煎服，每天2次，每日1剂。

【功效】清热除湿，化瘀解毒。

【主治】痛风性关节炎（湿热型和瘀阻型）。

【来源】中医药信息，2006，23（1）

❦·滋阴健肾方·❧

【组成】熟地黄25克，山萸肉30克，牛膝20克，菟丝子20

克，女贞子20克，威灵仙15克，独活15克，赤芍15克，当归15克，地龙10克，杜仲15克，细辛10克，川芎10克，甘草10克。

【用法】水煎服，每天2次，每日1剂。

【功效】滋肾活血，通络止痛，清热消肿。

【主治】痛风性关节炎（肝肾不足、湿热瘀阻型）。

【来源】中华中医药学刊，2019，37（9）

❧ · 地黄萸苓方 · ❧

【组成】生地黄20克，山茱萸15克，茯苓15克，黄芪20克，丹参20克，泽泻15克，桑寄生15克，益母草15克。

【用法】水煎服，每天2次，每日1剂。

【功效】滋阴养血，益气，清热利湿。

【主治】痛风性关节炎（气血虚弱、风寒湿痹阻型）。

【来源】世界中医药，2018，13（7）

❧ · 丹溪痛风汤合升降散 · ❧

【组成】龙胆草15克，苍术15克，黄柏15克，神曲12克，桃仁12克，威灵仙12克，羌活12克，胆南星10克，川芎10克，白芷10克，防己10克，桂枝10克，红花5克，川大黄12克，姜黄9克，白僵蚕6克，全蝉蜕3克。

【用法】水煎服，每天2次，每日1剂。

【功效】祛风止痛，清热利湿，活血化瘀，升清降浊。

【主治】痛风性关节炎（湿热浊毒痹阻型）。

【来源】中国医学创新，2019，16（1）

❧ · 棒皮苦胆四妙汤 · ❧

【组成】薏苡仁20克，海风藤20克，土茯苓15克，伸筋草15

克，泽泻15克，威灵仙15克，萆薢15克，三百棒皮15克，地苦胆15克，苍术9克，黄柏9克，川牛膝9克，大黄（后下）5克。

【用法】水煎服，每天3次，每日1剂。

【功效】凉血活血，清热解毒。

【主治】痛风性关节炎（湿热蕴结型）。

【来源】河北中医，2019，41（2）

❧·杨继荪经验方1·❧

【组成】防风12克，苍术9克，黄柏12克，知母12克，秦皮12克，忍冬藤30克，徐长卿30克，花槟榔12克，苏叶6克，川芎12克，王不留行12克，蚕沙（包煎）20克，泽泻30克，炒莱菔子12克。

【用法】水煎服，每天2次，每日1剂。

【功效】清热解毒，活血通络。

【主治】痛风性关节炎（湿热型和瘀阻型）。

【来源】《中国百年百名中医临床家丛书·杨继荪》

❧·杨继荪经验方2·❧

【组成】党参15克，黄芪15克，当归9克，川芎9克，白术12克，牛膝15克，石楠叶15克，姜黄9克，桂枝6克，大生地20克，细辛3克，威灵仙12克。

【用法】水煎服，每天2次，每日1剂。

【功效】益气养血，疏经通络。

【主治】痛风性关节炎（气虚血瘀型）。

【来源】《中国百年百名中医临床家丛书·杨继荪》

◆· 周福贻自拟清热利湿汤 ·◆

【组成】粉草薢15克，忍冬藤30克，防己10克，金钱草15克，威灵仙20克，土茯苓10克，泽泻10克，黄柏10克，丹皮10克，连翘10克，山慈菇12克，生甘草6克。

【用法】水煎服，每天2次，每日1剂。

【功效】清热利湿，散风活络止痛。

【主治】痛风性关节炎（风湿痹阻型）。

【来源】《名老中医治疗风湿病经验》

◆· 周福贻自拟温肾健脾汤 ·◆

【组成】熟地15克，杜仲10克，补骨脂30克，桑寄生15克，牛膝10克，桂枝10克，白术10克，党参10克，当归10克，威灵仙20克，伸筋草15克，土茯苓10克，炙甘草6克。

【用法】水煎服，每天2次，每日1剂。

【功效】温补脾肾，养血和营。

【主治】痛风性关节炎（脾肾阳虚、营血不足型）。

【来源】《名老中医治疗风湿病经验》

◆· 慈菇二秦汤 ·◆

【组成】秦艽15克，山慈菇10克，大黄（后下）10克，秦皮15克，银花20克，车前子（包煎）15克，猪苓15克，王不留行20克，泽泻10克，石膏20克，知母10克，桂枝5克，泽兰15克。

【用法】水煎服，每天2次，每日1剂。

【功效】清热除湿，活血通络，消肿止痛。

【主治】痛风性关节炎（湿热型）。

【来源】中医药学报，2007，35（1）

·胡荫奇经验方·

【组成】车前子（包煎）15克，萆薢10克，山慈菇15克，细辛3克，连翘10克，夏枯草10克，伸筋草15克，青风藤15克，川牛膝10克，黄柏10克，秦艽10克，知母15克，穿山龙20克，威灵仙30克。

【用法】水煎服，每天2次，每日1剂。

【功效】清热，利湿，通络。

【主治】痛风性关节炎（湿热痹阻型）。

【来源】《风湿病名家医案妙方解析》

·旷惠桃经验方·

【组成】黄柏10克，苍术10克，牛膝10克，薏苡仁30克，防己10克，蚕沙（包煎）10克，滑石30克，栀子仁20克，连翘10克，威灵仙15克，虎杖10克，甘草10克，车前子（包煎）15克，土茯苓15克，全蝎5克。

【用法】水煎服，每天2次，每日1剂。

【功效】清热利湿，祛风通络。

【主治】痛风性关节炎（湿热痹阻型）。

【来源】《风湿病名家医案妙方解析》

·桃红胆星膏·

【组成】桃仁100克，红花100克，当归150克，川芎90克，威灵仙150克，生地黄150克，地龙100克，䗪虫100克，穿山甲100克，白芥子90克，胆南星60克，乌梢蛇150克，僵蚕150克。

【用法】上药加水煎煮3次，滤汁去渣，合并3次滤液，加热浓缩为清膏，再加蜂蜜300克收膏即成，收贮备用。每次15~30克，每日2次，白开水调服。

【功效】活血化瘀，祛风化痰，通络止痛。

【主治】痛风性关节炎（痰瘀交阻型）。

【来源】《中医膏方指南》

❦ · 苍柏散 · ❧

【组成】苍术45克，黄柏60克，牛膝60克，海桐皮60克，片姜黄60克，威灵仙60克，豨莶草75克，毛冬青150克，黑老虎150克，入地金牛150克。

【用法】上药共研极细末，和匀，贮瓶备用。每次9~15克，每日2~3次，温开水送服。

【功效】清热祛湿，通络止痛。

【主治】痛风性关节炎（湿热型）。

【来源】《中国丸散膏丹方药全书·关节炎》

❦ · 二枝秦艽散 · ❧

【组成】桂枝50克，川芎50克，羌活60克，桑枝60克，秦艽60克，苍术60克，牛膝75克，丹参75克，防己75克，甘草30克。

【用法】上药共研极细末，和匀，贮瓶备用。每次9~15克，每日2~3次，温开水送服。

【功效】散寒祛湿，通络止痛。

【主治】痛风性关节炎（寒湿型）。

【来源】《中国丸散膏丹方药全书·关节炎》

第二节　外用方

加味丁桂散及海浮散外敷

【组成】加味丁桂散：丁香50克，肉桂50克，甘松50克，红花25克，山柰25克。海浮散：乳香30克，没药30克。

【用法】将以上二方分别烘干，研细，过80目筛，再分别装瓶备用。先在患处中心点敷以海浮散0.5克，再在其上敷以加味丁桂散适量（可视红肿范围大小而调整剂量）。再将加热后的布质黑膏药盖上（贴以双层医用胶布也可），勿令药粉滑散或泄气，应使四周皮肤与膏药紧密粘连。

【功效】活血祛瘀，消肿止痛。

【主治】痛风性关节炎（瘀阻型）。

【来源】中医外治杂志，2002，11（5）

痛风外洗方

【组成】透骨草50克，乳香20克，没药20克，忍冬藤30克。

【用法】每日1剂，水煎外洗，每剂泡洗2次，每次20分钟。

【功效】活血通络，消肿止痛。

【主治】痛风性关节炎（脾肾阳虚、痰瘀痹阻经络型）。

【来源】广西中医药，2007，30（4）

中药熏蒸方1

【组成】苍术30克，薏苡仁30克，红花20克，川乌15克，威灵仙15克，艾叶20克，木瓜20克，牛膝20克，茯苓20克。

【用法】取上药使用熏蒸机熏蒸患部，每日2次，1周为1个疗程。

【功效】温经散寒，祛风除湿。

【主治】痛风性关节炎（寒湿痹阻型）。

【来源】江苏中医药，2004，25（9）

中药熏蒸方2

【组成】苍术20克，生半夏20克，制南星20克，艾叶20克，红花15克，王不留行40克，大黄30克，海桐皮30克，葱须3根。

【用法】取上药使用熏蒸机熏蒸患部，每日2次，1周为1个疗程。

【功效】祛风除湿，通络止痛。

【主治】痛风性关节炎（痰浊痹阻型）。

【来源】江苏中医药，2004，25（9）

栀黄芒硝散外敷

【组成】生栀子100克，生黄柏50克，生大黄50克，生黄芩50克，秦艽50克，独活50克，威灵仙30克，防己50克。

【用法】上药共研细末备用。①单个跖趾关节红、肿、热、痛者，每次采用上述药粉适量配冰片10克、芒硝（研末）50克，以陈醋调敷患处，纱布固定，每日1次。②伴有腕、膝、肘关节疼痛者，加茯苓25克、猪苓15克、泽泻15克、桂枝15克、川牛膝15克、黄柏15克、苍术15克、土茯苓40克、车前子（包煎）20克、丝瓜络10克、生甘草5克，冷水煎沸20分钟后服。个别疼痛剧烈者，加吲哚美辛25~50毫克（餐后服）。

【功效】清热解毒，化瘀止痛。

【主治】痛风性关节炎（湿热型）。

【来源】云南中医中药杂志，2001，22（4）

～·· 野葛膏 ··～

【组成】野葛60克，蛇蜕60克，桔梗60克，茵芋60克，防风60克，川芎60克，川椒60克，羌活60克，川大黄60克，细辛60克，当归60克，乌头30克，升麻30克，附子（先煎）30克，巴豆30枚。

【用法】上药共研细末，过100目筛。另取生姜汁、大蒜汁、食醋各500毫升，混匀后浓煎600~700毫升，离火加上药末，调成糊状。用药时置膏药于夹棉消毒纱巾上，厚约0.15厘米，敷于患处，胶布固定，每日换药1次，30日为1个疗程。

【功效】祛风解毒，通经活络，益气活血。

【主治】痛风性关节炎。

【来源】光明中医，1998，13（6）

～·· 冰黛散 ··～

【组成】冰片20克，青黛20克。

【用法】外敷患处。

【功效】清热，止痛，消肿。

【主治】痛风性关节炎（热毒壅盛型）。

【来源】新中医，2011，43（1）

～·· 复方蚂蚁膏 ··～

【组成】蚂蚁100克，秦皮100克，萆薢50克，虎杖50克，六轴子30克，川芎30克，赤芍30克，桂枝20克，甘草10克。

【用法】上方共研细末。用时加薄荷油2~5滴，凡士林适量。调膏摊于棉纸上，敷患处，固定。2天换药1次，3次为1个疗程。

【功效】清利湿热，活血止痛。

【主治】痛风性关节炎（湿热痹阻型）。

【来源】中医外治杂志，2001，10（1）

·⌘· 摩风膏 ·⌘·

【组成】天雄（生用去皮脐）90克，当归90克，白芷30克，附子（去皮脐）90克，细辛60克，肉桂心30克，干姜60克，川芎60克，川乌头（去皮脐）60克，朱砂（细研）30克，食醋2100毫升，松脂250克，生地黄（捣后取汁）90克，猪脂（炼成者）2500克，雄黄30克。

【用法】上药细切，以生地黄汁及醋浸一宿，滤出，入猪脂，用慢火煎之，候白芷色黄，膏成绵滤去渣，入朱砂、雄黄及松脂等，以柳枝搅匀，于瓷器中盛，备用。每取少许摩于患处，如胁下聚如杯者，摩及涂之即瘥。面目黧黑消瘦，似心腹中冷，酒调半匙，日三服。

【功效】祛风散寒，活血通络。

【主治】痛风性关节炎（寒湿阻络型）。

【来源】《全国中药成药处方集》

·⌘· 十三味足疗方 ·⌘·

【组成】当归50克，白芷15克，防风15克，荆芥15克，细辛15克，干姜30克，吴茱萸30克，川芎30克，制川乌30克，制草乌30克，伸筋草20克，秦艽20克，桑树根20克。

【用法】上药共研细末，和匀，贮瓶备用。用时取本散适量

（约20克），以陈米醋适量，调和成糊状，贴敷于足底涌泉穴（双），上盖敷料，胶布固定。每日换药1次。必要时，应加敷阿是穴（痛处），可提高疗效。

【功效】祛风除湿，温经散寒，活血通络。

【主治】痛风性关节炎（寒湿阻络型）。

【来源】《单方验方治百病》

·头葛软膏·

【组成】川乌头（生用，去皮脐）150克，野葛500克，莽草500克。

【用法】上药细切，用酒拌匀，经3日，用猪脂2500克与前药入锅中，以草火煎之，以乌头色焦黄为度。用绵滤去渣，收于瓷器中盛，备用。患者近火旁，以手取膏摩两三千遍后，再取膏贴敷患处。每日摩贴1次。

【功效】祛风除湿，散寒止痛。

【主治】痛风性关节炎（风寒湿痹阻型）。

【来源】《中国膏药学》

·外用痛风散1·

【组成】鸡血藤50~150克，苏木50克，川续断50克，狗脊50克，独活50克，羌活50克，木瓜50克，地龙50克，川芎30克，牛膝30克，乌梢蛇30克，血竭30克，儿茶30克，红花15克，马钱子10克，当归10克，制乳香10克，制没药10克，伸筋草30克。

【用法】上药共研细末，贮瓶备用。用时先取本散200克，用白布包好，置入锅内，加入清水2000毫升，煎沸3~5分钟，倒入盆中，趁热先熏洗患处，待温足浴（泡脚），每次15~25分钟。洗后再取本散50克，用食醋适量调和成糊状，涂敷患处，隔日用药1次。

【功效】活血通络，祛风止痛。

【主治】痛风性关节炎（风寒阻络型）。

【来源】《穴位贴敷治百病》

外用痛风散2

【组成】大黄30克，黄柏20克，姜黄15克，白芷15克，胆南星15克，苍术20克，天花粉15克，乳香15克，没药15克，延胡索15克，秦艽20克，忍冬藤30克。

【用法】上述药物用机器打磨成细粉，加热后制成中药封包外敷。注意避开手术切口，每日1次，连续使用14天。

【功效】清利湿热，祛瘀逐痹。

【主治】痛风性关节炎（湿热蕴结型）。

【来源】现代医学与健康研究电子杂志，2020，4（1）

四黄水蜜

【组成】大黄、黄芩、黄柏、黄连。

【用法】上药等份共125克。加水拌匀成糊状，置透明塑料纸上摊成饼状，厚度约2毫米，表面涂以蜂蜜，置于冰箱冷藏30分钟后取出。外敷患处，胶布固定，每24小时换药1次。

【功效】清热解毒，消肿止痛。

【主治】痛风性关节炎（热毒炽盛型）。

【来源】中药材，2007，30（9）

防风膏

【组成】防风60克，大葱60克，白芷60克，川乌60克。

【用法】先将防风、白芷、川乌共研细末，入大葱共捣烂如泥状，收贮备用。用时取膏泥适量，加入少许热黄酒调敷患处。二三日后用大红椒、艾叶煎汤洗后再敷药，包好。若皮肉热痛可用清水搽之，再敷药。每日换药1次。

【功效】祛风，散寒，止痛。

【主治】痛风性关节炎（风寒痹阻型）。

【来源】《中国膏药学》

❧·老姜膏·❧

【组成】鲜老姜汁（自然汁）500毫升，明水胶120克。

【用法】上药同入锅中，合熬成膏摊于布上备用。用时取膏贴患处，旬日换药。

【功效】祛风，散寒，止痛。

【主治】痛风性关节炎（风寒痹阻型）。

【来源】《中医验方汇编》

❧·普济成全膏·❧

【组成】藿香45克，白芷45克，当归尾45克，贝母45克，大风子45克，木香45克，白蔹45克，乌药45克，生地黄45克，萝卜子45克，丁香45克，白及45克，僵蚕45克，细辛45克，蓖麻子45克，檀香45克，秦艽45克，蜂房45克，防风45克，五加皮45克，苦参45克，肉桂45克，蝉蜕45克，丁皮45克，白鲜皮45克，羌活45克，桂枝45克，全蝎45克，赤芍45克，高良姜45克，元参45克，生南星45克，鳖甲45克，荆芥45克，两头尖45克，独活45克，苏木45克，枳壳45克，连翘45克，威灵仙45克，桃仁45克，牛膝45克，红花45克，续断45克，白头翁45克，杏仁

45克，苍术45克，艾绒45克，藁本45克，骨碎补45克，川芎45克，黄芩45克，麻黄45克，甘草45克，黑山栀45克，川乌（附子）45克，皂角刺45克，半夏45克，草乌45克，紫荆皮45克，青风藤45克，大黄90克，蜈蚣35条，蛇蜕5条，槐枝35克，柳枝35克，桑枝35克，楝枝35克，榆枝35克，楮枝35寸，男人血余90克。真麻油7.5千克，松香50千克，百草霜5千克。

【用法】先将上药（血余以上诸药）共投入麻油中浸泡（冬浸9宿，春秋浸7宿，夏浸5宿），分数次入锅内，文武火熬，以药枯油黑，滴水成珠为度，滤去渣，称药油。每药油360克，下滤净片子松香2000克同熬至滴水不散，每锅下百草霜（细末）180克，勿住手搅匀，俟火候成，则倾入水缸中，以棒搅和成块，用两手扯拨数次，瓷缸收贮，备用。用时取膏药适量，摊布，各贴患处，咳嗽、疟疾贴背脊心第7椎。

【功效】温经散寒，祛风祛湿，活血化瘀，化痰散结，通络止痛。

【主治】痛风性关节炎（风湿痹阻型）。

【来源】《中医验方汇编》

·青敷膏·

【组成】青黛30克，生大黄30克，生半夏30克，生天南星30克，生川乌30克，生草乌30克，硼砂210克，风化硝60克，贝母60克，天花粉90克。

【用法】将上药研细末和匀，然后用药末与凡士林以1∶4的比例调匀成膏，存罐备用。清洁皮肤后，视患部大小，用青敷膏摊涂于纱布或棉垫上，厚度约0.5厘米，敷于患处并固定，每日换药1次。治疗期间抬高患肢，卧床休息。

【功效】清热解毒，化痰泄浊，消肿止痛。

【主治】痛风性关节炎（湿热、痰浊，阻滞经络型）。

【来源】实用中医药杂志，2005，21（1）

❦・痛风膏・❦

【组成】黄柏90克，生大黄60克，姜黄60克，白芷60克，天花粉60克，厚朴60克，陈皮60克，甘草30克，生半夏30克，生天南星30克，冰片20克。

【用法】将上述药物研成细末熬成膏状。视患处部位大小，将膏药平摊于布上，温贴痛处，并用绷带固定，每2天换药1次，治疗期间患者禁忌饮酒、食用海鲜品以及动物的内脏等。

【功效】清热解毒，化痰除湿，消肿止痛。

【主治】痛风性关节炎（湿热、痰湿，阻滞经络型）。

【来源】辽宁中医杂志，2006，33（6）

❦・消瘀散外敷・❦

【组成】蒲公英500克，土鳖虫200克，苏木100克，大黄220克，泽兰250克，当归250克，乳香220克，蒲黄200克，丹参300克，三七200克，没药200克，五灵脂650克，刘寄奴250克，老鹳草300克。

【用法】以上诸药烘干研粉，过80目筛，装瓶备用。常规消毒病变处，以梅花针重叩患处至出血，加拔火罐，出血5~20毫升，约10分钟后取罐。取消瘀散适量，用蜂蜜和陈醋将药调成糊状，均匀敷在患处，以纱布块覆盖，绷带或胶布缠绕固定。定时用陈醋浇灌于纱布块上以保持药物湿润，隔日治疗1次。

【功效】活血化瘀，泻热消肿，通络止痛。

【主治】痛风性关节炎（瘀阻型）。

【来源】中医外治杂志，2000，9（3）

双柏散

【组成】大黄1份，侧柏叶2份，黄柏1份，泽兰1份，薄荷1份。

【用法】加入适量蜂蜜外敷。

【功效】清热利湿，凉血解毒，消瘀止痛。

【主治】痛风性关节炎（湿热酿毒型）。

【来源】中国中医急症，2005，14（7）

自拟蠲痹洗剂

【组成】泽兰20克，姜黄20克，当归16克，防风16克，五倍子16克，黄柏16克，苦参16克，土茯苓16克，白鲜皮16克，透骨草16克，蒲公英16克，侧柏叶16克。

【用法】水煎40分钟，滤出药液800毫升，浴洗疼痛关节，每次1小时，每天3次，12天为1个疗程。

【功效】祛风，除痹，止痛。

【主治】痛风性关节炎（寒湿闭阻型）。

【来源】湖南中医杂志，2012，28（4）

黑敷膏

【组成】川乌100克，草乌100克，青黛100克，红花100克，大黄100克，黄柏100克，芙蓉叶（粉碎）300克，积雪草（粉碎）300克，蒲公英（粉碎）300克，自然铜（粉碎）300克。

【用法】上药以薄荷油250克、桉叶油250克、甘油500克、蜂蜜500克调匀，取适量敷于患处皮肤，盖双层卫生纸后用绷带包扎，2天后清洗，停药1~2天，继续贴敷，敷药4次为1个疗程。在敷药期间，停止其他治疗方法。

【功效】活血化瘀，清热解毒，消肿止痛。

【主治】痛风性关节炎（热毒炽盛型）。

【来源】江苏中医药，2010，42（8）

～·箭羽散·～

【组成】土茯苓、白芷、鬼箭羽、陈皮、苍术、片姜黄、厚朴、毛冬青、冰片、生南星。

【用法】将药物研末，使用蛋清制成糊状，之后将之摊于干净的纱布上，厚度约为5毫米，不外流，将患者患处洗净。将鬼箭羽散敷于患者患处，使用绷带缠绕4圈，并使用胶带进行固定，敷8小时左右后取下并将患者患处洗净。日1次，早、晚应用均可，每两次之间应当间隔10小时。

【功效】清热消肿，活血，祛湿止痛。

【主治】痛风性关节炎（湿热蕴结型）。

【来源】吉林中医药，2019，39（8）

～·清凉膏·～

【组成】黄连、大黄、当归、紫草、薄荷、麻油、黄蜡。

【用法】根据患者关节红肿部位范围，将此膏药均匀涂抹在清洁纱布上，厚度2~3毫米，外敷于关节疼痛部位，超过肿痛边缘1厘米。外用治疗巾包扎，防止膏剂水分蒸发过快疗效降低，再用胶布缠绕固定，松紧适宜，以治疗巾不松散脱落即可。每次外敷8小时，7天为1个疗程，共用2个疗程。

【功效】清火解毒，凉血散瘀，消肿止痛。

【主治】痛风性关节炎（湿热蕴结型）。

【来源】中医药临床杂志，2019，31（11）

·威柏膏·

【组成】冰片3克，威灵仙20克，黄柏15克，生大黄10克，姜黄10克，白芷10克，苍术10克，川牛膝15克，秦艽15克，独活20克，牡丹皮10克，地骨皮10克，玄参10克，生地10克，首乌10克。

【用法】上药共研细末，过筛，加透皮吸收剂适量、麻油适量，放入药粉调成糊状。均匀涂敷在棉垫之上，用绷带或胶布固定在患处，每日换药1次。

【功效】清火解毒，凉血散瘀，消肿止痛。

【主治】痛风性关节炎（湿热型）。

【来源】中国中医骨伤科杂志，2010，18（10）

·中药外敷方1·

【组成】苦参15克，黄柏15克，土茯苓15克，大黄10克，皂角刺10克，白蒺藜10克，牛膝15克，海桐皮15克，海风藤15克，透骨草15克，桃仁15克，红花15克，川芎15克，虎杖10克，金钱草20克，桑枝20克。

【用法】上方加水500~700毫升浸泡30分钟，煮沸10分钟后熏洗患处，每日3次，每日1剂。嘱患者注意休息、清淡饮食，戒烟酒，忌食高嘌呤食物，1个月为1个疗程。

【功效】清热利湿，活血止痛。

【主治】痛风性关节炎（湿热型）。

【来源】山西中医学院学报，2011，12（1）

❧ · 中药外敷方2 · ❧

【组成】黄连5克，黄芩5克，黄柏5克，苍术5克，乳香3克，没药3克，薄荷冰3克，冰片3克。

【用法】将上述诸药研末，用凡士林调和均匀。将配置好的外敷药物均匀敷于患处，用绷带包扎，每日换药1次，14天为1个疗程。

【功效】开结行滞，祛风清热，活血化瘀，通经走络，消肿解痛。

【主治】痛风性关节炎（湿热型和瘀阻型）。

【来源】中国医学创新，2019，16（1）

❧ · 芙蓉膏 · ❧

【组成】芙蓉叶158克，生天南星54克，藤黄42克。

【用法】将药物均匀敷于靶关节处，厚度3毫米左右，然后用纱布外敷并固定，每次6小时，每日2次。

【功效】清热解毒，消肿散结，凉血止痛。

【主治】痛风性关节炎（湿热蕴结型）。

【来源】中医杂志，2014，55（15）

❧ · 消炎膏 · ❧

【组成】姜黄250克，大黄250克，黄柏250克，白芷250克，胆南星100克，陈皮100克，苍术100克，厚朴100克，甘草100克，天花粉500克。

【用法】上药共研细末，加蜂蜜、水调和而成。先清洁患处，将于患处略大的棉垫上均匀涂上已调好的消炎膏，然后平铺在患处，使其与皮肤紧密接触，用胶膏或者绷带进行局部包扎固定，留置24小时。

【功效】清热解毒，燥湿消肿，凉血止痛。

【主治】痛风性关节炎（湿热型）。

【来源】中医杂志，2014，55（15）

❧·消炎止痛膏·❧

【组成】大黄、黄芩、黄柏、玄明粉、栀子。

【用法】上药加凡士林熬制而成。1天1贴，外敷患处，治疗期间禁酒，多喝水，忌食高嘌呤食物，同时要注意休息，避免受凉。

【功效】清热除湿，散痹消肿。

【主治】痛风性关节炎（湿热型）。

【来源】中医正骨，2007，19（5）

❧·阳痛方·❧

【组成】大黄、姜黄、黄柏、青黛、饴糖。

【用法】上药研粉外敷痛处。

【功效】清热解毒，活血消肿止痛。

【主治】痛风性关节炎（湿热蕴结型）。

【来源】中国医药指南，2019，17（29）

❧·棒皮砂莲方·❧

【组成】三百棒皮20克，莪术15克，全蝎15克，黄连15克，蜈蚣10克，朱砂莲10克，雄黄10克，土鳖虫5克，骨碎补5克，生川乌5克，生草乌5克，重楼5克，硼砂5克，地苦胆5克，冰片5克。

【用法】以上药物按量称取，打成细粉，用蜂蜜调制糊状。根据受累关节的大小，平铺于棉垫上，厚度2毫米，外敷患处，并用纱布条固定，2天换药1次。

【功效】清热解毒，利湿止痛。

【主治】痛风性关节炎（湿热蕴结型）。

【来源】河北中医，2019，41（2）

❧·　水晶膏　·❧

【组成】大黄、黄柏、芒硝、乳香、没药、薄荷冰、冰片。

【用法】生大黄粉、生黄柏粉各等份，研细芒硝占大黄粉、黄柏粉之2/3，乳没粉各适量，薄荷冰、冰片、凡士林调匀即可。根据肿痛关节面积大小，取纱布一块调敷水晶膏（厚度1~2厘米），常规消毒皮肤后盖贴于患处，绷带包扎，一日一换。

【功效】清热解毒，利湿止痛。

【主治】痛风性关节炎（火毒炽盛型）。

【来源】智慧健康，2017，3（19）

❧·　热痹方　·❧

【组成】生石膏15克，盐知母10克，桂枝6克，生栀子10克，虎杖30克，薄荷10克。

【用法】将上述药物研末，用蜂蜜调成糊状。衬于医用纱布上，厚度约2毫米，敷于发病关节皮肤表面。每日1次，每次4~6小时，用药并观察5天。

【功效】清热祛湿，通络止痛。

【主治】痛风性关节炎（湿热型）。

【来源】风湿病与关节炎，2020，9（3）

❧·　逐阴散　·❧

【组成】郁金30克，官桂15克，草乌15克，陈艾10克，当归

20克，赤芍15克，川芎15克，白芷20克，紫荆皮20克。

【用法】上药共研细末，过筛80目。取药粉加少许酒、用90℃以上开水调成膏状，晾至常温后先在患处放置医用纱布，再将逐阴散敷在患处，厚度2毫米，药膏面积比红肿面积略大，用专用胶纸敷盖，绷带包扎固定，隔日换药1次。5天为1个疗程。

【功效】搜风剔寒，通阳宣痹，活血止痛。

【主治】痛风性关节炎（风寒湿痹阻型）。

【来源】四川中医，2018，36（5）

❦· 金妙散 ·❧

【组成】黄柏120克，苍术120克，栀子60克，牛膝60克，姜黄30克，大黄30克，冰片30克，延胡索30克，红花30克。

【用法】上药研粉末。每次取15~20克用醋调和成稠糊状，制成4~6厘米大小药饼，将药饼贴于患处，每次6~8小时，每日1次，连续治疗5天。

【功效】清热燥湿，泻火解毒，化瘀止痛。

【主治】痛风性关节炎（湿热痹阻型）。

【来源】实用中医药杂志，2017，33（8）

❦· 雄黄摩风膏 ·❧

【组成】犀角屑30克，羚羊角屑30克，雄黄（细研）15克，硫黄（细研）60克，朱砂（细研）15克，鬼箭羽30克，乌头（生去皮脐）30克，木香30克，汉防己30克，牛膝（去苗）30克，细辛30克，虎胫骨（可用狗胫骨倍量代替）180克，石斛（去根）150克，败龟甲150克，石菖蒲150克，熟干地黄30克，沙参（去芦头）30克，薯蓣30克，巴戟天30克，川芎30克，续断30克，杜若30克，当归30克，秦艽（去苗）30克，狗脊30克，萆薢30克，茵芋30克，白蔹30克，桂心30克，杜仲（去粗皮）30克，川椒（去目）30克，天雄（生去皮脐）30克，猪脂3000克。

【用法】上药细切，以炼后猪脂3000克入锅中，同诸药以慢火煎，自早至午，候药味尽，用新布绞去渣，更以绵布滤净，拭净锅再炼煎，然后入硫黄、雄黄、朱砂等，以柳木棍搅匀，俱凝，收于瓷器中备用。先用膏摩二三百遍，后涂膏于布帛上，贴于患处。

【功效】清热平肝，益肾壮骨，温经散寒，活血通络。

【主治】痛风性关节炎。

【来源】《中国膏药学》

乌头摩风膏

【组成】川乌头（生用去皮脐）15克，防风（去芦头）15克，桂心15克，白芷15克，藁本15克，川椒（去目）15克，吴茱萸15克，白术15克，细辛15克，白附子15克，藜芦15克，莽草15克，羌活15克，黄蜡150克，猪脂500克，生姜90克，川芎15克。

【用法】上药细剉。先放猪脂于锅中煎之，后入诸药煎，待白芷色黄，候药味出尽，以新布绞去渣，更以绵布滤过，将锅拭净，重入膏于慢火中熬之，再下黄蜡令消，去火，待稍冷，收于瓷器中备用。每有痛处，于火边搓手乘热取膏摩之一二百遍，以手湿为好。每日摩1次。

【功效】祛风化湿，温经散寒。

【主治】痛风性关节炎（风寒湿阻）。

【来源】《中国膏药学》

苍柏白芷散

【组成】黄柏20克，苍术20克，白芷20克，大黄20克，青黛

10克，冰片10克。

【用法】上药共研细末，和匀，装瓶备用。用时取本散适量（根据病变部位及范围而定），加入适量蜂蜜调成糊状，敷患处，外盖油光纸，用纱布包扎固定。每日换药1次，3次为1个疗程。

【功效】清热解毒，活血通络，消肿止痛。

【主治】痛风性关节炎（湿热型）。

【来源】《穴位贴敷治百病》

✤· 司爷汤 ·✤

【组成】血见飞15克，白三七15克，腹水草10克，豨莶草10克，忍冬藤10克，寻骨风10克，千金藤15克，苍耳子10克，松针10克，懒泥巴叶10克。

【用法】取司爷汤原药同等份适量（均自采鲜药）放入铁锅内煎1~2小时去渣，将药液进一步浓缩至滴药成珠之时捞入罐中待用。冬天不用加防腐剂，春夏潮湿季节可按比例加入少量防腐剂，不影响疗效。将药膏视其部位大小直接涂于患处，外加一般白纸覆盖即可。活动大的部位可加纱布固定。冬天可在涂药处加放热水袋，使局部血管扩张，有利于药物的吸收。

【功效】祛风除湿，行气通络，清热化瘀。

【主治】痛风性关节炎（寒湿瘀阻型）。

【来源】中国民族民间医药杂志，2003，10（6）

第五章　肩关节周围炎

肩关节周围炎简称肩周炎，是发生于肩关节周围软组织不明原因的自限性无菌性炎症，常发生于中老年人，故称"五十肩"。临床表现为肩部疼痛及肩关节活动受限，且日益加重，在一定时间后，疼痛及关节活动可逐渐恢复。

中医称为"漏肩风""露肩风""冻结肩"。病因病机为气血不足，外受风寒湿邪，或外伤治疗不当，或积劳成疾，以致经络阻滞，关节屈伸不利，而现肩部疼痛和关节活动受限。可参考"痹证"治疗。

第一节　内服方

❧ 舒肩汤 ❧

【组成】制川乌（先煎）10~15克，制草乌（先煎）10~15克，当归12克，白芍30克，续断30克，威灵仙30克，黄芪20克，菟丝子15克，络石藤15克，木瓜15克，桑枝10克，桂枝10克，祖师麻3~6克，甘草4~8克。

【用法】水煎服，每天2次，每日1剂。

【功效】祛风除湿，温经通络。

【主治】肩关节周围炎。

【来源】实用中医药杂志，2005，21（3）

·肩痹通·

【组成】黄芪30克，鸡血藤30克，当归15克，白芍15克，威灵仙15克，姜黄15克，桂枝10克，羌活10克，制川乌头（先煎）10克，全蝎6克，甘草6克。

【用法】水煎服，每天2次，每日1剂。

【功效】舒筋通络，松解粘连。

【主治】肩关节周围炎。

【来源】四川中医，2004，22（5）

·冻肩解凝汤·

【组成】熟附子（先煎）30~60克，制川乌头（先煎）15~30克，麻黄10克，细辛10克，三棱10克，莪术10克，羌活15克，独活15克，当归15克，续断15克，桑寄生15克，杜仲15克，黄柏15克，知母15克，淫羊藿15克，甘草10克。

【用法】水煎服，每天2次，每日1剂。

【功效】温经散寒，活血通络，祛风定痛。

【主治】肩关节周围炎。

【来源】云南中医中药杂志，2001，22（6）

·独活桑寄生汤·

【组成】独活9克，杜仲9克，牛膝9克，秦艽9克，防风9克，细辛9克，桑寄生12克，生地黄12克，党参12克，当归12克，川芎12克，肉桂3克，甘草6克。

【用法】水煎服，每天2次，每日1剂。

【功效】舒筋活血，通络止痛，松解粘连。

【主治】肩关节周围炎。

【来源】中医外治杂志，2003，12（2）

·温活通凝汤·

【组成】制川乌头（先煎）10~15克，制草乌头（先煎）10~15克，川芎10克，羌活10克，防风10克，伸筋草15克，舒筋草15克，蜈蚣2条，海桐皮30克，松节30克，桑枝30克，鸡血藤30克。

【用法】水煎服，每天2次，每日1剂。

【功效】温散寒湿，温化寒痰，温经通络。

【主治】肩关节周围炎。

【来源】成都医药，2003，29（2）

·血府逐瘀汤·

【组成】柴胡15克，桔梗15克，当归60克，川芎10克，红花10克，桃仁10克，赤芍20克，枳壳10克，木瓜30克，桂枝10克，牛膝10克，甘草10克，乌药10克。

【用法】水煎服，每天2次，每日1剂。

【功效】活血化瘀，温经止痛。

【主治】肩关节周围炎。

【来源】时珍国医国药，2001，12（6）

·阳和活络汤·

【组成】熟地黄30克，黄芪15克，鹿角胶（烊化）12克，当归12克，白芥子9克，桂枝9克，地龙9克，制川乌头（先煎）6克，制草乌头（先煎）6克，制天南星6克，制乳香6克，制没药6克，炙麻黄3克。

【用法】水煎服，每天2次，每日1剂。

【功效】温经活络，搜风除湿。

【主治】肩关节周围炎。

【来源】四川中医，2001，21（1）

❧· 活络舒肩汤 ·❧

【组成】熟地黄30克，白芍30克，黄芪15克，鹿角胶（烊化）12克，当归12克，白芥子9克，桂枝9克，干姜9克，地龙9克，制川乌头（先煎）3克，制草乌头（先煎）3克，制天南星6克，制乳香6克，制没药6克，炙麻黄3克。

【治法】水煎服，每天2次，每日1剂。

【功效】温经活络，搜风除湿，逐瘀化痰。

【主治】肩关节周围炎。

【来源】内蒙古中医药，2003（4）

❧· 肩痹解凝汤 ·❧

【组成】姜黄9克，威灵仙9克，羌活9克，独活9克，川芎9克，甘草8克，藁本8克，防风9克，制附子（先煎）8克，丹参10克，杏仁8克，延胡索10克，桂枝10克。

【用法】水煎服，每天2次，每日1剂。

【功效】活血祛寒，通络止痛。

【主治】肩关节周围炎。

【来源】中国民间疗法，2001，11（9）

❧· 桂枝加葛根汤加味 ·❧

【组成】桂枝15克，白芍15克，葛根25克，陈皮10克，茯苓15克，半夏15克，黄芪25克，川芎10克，当归15克，羌活12克，独活15克，桑寄生15克，威灵仙15克，伸筋草15克，甘草6克，生姜3片，大枣5克。

【用法】水煎服，每天3次，每日1剂。

【功效】温通经络，祛风除湿，活血止痛。

【主治】肩关节周围炎。

【来源】湖南中医药导报，2004，10（3）

·· 解肌蠲痛汤 ··

【组成】葛根30~40克，麻黄10克，桂枝10~15克，白芍15克，当归15克，川芎15克，桃仁10克，红花10克，醋香附10克，羌活10克，乳香10克，没药10克，威灵仙20克，山萸肉30克，甘草6克。气虚者，加党参15克、黄芪15克；痛甚者，加全蝎10克、五灵脂10克；寒者，去秦艽，加制附片10克、茯苓15克；头痛者，加白芷10克、蔓荆子10g。

【用法】水煎服，每天2次，每日1剂。

【功效】解肌散寒，消肿镇痛，活血化瘀。

【主治】肩关节周围炎。

【来源】中医临床研究，2020，12（12）

·· 寒湿痹阻汤 ··

【组成】附片（先煎）10克，肉桂10克，羌活10克，独活10克，熟地黄10克，当归10克，白芍10克，黄芪10克，何首乌10克，川芎10克，甘草10克。

【用法】水煎服，每天2次，每日1剂。

【功效】解肌散寒，活血化瘀。

【主治】肩关节周围炎。

【来源】光明中医，2019，34（24）

黄芪桂枝五物汤加味

【组成】黄芪30克，桂枝6克，白芍12克，生姜3片，大枣4枚，党参15克，当归12克，桑枝15克，鸡血藤30克，姜黄10克。

【用法】水煎服，每天2次，每日1剂。

【功效】益气调荣，补血通络。

【主治】肩关节周围炎。

【来源】国际医药卫生导报，2003，9（7）

加减五积散

【组成】白芷10克，茯苓10克，干姜15克，桂枝15克，防风15克，陈皮15克，厚朴15克，枳壳15克，当归8克，川芎8克，白芍8克，半夏8克，炙甘草8克，桔梗20克，苍术20克，生姜3片。

【用法】水煎服，每天2次，每日1剂。

【功效】发汗解表，温里祛寒，活血止痛。

【主治】肩关节周围炎。

【来源】实用中医药杂志，2005，21（4）

加减蠲痹汤

【组成】当归（酒炒）9克，羌活9克，姜黄6克，赤芍9克，黄芪12克，防风9克，甘草6克，生姜片5片。

【用法】水煎服，每天2次，每日1剂。

【功效】益气和营，祛风散寒，活血止痛。

【主治】肩关节周围炎。

【来源】现代中西医结合杂志，2004，13（4）

❧·加味蠲痹汤·❧

【组成】羌活9克，姜黄9克，当归9克，黄芪9克，赤芍9克，防风9克，甘草3克，鹿角霜10克，桂枝10克，川芎10克，制附子（先煎）6克，桂枝6克。

【用法】水煎服，每天2次，每日1剂。

【功效】祛风散寒，补虚扶正，通络止痛。

【主治】肩关节周围炎。

【来源】新疆中医药，2001，19（4）

❧·宣痹汤·❧

【组成】茯苓15克，白术15克，白芥子10克，姜黄15克，桂枝15克，桑寄生20克，独活15克，黄芪30克，当归15克，制天南星5克，甘草6克。

【用法】水煎服，每天2次，每日1剂。

【功效】补气行血，化痰除湿，消炎止痛。

【功效】肩关节周围炎。

【来源】赣南医学院学报，2004（2）

❧·抗风湿验方·❧

【组成】桂枝10克，丹参15克，赤芍15克，秦艽10克，威灵仙15克，木瓜10克，防己10克，川续断10克，桑寄生15克，川牛膝15克，地龙10克，青风藤15克，海风藤15克，鸡血藤15克，没药5克。

【用法】水煎服，每天2次，每日1剂。

【功效】祛风除湿，活血化瘀。

【主治】肩关节周围炎（风湿痹、瘀血阻络型）。

【来源】《关节炎千家妙方》

·· 加减阳和汤 ··

【组成】熟地黄30克，鹿角霜30克，桂枝10克，炮姜10克，麻黄10克，白芥子10克，姜黄10克，没药10克，羌活10克，甘草5克。

【用法】水煎服，每天2次，每日1剂。

【功效】活血温经，通络止痛。

【主治】肩关节周围炎。

【来源】中医杂志，1979（4）

·· 桑枝鸡血藤汤 ··

【组成】桑枝30克，鸡血藤30克，丹参15克，威灵仙15克，桂枝12克，川芎12克，橘络12克，丝瓜络12克，香附12克。

【用法】水煎服，每天2次，每日1剂。

【功效】活血通络止痛。

【主治】肩关节周围炎。

【来源】《颈肩腰腿痛千家妙方》

·· 蠲痹汤加减1 ··

【组成】羌活10克，片姜黄10克，防风10克，炙黄芪15克，赤芍12克，甘草5克，生姜5片，大枣5枚。

【用法】水煎服，每天2次，每日1剂。

【功效】祛风通络，活血止痛。

【主治】肩关节周围炎。

【来源】《杨氏家藏方》

·ﾟ·蠲痹汤加减2·ﾟ·

【组成】生黄芪15克，羌活9克，防风6克，桑枝15克，姜黄6克，桂枝9克，赤芍9克，当归9克，细辛6克，炙甘草6克。

【用法】水煎服，每天2次，每日1剂。

【功效】祛风散寒，利湿通络。

【主治】肩关节周围炎（风寒湿痹阻型）。

【来源】《实用中医风湿病学》

·ﾟ·姜黄四味煎·ﾟ·

【组成】姜黄15克，羌活10克，炒白术10克，炙甘草5克。

【用法】水煎服，每天2次，每日1剂。

【功效】散寒除湿，通络止痛。

【主治】肩关节周围炎。

【来源】《常见疼痛中医简便诊治》

·ﾟ·娄氏经验方·ﾟ·

【组成】当归30克，生地黄30克，丹参30克，透骨草30克，羌活18克，桂枝15克，香附15克。

【用法】水煎服，每天2次，每日1剂。

【功效】活血通络止痛。

【主治】肩关节周围炎。

【来源】《关节炎千家妙方》

葛根麻黄汤

【组成】葛根15克，麻黄10克，桂枝10克，白芍10克，姜黄10克，炙甘草3克，生姜3片，大枣2枚。

【用法】水煎服，每天2次，每日1剂。

【功效】舒筋通络。

【主治】肩关节周围炎。

【来源】《颈肩腰腿痛千家妙方》

黄芪桂芍汤1

【组成】黄芪30克，桂枝10克，白芍15克，防风10克，当归12克，威灵仙10克，羌活10克，桑枝12克，甘草6克。

【用法】水煎服，每天2次，每日1剂。

【功效】补益气血，祛风胜湿散寒。

【主治】肩关节周围炎（寒湿阻滞型）。

【来源】《古今特效单验方》

黄芪桂芍汤2

【组成】黄芪30克，桂枝10克，白芍10克，葛根30克，片姜黄10克，嫩桑枝10克，威灵仙12克，当归10克。

【用法】水煎服，每天2次，每日1剂。

【功效】益气通络。

【主治】肩关节周围炎。

【来源】中医杂志，1986（10）

姜黄桂枝汤

【组成】桂枝15克，大枣15克，姜黄15克，羌活15克，生姜

10克，甘草10克，白芍30克，桑枝30克。

【用法】水煎服，每天2次，每日1剂。

【功效】祛风散寒除湿，调营卫，利血脉。

【主治】肩关节周围炎。

【来源】四川中医，1994（4）

·∽ 羌活止痛汤 ∾·

【组成】羌活12克，党参12克，秦艽10克，防风10克，当归10克，茯苓10克，白芍10克，黄芪15克，熟地黄15克，细辛2克，蜈蚣2条，川芎6克，炙甘草6克。

【用法】水煎服，每天2次，每日1剂。

【功效】益气养阴，散寒祛湿，通络止痛。

【主治】肩关节周围炎（寒湿痹阻型）。

【来源】新中医，1990（12）

·∽ 茯苓桑枝汤 ∾·

【组成】茯苓15克，桑枝15克，白术15克，半夏15克，白芥子15克，枳壳10克，姜黄10克，生姜10克，玄明粉6克。

【用法】水煎服，每天2次，每日1剂。

【功效】通络除湿止痛。

【主治】肩关节周围炎。

【来源】湖南中医杂志，1988（2）

·∽ 黄芪葛根汤 ∾·

【组成】黄芪20克，葛根20克，秦艽20克，三七10克，当归10克，防风10克，山茱萸10克，伸筋草10克，桂枝10克，姜黄

10克，甘草6克。

【用法】水煎服，每天2次，每日1剂。

【功效】益气活血，通络止痛。

【主治】肩关节周围炎。

【来源】陕西中医，1988（2）

❦ 黄芪羌活汤 ❧

【组成】黄芪30克，羌活25克，当归20克，防风20克，姜黄15克，赤芍15克，甘草5克，生姜5克。

【用法】水煎服，每天2次，每日1剂。

【功效】益气活血止痛。

【主治】肩关节周围炎。

【来源】实用中医内科杂志，1988（2）

❦ 黄芪当归汤 ❧

【组成】生黄芪30克，全当归30克，淫羊藿9克，片姜黄9克，伸筋草9克，防风9克，羌活9克，白芥子9克。

【用法】水煎服，每天2次，每日1剂。

【功效】益气活血，疏风通络。

【主治】肩关节周围炎。

【来源】浙江中医学院学报，1996（1）

❦ 山茱萸黄芪汤 ❧

【组成】山茱萸30克，黄芪30克，葛根12克，鸡血藤15克，白芍15克，五加皮10克，桂枝10克，炙甘草10克，大枣5枚。

【用法】水煎服，每天2次，每日1剂。

【功效】补益肝肾，温经止痛。

【主治】老年性肩周炎。

【来源】《颈肩腰腿痛千家妙方》

❧·羌活防风汤加减·❧

【组成】羌活10克，防风10克，独活10克，虎杖10克，木瓜10克，寻骨风10克，川芎6克，甘草6克。

【用法】水煎服，每天2次，每日1剂。

【功效】祛风除湿，温经通络。

【主治】肩关节周围炎。

【来源】《关节炎治疗良方》

❧·麻桂温经汤加减·❧

【组成】麻黄（先煎）10克，桂枝10克，川芎10克，当归10克，制川乌（先煎）6克，制草乌（先煎）6克，细辛（先煎）3克，甘草3克。

【用法】水煎服，每天2次，每日1剂。

【功效】祛风除湿，温经通络。

【主治】肩关节周围炎（寒邪偏胜型）。

【来源】《关节炎治疗良方》

❧·薏苡仁汤加减·❧

【组成】薏苡仁30克，羌活10克，独活10克，白术10克，桂枝10克，麻黄（先煎）10克，防风10克，川芎10克，制川乌（先煎）6克，制草乌（先煎）6克，生姜3片。

【用法】水煎服，每天2次，每日1剂。

【功效】祛风除湿，温经通络。

【主治】肩关节周围炎（湿邪偏胜型）。

【来源】《关节炎治疗良方》

❧ · 白虎加桂枝汤加减 · ❧

【组成】生石膏（先煎）50克，忍冬藤30克，知母18克，黄芩15克，粳米15克，桂枝10克，甘草6克。

【用法】水煎服，每天2次，每日1剂。

【功效】祛风除湿，温经通络。

【主治】肩关节周围炎。

【来源】《关节炎治疗良方》

❧ · 温活通凝汤 · ❧

【组成】制川乌头（先煎）10~15克，制草乌头（先煎）10~15克，川芎10克，羌活10克，防风10克，伸筋草15克，舒筋草15克，蜈蚣2条，海桐皮30克，松节30克，桑枝30克，鸡血藤30克。

【用法】水煎服，每天2次，隔日1剂。

【功效】温散寒湿，温化寒痰，温经通络。

【主治】肩关节周围炎（风寒湿阻型）。

【来源】成都医药，2003，29（2）

❧ · 肩凝汤加减 · ❧

【组成】当归30克，丹参30克，生地黄30克，透骨草30克，羌活18克，香附15克，桂枝15克，地龙6~10克，乳香6~10克，没药6~10克。

【用法】水煎服，每天2次，每日1剂。

【功效】活血化瘀，舒利关节。

【主治】肩关节周围炎（瘀血阻络型）。

【来源】《关节炎治疗良方》

～・ 加味肩痹通 ・～

【组成】桃仁10克，红花10克，乳香10克，没药10克，桂枝10克，羌活10克，制川乌头（先煎）10克，黄芪30克，鸡血藤30克，当归15克，白芍15克，威灵仙15克，姜黄15克，全蝎6克，甘草6克。

【用法】水煎服，每天2次，每日1剂。

【功效】活血化瘀，通络止痛，祛风除湿。

【主治】肩关节周围炎（瘀血阻络型）。

【来源】《关节炎奇效良方》

～・ 芪葛桂枝汤 ・～

【组成】黄芪30克，葛根30克，川芎15克，桑枝15克，乳香15克，没药15克，桂枝15克，羌活15克，当归15克，白芍15克，威灵仙15克，姜黄15克，三七末（冲服）3克，甘草6克。

【用法】水煎服，每天2次，每日1剂。

【功效】活血通络，通阳柔筋。

【主治】肩关节周围炎（瘀血阻络型）。

【来源】《中国现代名医验方荟海》

～・ 伸筋丹 ・～

【组成】炒地龙500克，红花350克，制马钱子350克，汉防己150克，醋炒乳香150克，醋炒没药150克，制骨碎补150克，五加皮150克。

【用法】将上药研碎成末混匀，装入胶囊，每粒含0.15克。成人每次5粒，每日3次，温开水送服。

【功效】活血通络，消肿止痛。

【主治】肩关节周围炎（瘀血阻络型）。

【来源】《中国现代名医验方荟海》

黄芪桂枝五物汤加减

【组成】黄芪30克，鸡血藤30克，当归30克，白芍30克，党参15克，姜黄15克，威灵仙15克，桂枝10克，川芎10克，大枣10克，生姜3片，甘草6克。

【用法】水煎服，每天2次，每日1剂。10天为1个疗程。

【功效】益气通络，调和营卫。

【主治】肩关节周围炎（气血亏虚型）。

【来源】《关节炎治疗良方》

肩凝温化饮

【组成】黄芪30克，黄精20克，白芍20克，丝瓜络20克，丹参15克，鸡血藤15克，威灵仙15克，海桐皮12克，姜黄10克，桂枝10克，陈皮10克，甘草10克。

【用法】水煎服，每天2次，每日1剂。

【功效】益气养血，温经散寒，活血通络。

【主治】肩关节周围炎（气血亏虚、风寒湿痹阻型）。

【来源】《中国现代名医验方荟海》

加味八珍汤

【组成】党参9克，白术9克，茯苓9克，甘草9克，川芎9克，熟地黄9克，当归9克，白芍9克，威灵仙9克，桂枝9克，羌活9克。

【用法】水煎服，每天2次，每日1剂。

【功效】补气养血，祛风散寒。

【主治】肩关节周围炎（气血亏虚、风寒湿痹阻型）。

【来源】《中国现代名医验方荟海》

·枫香寄生汤·

【组成】枫香寄生30克，鸡血藤30克，老桑枝30克，枸杞根30克，炮穿山甲（先煎）30克，桑寄生18克，威灵仙18克，羚羊骨（先煎）18克，两头尖12克。

【用法】水煎服，每天2次，每日1剂。

【功效】养血荣筋，祛风通络。

【主治】肩关节周围炎（气血亏虚、风寒湿痹阻型）。

【来源】《中国现代名医验方荟海》

·金匮肾气丸加减·

【组成】熟地黄12克，山药12克，制附子（先煎）12克，桂枝12克，山茱萸12克，鸡血藤12克，牛膝12克，泽泻9克，茯苓9克，骨碎补9克，杜仲9克，当归9克，炮穿山甲（先煎）9克，乌梢蛇9克，甘草6克。

【用法】水煎服，每天2次，每日1剂。

【功效】补养肝肾，强壮筋骨，活血化瘀，舒利关节。

【主治】肩关节周围炎（肝肾亏虚型）。

【来源】《关节炎治疗良方》

❧ · 补肾温阳汤 · ❧

【组成】熟地黄18克，熟附子（先煎）18克，制川乌头（先煎）10克，麻黄（先煎）10克，鹿角霜10克，当归10克，甘草10克，羌活15克，独活15克，菟丝子15克，山茱萸15克，牛膝15克，补骨脂15克，杜仲15克，续断15克，桑寄生15克，黄芪15克。

【用法】水煎服，每天3次，每日1剂。

【功效】补养肝肾，温阳散寒，活血通络，祛风定痛。

【主治】肩关节周围炎（肝肾亏虚、风寒湿痹阻型）。

【来源】《名医妙方精华千首》

❧ · 葛根汤 · ❧

【组成】葛根30克，桂枝25克，白芍15克，麻黄10克，甘草10克，生姜15克，鸡血藤25克，桃仁25克，半夏10克。

【用法】水煎服，每天2次，每日1剂。

【功效】解表散寒，温通经脉，活血化瘀。

【主治】肩关节周围炎。

【来源】中医临床与保健，1992（4）

❧ · 活血固肩汤 · ❧

【组成】鸡血藤50克，桂枝50克，地枫皮30克，延胡索15克，何首乌50克，附子（先煎）10克，千年健30克，防风20克，木瓜20克，薏苡仁40克，桑寄生15克。

【用法】水煎服，每天2次，每日1剂。

【功效】活血通经，温经散寒，理肩止痛。

【主治】肩关节周围炎。

【来源】《中国百年百名中医临床家丛书·陈景河》

❧·肩痹解凝汤·❧

【组成】姜黄9克，威灵仙9克，羌活9克，独活9克，川芎9克，甘草8克，藁本8克，防风9克，制附子（先煎）8克，丹参10克，杏仁8克，延胡索10克，桂枝10克。

【用法】水煎服，每天2次，每日1剂。

【功效】祛风除湿，活血化瘀。

【主治】肩关节周围炎（风寒湿瘀型）。

【来源】《痹证名医秘验绝技》

❧·董建华经验方·❧

【组成】草薢10克，蚕沙（布包）10克，桑枝20克，薏苡仁20克，滑石（布包）10克，黄柏10克，苍术10克，防己10克，牛膝10克，木瓜10克。

【用法】水煎服，每天2次，每日1剂。

【功效】祛湿毒，利关节。

【主治】肩关节周围炎（湿热伤筋型）。

【来源】《国医大家董建华医学经验集成》

❧·追风活血酒·❧

【组成】秦艽50克，青风藤50克，汉防己50克，丹参50克，赤芍50克。

【用法】上药加白酒1500毫升，泡2周后每次服5~15毫升，每日2~3次。

【功效】祛风除湿，通络止痛。

【主治】肩关节周围炎（风寒湿痹型）。

【来源】《百病良方》

❧ · **李克绍经验方** · ❧

【组成】生白术30克，炮附子（先煎）15克，生姜3片，大枣2枚。

【用法】水煎服，每天2次，每日1剂。

【功效】温经散寒，温阳祛湿。

【主治】肩关节周围炎（寒湿型）。

【来源】《中国百年百名中医临床家丛书·李克绍》

❧ · **李寿彭经验方** · ❧

【组成】麻黄10克，桂枝10克，苍术15克，威灵仙12克，姜黄12克，桑枝15克，炮穿山甲10克，蜈蚣2条，甘草10克。

【用法】水煎服，每天2次，每日1剂。

【功效】祛风散寒，通经活络。

【主治】肩关节周围炎（风寒外束型）。

【来源】《中国百年百名中医临床家丛书·李寿彭》

❧ · **黄一峰经验方** · ❧

【组成】桂枝30克，当归60克，红花90克，山楂90克，白芷18克，细辛15克，羌活30克，独活30克，桑寄生60克，广木香（后下）30克，补骨脂30克，骨碎补30克，络石藤60克，陈皮30克，牛膝30克，威灵仙30克，制乳香30克，制没药30克，片姜黄30克，六曲30克，参三七15克，鸡血藤150克，鹿衔草150克。

【用法】上药除鸡血藤、鹿衔草外，余药共研细末，用鸡血藤150克、鹿衔草150克，二味煎汤泛丸，丸如梧桐子大，每日18克，早、晚分服。

【功效】调和营卫，温经通脉，活血行气，宣痹止痛。

【主治】肩关节周围炎。

【来源】《古中医治病绝招》

∽· 桂枝汤合活络效灵丹 ·∽

【组成】嫩桂枝15克，杭白芍15克，炙甘草6克，冬桑枝15克，粉葛根15克，丹参20克，当归15克，连翘12克，乳香15克，没药15克，生姜3片，大枣5枚。

【用法】水煎服，每天2次，每日1剂。

【功效】调和营卫，温经通脉，活血行气，宣痹止痛。

【主治】肩关节周围炎（风寒外袭、营卫不和、气血凝滞型）。

【来源】《刘志醇临床验案精选》

∽· 黄芪桂枝五物汤合活络效灵丹加减 ·∽

【组成】嫩桂枝15克，赤芍15克，白芍15克，黄芪30克，当归尾15克，丹参20克，冬桑枝15克，粉葛20克，炮甲（另包，先煎）10克，活血藤20克，乳香10克，没药10克，延胡索15克，生姜3片，大枣5枚。

【用法】水煎服，每天2次，每日1剂。

【功效】和调营卫，温散寒邪，消散瘀肿。

【主治】肩关节周围炎（风寒侵袭型）。

【来源】《刘志醇临床验案精选》

∽· 肖进顺舒肩汤 ·∽

【组成】片姜黄10克，当归15克，黄芪15克，赤芍30克，防风10克，羌活10克，甘草10克，薏苡仁30克，鸡血藤30克，全蝎4.5克，丹参30克，乳香12克，没药12克，桑枝15克，路路通

10克，丝瓜络10克，川芎15克。

【用法】水煎服，每天2次，每日1剂。

【功效】益气养血，活血散瘀，祛风除湿，舒筋活络，散寒止痛。

【主治】肩关节周围炎。

【来源】《肖进顺医案医论与祖传方药》

·乌头汤合补阳还五汤加减·

【组成】黄芪20克，乌头（先煎）10克，赤芍30克，白芍30克，地龙15克，川芎9克，桃仁9克，红花9克，防风6克，路路通9克，细辛6克，鸡血藤15克。

【用法】水煎服，每天2次，每日1剂。

【功效】温经散寒，活血舒筋。

【主治】肩关节周围炎（寒凝血瘀型）。

【来源】《实用中医风湿病学》

·娄多峰通痹汤·

【组成】当归18克，丹参18克，鸡血藤21克，海风藤18克，透骨草21克，独活18克，地风18克，香附21克。

【用法】水煎服，每天2次，每日1剂。

【功效】祛风散寒除湿，活血养血通络。

【主治】肩关节周围炎。

【来源】《娄多峰论治风湿病》

·娄多峰肩周炎方·

【组成】当归30克，鸡血藤30克，川芎12克，独活8克，桂枝15克，透骨草30克，秦艽18克，威灵仙30克，生地黄30克，香附30克，桑枝20克，葛根30克。

【用法】水煎服，每天2次，每日1剂。

【功效】祛风散寒，活血通络。

【主治】肩关节周围炎（风寒阻络、血行不畅型）。

【来源】《风湿病名家医案》

～·章次公肩痹丸·～

【组成】蕲蛇30克，白芍60克，川芎30克，熟地黄60克，露蜂房24克，蝎尾15克，木瓜60克，炙僵蚕60克，海风藤60克，全当归60克，稀莶草60克，千年健60克，嫩桑枝60克，阿胶180克。

【用法】上药除阿胶外共研为细末，以阿胶180克烊化成浆，和蜜为丸如梧桐子大，每天早、晚各服9克。

【功效】祛瘀通络，养血舒筋，活血通络。

【主治】肩关节周围炎。

【来源】《风湿病名家医案》

～·王仲奇经验方·～

【组成】片姜黄5克，仙鹤草10克，忍冬藤10克，威灵仙5克，抱木茯神10克，红花2克，络石藤10克，天仙藤5克，白蒺藜10克，伸筋草（酒炒）8克，宣木瓜3克，大豆卷10克，十大功劳叶5克，桑寄生10克，路路通4枚。

【用法】水煎服，每天2次，每日1剂。

【功效】祛风化痰，活血通络。

【主治】肩关节周围炎（风邪所袭、痰瘀阻痹型）。

【来源】《风湿病名家医案》

叶心清经验方

【组成】黄芪24克，当归9克，羌活6克，独活6克，桑寄生6克，桑枝6克，炙甘草3克，桂枝3克，地龙6克，制附片（先煎）6克，黄柏6克，陈皮4.5克。

【用法】上药水煎服，每天2次，每日1剂。同时针刺肩髃穴和点刺压痛点。肩髃穴针刺后留针30分钟。

【功效】益气养血，祛风通络。

【主治】肩关节周围炎（气血两亏、风寒凝滞型）。

【来源】《风湿病名家医案》

李昌达经验方

【组成】黄芪60克，当归30克，川芎30克，丹参30克，麻黄30克，细辛30克，乳香30克，没药30克，桂枝30克，姜黄30克，白芍30克，防风30克，制川乌20克，制草乌20克，鸡血藤50克，怀山药60克，熟地黄60克，神曲30克，焦山楂30克，太子参30克。

【用法】上药共研细末，炼蜜为丸，每丸重9克。每次1丸，每日2次，温开水送服。

【功效】温经散寒，祛风除湿。

【主治】肩关节周围炎（寒湿阻络型）。

【来源】《风湿病名家医案》

李志铭肩周炎方

【组成】葛根20克，制川乌（先煎）10克，制草乌（先煎）10

克，黄芪（先煎）15克，桂枝12克，丹参20克，当归12克，川芎12克，海风藤15克，地骨皮15克，桃仁12克，红花6克，三七10克，蜈蚣3条。

【用法】水煎服，每天2次，每日1剂。

【功效】益气活血，温经散寒，舒经止痛。

【主治】肩关节周围炎（气虚寒凝型）。

【来源】《风湿病名家医案》

路志正治肩周炎方

【组成】天仙藤12克，片姜黄12克，制半夏12克，白术12克，羌活9克，白芷9克，防风9克。

【用法】水煎服，每天2次，每日1剂。

【功效】疏气活血，开痰通痹。

【主治】肩关节周围炎（寒湿痰型）。

【来源】《风湿病名家医案》

邹树荣益痹汤

【组成】桂枝30克，白芥子15克，蜈蚣2条，羌活12克，苍术12克，姜黄12克，黄芪12克，细辛8克，红花8克，白芍8克，知母8克，土鳖虫8克。

【用法】水煎服，每天2次，每日1剂。

【功效】祛风散寒除湿，活血止痛。

【主治】肩关节周围炎（寒湿型）。

【来源】《痹证名医秘验绝技》

肩痹汤

【组成】黄芪30克，当归12克，桂枝9克，羌活12克，独活10

克，姜黄15克，防风10克，桑枝15克，淫羊藿10克，杜仲10克。

【用法】水煎服，每天2次，每日1剂。连服10剂为1个疗程，嘱患者药渣拌醋蒸热，外敷患肩，热敷后加强功效锻炼。

【功效】除湿散寒，通络止痛。

【主治】肩关节周围炎。

【来源】《痹证名医秘验绝技》

❦ · 黄芪桂枝五物汤加减 · ❧

【组成】黄芪30克，桂枝12克，白芍15克，当归15克，天仙藤30克，制川乌（先煎）10克，防风10克，甘草6克。

【用法】水煎服，每天2次，每日1剂。7剂为1个疗程，一般服2~3个疗程。

【功效】温肾壮阳，散寒止痛。

【主治】肩关节周围炎（肾阳虚寒、气血俱虚型）。

【来源】《痹证名医秘验绝技》

❦ · 俞慎初蠲痹四藤汤 · ❧

【组成】忍冬藤15克，鸡血藤12克，海风藤12克，络石藤12克，羌活6克，独活6克，桑枝15克，桂枝6克，防风6克。

【用法】水煎服，每天2次，每日1剂。

【功效】养血活血，行滞活络，祛风除湿。

【主治】肩关节周围炎（风寒湿夹血虚型）。

【来源】《俞慎初医案医论精选》

❦ · 桂枝加葛根汤加减 · ❧

【组成】葛根15~20克，桂枝10克，白芍10~12克，甘草5克，生姜10克，大枣10克等。

【用法】水煎服，每天2次，每日1剂。

【功效】调和营卫，通阳散寒，祛湿通络。

【主治】肩关节周围炎。

【来源】中国实用乡村医生杂志，2007，14（3）

❦ · 柴胡桂枝汤加减 · ❧

【组成】柴胡15克，白芍10克，党参10克，甘草5克，半夏10克，当归15克，川芎15克，生姜10克，大枣5枚。

【用法】水煎服，每天2次，每日1剂。

【功效】益气活血，调和营卫，疏利经脉。

【主治】肩关节周围炎。

【来源】山西中医，1997（3）

❦ · 天甲黄芪桂枝汤 · ❧

【组成】黄芪60克，当归20克，桂枝12克，白芍20克，白芥子12克，威灵仙12克，蜈蚣2条，穿山甲10克，炙甘草10克，防风12克，羌活12克。

【用法】水煎服，每天2次，每日1剂。

【功效】补卫气，通经络，散寒湿。

【主治】肩关节周围炎（营卫虚弱、外有寒湿型）。

【来源】光明中医，2002（3）

❦ · 乳香黄芪汤 · ❧

【组成】当归20克，炒白芍20克，人参15克，生黄芪30克，川芎10克，熟地黄20克，乳香10克，没药10克，陈皮15克，粟壳5克，甘草10克。

【用法】水煎服，每天2次，每日1剂。

【功效】扶正固本，补益正气为主，兼以祛风除湿。

【主治】肩关节周围炎（气血两虚夹有风寒湿型）。

【来源】中医药信息，2006，24（3）

·舒经汤·

【组成】姜黄30克，海桐皮15克，羌活10克，当归10克，白术10克，赤芍10克，甘草5克。

【用法】水煎服，每天2次，每日1剂。

【功效】祛风利湿，舒筋活络，行气止痛。

【主治】肩关节周围炎。

【来源】中国民族民间医药杂志，2012，21（1）

黄芪寄生汤合指迷茯苓丸

【组成】黄芪30克，桑寄生20克，鸡血藤20克，威灵仙15克，秦艽10克，姜黄10克，桂枝10克，穿山甲10克，延胡索15克，半夏10克，茯苓20克，干姜5克，枳壳2克。

【用法】水煎服，每天2次，每日1剂。

【功效】养血活血，祛风止痛，化痰通络，理气调中。

【主治】肩关节周围炎（血虚、气滞血瘀及痰浊内阻型）。

【来源】现代中西医结合杂志，2007，27（27）

·桂枝汤加味·

【组成】桂枝10克，赤芍10克，枳壳10克，当归10克，防风10克，香附6克，陈皮5克，红花5克，炙甘草5克，生地黄15克，羌活15克，延胡索12克，黄芪20克。

【用法】水煎服，每天2次，每日1剂。

【功效】双补气血，温经通脉，活血化瘀，行气止痛。

【主治】肩关节周围炎。

【来源】中医药导报，2012，18（11）

❧·　温经宣痹汤　·❧

【组成】黄芪30克，桂枝15克，穿山龙15克，地龙15克，威灵仙20克，防风15克，乌梢蛇10克，当归15克，赤芍15克，鸡血藤10克，制川乌（先煎）10克，制马钱子（先煎）5克，甘草20克。

【用法】水煎服，每天2次，每日1剂。

【功效】温经散寒，通络止痛，活血化瘀。

【主治】肩关节周围炎（寒凝瘀阻兼气血俱虚型）。

【来源】中国民族民间医药杂志，2010，19（6）

❧·　自拟肩周炎方　·❧

【组成】海风藤12克，秦艽10克，桂枝10克，桑枝15克，防风10克，络石藤10克，威灵仙20克，延胡索10克，木瓜8克，甘草6克，片姜黄10克，川芎6克，当归12克。

【用法】水煎服，每天2次，每日1剂。

【功效】活血祛瘀，舒筋活络，祛风除湿，温经散寒。

【主治】肩关节周围炎。

【来源】天津中医，1997，14（1）

❧·　金不换汤　·❧

【组成】金不换30克，七叶莲30克，红木香30克，桑枝30克。

【用法】水煎服，每天2次，每日1剂。

【功效】理气化瘀，除湿止痛。

【主治】肩关节周围炎（气血俱虚、外有风寒湿型）。

【来源】家庭医药，2008（1）

❧· 张栖秀通络舒肩汤 ·❧

【组成】酒炒桑枝30克，赤芍15克，白芍15克，鸡血藤15克，忍冬藤15克，络石藤15克，葛根10克，当归10克，川芎10克，生地黄10克，制乳香10克，制没药10克，桂枝10克，延胡索10克，纳丝瓜络、油松节各一撮为引。

【用法】水煎服，每天2次，每日1剂。

【功效】活血行气，舒痹定痛。

【主治】肩关节周围炎。

【来源】新中医，2006，38（2）

❧· 肩凝膏 ·❧

【组成】橘饼120克，熟地黄120克，阿胶120克，怀山药30克，秦艽30克，玄参30克，杜仲30克，枸杞子30克，续断30克，首乌30克，石斛24克，山萸肉24克，当归60克，茯神15克，甘草15克，桑寄生9克。

【用法】熬膏。每次服1汤匙（15~30克），日服2次，白开水冲服。

【功效】养血舒筋，调补肝肾。

【主治】肩关节周围炎。

【来源】《豫章医萃——名老中医临床经验精选》

～ ･ 内服肩周散1 ･ ～

【组成】白芍400克，炒地龙400克，制马钱子350克，红花350克，桃仁350克，威灵仙350克，乳香150克，没药150克，骨碎补150克，五加皮150克，防己150克，葛根150克，甘草150克。

【用法】上药共研细末，装胶囊，每粒重0.15g。每次3粒，每日3次，温开水送服。

【功效】活血化瘀，祛风除湿，缓急止痛。

【主治】肩关节周围炎。

【来源】《单方验方治百病》

～ ･ 内服肩周散2 ･ ～

【组成】蕲蛇30克，露蜂房24克，全当归60克，白芍60克，川芎30克，熟地黄60克，蝎尾15克，炙僵蚕60克，海风藤60克，豨莶草60克，千年健60克，木瓜60克，嫩桑枝60克，阿胶10克。

【用法】上药共研细末。每次8~10克，每日早、晚各1次，水酒各半加热送服。

【功效】活血滋阴，祛风除湿，搜风通络，止痛。

【主治】肩关节周围炎。

【来源】《章次公医案》

～ ･ 宣络搜剔散 ･ ～

【组成】白芷、川芎、甘草、川乌、老鹿角、全蝎、穿山甲珠、土鳖虫各等份。

【用法】上药共研细末。白酒或开水送服，每次0.5克，每日2~3次，空腹服。

【功效】祛风活血，搜风通络，温经止痛。

【主治】肩关节周围炎（痰滞阻络型）。

【来源】《百病中医膏散疗法》

桑枝芪藤丸

【组成】绵黄芪30克，鸡血藤30克，老桑枝30克，丝瓜络30克，西秦艽12克，当归尾12克，川续断12克，威灵仙12克，伸筋草12克，透骨草9克，桂枝尖9克，千年健9克，川红花9克，片姜黄10克。

【用法】为水丸。每次6~9克，每日2次，白酒送服。

【功效】益气活血，祛风除湿，温经通络。

【主治】肩关节周围炎。

【来源】《中国丸散膏丹方药全书·关节炎》

益肾祛风散

【组成】白花蛇3条，骨碎补60克，葛根60克，伸筋草60克，杜仲60克，全当归60克，羌活30克，追地风30克，赤芍30克，川芎20克，牛膝30克，破故纸30克，全蝎30克，地龙30克，白芷30克。

【用法】上药共研细末。每次9克，每日3次，黄酒送服。

【功效】益肾活血，祛风通络。

【主治】肩关节周围炎。

【来源】《中国丸散膏丹方药全书·关节炎》

归芍透骨丸

【组成】透骨草9克，鸡血藤90克，生地黄90克，当归90克，

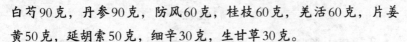

白芍90克，丹参90克，防风60克，桂枝60克，羌活60克，片姜黄50克，延胡索50克，细辛30克，生甘草30克。

【用法】为水丸。每次9克，每日3次，温酒或温开水送服。

【功效】祛风散寒，清热凉血，活血止痛。

【主治】肩关节周围炎。

【来源】《中国丸散膏丹方药全书·关节炎》

ᴥ· 五灵脂散 ·ᴥ

【组成】五灵脂15克，荆芥穗15克，防风15克，羌活15克，独活15克，甘草节15克，穿山甲15克，骨碎补15克，草乌15克，麝香（后入）少许。

【用法】上药共研细末。每次3~5克，临睡用温酒送服。

【功效】祛风除湿，活血通络。

【主治】肩关节周围炎。

【来源】《世医得效方》

ᴥ· 内服肩周炎膏 ·ᴥ

【组成】透骨草150克，鸡血藤100克，当归100克，淫羊藿100克，桂枝100克，白芍350克，麻黄30克，片姜黄30克，制乳香30克，制没药30克，制附子50克，白芥子50克，白花蛇90克，干地龙75克，生甘草75克，熟地黄100克。

【用法】熬膏。每次15~30克，每日2~3次，温开水调服。

【功效】补益肝肾，温经散寒，活血化瘀，搜风通络，缓急止痛。

【主治】肩关节周围炎。

【来源】《中国丸散膏丹方药全书·关节炎》

❧ · 肩凝丸 · ❧

【组成】当归30克，丹参30克，桂枝15克，透骨草30克，羌活18克，生地黄30克，香附15克。

【用法】为水丸。每次6~9克，每日3次，温白酒或温开水送服。

【功效】祛风散寒，活血通络。

【主治】肩关节周围炎。

【来源】《中国丸散膏丹方药全书·关节炎》

❧ · 二活散 · ❧

【组成】独活30克，羌活30克，党参30克，当归20克，桑枝20克，肉桂5克。

【用法】上药共研细末。每次9~15克，每日3次，温酒或温开水送服。

【功效】祛风散寒，益气活血，消炎通络。

【主治】肩关节周围炎。

【来源】《中国丸散膏丹方药全书·关节炎》

❧ · 秦艽丸 · ❧

【组成】秦艽15克，天麻10克，羌活10克，陈皮10克，当归10克，川芎10克，桑枝30克，桂枝15克，干姜5克，炙甘草5克，鸡血藤30克，炙黄芪15克，透骨草15克，蜈蚣3条，地龙10克。

【用法】上药共研细末。每次6~9克，每日3次，黄酒送服。

【功效】祛风除湿，温经散寒，益气活血，通络止痛。

【主治】肩关节周围炎。

【来源】《中国丸散膏丹方药全书·关节炎》

❦ · 新逍遥散 · ❦

【组成】柴胡30克，当归30克，炒白芍30克，茯苓30克，秦艽30克，伸筋草30克，威灵仙30克，制附片30克，陈皮30克，法半夏30克，地龙30克，甘草20克，白芥子20克，蜈蚣10克，黄芩20克。

【用法】上药共研细末。每次9克，每日3次，温酒送服。

【功效】祛风除痰，温经化湿，疏肝和脾。

【主治】肩关节周围炎。

【来源】《中国丸散膏丹方药全书·关节炎》

❦ · 白芍散 · ❦

【组成】白芍300克，姜黄15克，蜈蚣12条，炙甘草9克。

【用法】上药共研细末。每次12克，每日3次，温开水送服。1周为1个疗程。

【功效】柔肝养筋，搜风通络，缓急止痛。

【主治】肩关节周围炎。

【来源】《中国丸散膏丹方药全书·关节炎》

❦ · 蠲痹解凝汤 · ❦

【组成】姜黄15克，防风10克，葛根12克，羌活10克，桂枝6克，威灵仙10克，川芎6克，钩藤（后下）10克，蔓荆子10克，当归10克，白芍15克，甘草3克。

【用法】水煎服，每天2次，每日1剂。

【功效】祛风除湿，活血祛瘀，舒筋活络。

【主治】肩关节周围炎。

【来源】中医药导报，2018，24（18）

·◆· 祛瘀通络汤 ·◆·

【组成】归尾12克，白芍10克，红花10克，穿山甲10克，乳香10克，没药10克，生地10克，延胡10克，生甘草10克，川芎6克，桂枝6克。

【用法】水煎服，每天2次，每日1剂。

【功效】祛瘀通络。

【主治】肩关节周围炎（瘀滞脉络型）。

【来源】新中医，1990（12）

·◆· 化瘀汤 ·◆·

【组成】当归12克，穿山甲12克，威灵仙12克，三棱6克，莪术6克，蜈蚣2条，乳香10克，地龙10克，没药10克，白芍10克，甘草10克。

【用法】水煎服，每天2次，每日1剂。

【功效】破血逐瘀，攻坚散结。

【主治】肩关节周围炎（瘀积粘连型）。

【来源】新中医，1990（12）

·◆· 舒筋养血汤 ·◆·

【组成】当归12克，生地12克，熟地12克，鸡血藤10克，赤芍10克，白芍10克，炙甘草10克，威灵仙10克，桂枝6克，蜈蚣6克，橘络6克，黄芪15克，细辛1克。

【用法】水煎服，每天2次，每日1剂。

【功效】益气养血，活血通络，祛风止痛。

【主治】肩关节周围炎（筋缩络阻型）。

【来源】新中医，1990（12）

⌘· 肩痹汤 ·⌘

【组成】桂枝15克，威灵仙15克，鹿衔草15克，鸡血藤30克，黄芪30克，白芍30克，羌活12克，煅乳没各9克，川芎10克，当归10克。

【用法】水煎服，每天2次，每日1剂。

【功效】益气扶正，舒筋活络。

【主治】肩关节周围炎（气血不足、风寒湿痹型）。

【来源】中国骨伤，1996，9（2）

⌘· 肩舒汤 ·⌘

【组成】生地30克，薏苡仁60克，石斛15克，车前子（包煎）15克，天门冬10克，白芍10克，石菖蒲10克，漏芦10克，柏子仁5克，葛根20克，吴茱萸6克，细辛3克。

【用法】水煎服，每天2次，每日1剂。

【功效】滋阴养血，温经利湿，祛风除痹。

【主治】肩关节周围炎。

【来源】中国中医骨伤科杂志，1995，3（5）

⌘· 加味阳和汤 ·⌘

【组成】熟地50克，生姜50克，甘草15克，鹿角胶（烊化）15克，白芥子20克，麻黄根20克，肉桂10克，乳香10克，没药10克，白芍30克，白花蛇1条。

【用法】水煎服，每天2次，每日1剂。

【功效】养血通脉，温经散寒。

【主治】肩关节周围炎。

【来源】陕西中医，1997，18（10）

· 加味桂枝汤 ·

【组成】桂枝15克，大枣15克，姜黄15克，羌活15克，生姜10克，甘草10克，白芍30克。桑枝30克。

【用法】水煎服，每天3次，每日1剂。

【功效】祛风散寒，调和营卫，兼利血脉。

【主治】肩关节周围炎。

【来源】四川中医，1994，12（6）

· 姜归桃枝汤 ·

【组成】姜黄10克，当归12克，赤芍10克，生地黄10克，川芎10克，桃仁10克，红花6克，桑枝30克，桂枝10克，羌活10克，鸡血藤20克，乌梢蛇15克。

【用法】水煎服，每天2次，每日1剂。

【功效】活血化瘀，祛风通络。

【主治】肩关节周围炎。

【来源】广西中医药，1997，20（2）

· 益损通痹汤 ·

【组成】黄芪20克，白芍12克，鸡血藤12克，当归12克，茯苓15克，葛根10克，桂枝10克，羌活10克，川芎10克，木通10克，威灵仙10克，天南星10克，川乌（先煎）10克，姜黄10克，甘草5克。

【用法】水煎服，每天2次，每日1剂。

【功效】益气养血，祛风散寒，舒筋散结。

【主治】肩关节周围炎。

【来源】中医正骨，1999，11（6）

ᰀ · 舒筋汤 · ᰀ

【组成】姜黄15克，海桐皮12克，赤芍15克，当归10克，桃仁6克，红花8克，牡丹皮12克，白术6克，沉香1克，羌活10克。

【用法】水煎服，每天2次，每日1剂。

【功效】补肝肾，强筋骨，活血止痛。

【主治】肩关节周围炎。

【来源】湖南中医杂志，2020，36（6）

ᰀ · 柴胡桂枝汤加减 · ᰀ

【组成】柴胡18克，清半夏9克，黄芩9克，桂枝15克，白芍15克，木瓜12克，防风9克，党参9克，羌活9克，野葛根30克，片姜黄15克，生姜9克，大枣5枚，桑枝15克，炒甘草9克。

【用法】水煎服，每天2次，每日1剂。

【功效】和解少阳，调和营卫。

【主治】肩关节周围炎。

【来源】光明中医，2018，33（23）

ᰀ · 葛根汤合大柴胡汤 · ᰀ

【组成】葛根50克，生麻黄12克，桂枝15克，白芍15克，生姜12克，柴胡15克，黄芩片15克，枳实10克，清半夏12克，大黄（后下）10克，大枣3枚。

【用法】水煎服，每天2次，每日1剂。

【功效】外散寒邪，内通里实，疏通经络。

【主治】肩关节周围炎。

【来源】中医民间疗法，2018，26（8）

❧ · 郑春伟经验方1 · ❧

【组成】独活6克，秦艽12克，防风6克，细辛3克，川芎6克，当归12克，生地黄15克，芍药10克，茯苓12克，肉桂1克，杜仲12克，牛膝6克，党参12克，甘草3克，黄芪12克，续断12克。

【用法】水煎服，每天2次，每日1剂。

【功效】祛风散寒，舒筋通络。

【主治】肩关节周围炎（风寒型）。

【来源】中国医药指南，2009，7（3）

❧ · 郑春伟经验方2 · ❧

【组成】川芎9克，桃仁6克，红花6克，甘草3克，秦艽9克，羌活9克，没药9克，细辛3克，五灵脂9克，香附9克，牛膝9克，地龙9克，当归15克。

【用法】水煎服，每天2次，每日1剂。

【功效】活血化瘀，行气止痛。

【主治】肩关节周围炎（瘀滞型）。

【来源】中国医药指南，2009，7（3）

❧ · 郑春伟经验方3 · ❧

【组成】黄芪12克，芍药9克，桂枝9克，生姜12克，大枣6克，甘草3克。

【用法】水煎服，每天2次，每日1剂。

【功效】益气，舒筋通络。

【主治】肩关节周围炎（亏虚型）。

【来源】中国医药指南，2009，7（3）

黄芪杜仲汤

【组成】黄芪20克，杜仲15克，熟地黄20克，透骨草15克，鸡血藤15克，羌活10克，桑寄生10克，补骨脂10克，姜黄10克，威灵仙10克，桃仁10克，红花10克，乌梢蛇10克，桂枝12克，三七5克，蜈蚣4克，全蝎5克。

【用法】水煎服，每天2次，每日1剂。

【功效】舒筋通络。

【主治】肩关节周围炎。

【来源】河北中医，2016，38（5）

内服自拟方

【组成】当归12克，赤芍15克，川芎10克，苏木10克，炒乳香10克，炒没药10克，土鳖虫6克，红花10克，大黄10克，忍冬藤30克，桑枝15克，桂枝15克，防己15克，木瓜15克。

【用法】水煎服，每天3次，每日1剂。

【功效】舒筋通络。

【主治】肩关节周围炎。

【来源】中医药导报，2015，21（19）

活络效灵丹加味

【组成】当归15克，知母15克，玄参15克，丹参15克，乳香15克，没药15克，薏苡仁24克，白芍15克，连翘12克，桑枝12克

【用法】水煎服，每天2次，每日1剂。

【功效】活血通络。

【主治】肩关节周围炎。

【来源】广西中医药，2017，40（6）

❧ 补肾宣凝汤 ❧

【组成】杜仲15克，补骨脂15克，熟地黄20克，桑寄生15克，当归15克，桂枝10克，桃仁10克，红花6克，乳香10克，威灵仙10克，蜈蚣4克，姜黄10克，鸡血藤20克。

【用法】水煎服，每天2次，每日1剂。

【功效】活血通络。

【主治】肩关节周围炎。

【来源】中国实验方剂学杂志，2014，20（14）

❧ 肩痹痛消汤 ❧

【组成】羌活20克，桂枝20克，当归尾15克，川芎15克，白芍15克，鸡血藤20克，防风10克，黄芪10克，姜黄10克，炙甘草10克，麻黄10克，细辛3克，赤芍15克，薏苡仁10克，苍术10克。

【用法】水煎服，每天2次，每日1剂。

【功效】疏通筋络。

【主治】肩关节周围炎。

【来源】河南中医，2014，34（9）

❧ 姜黄汤 ❧

【组成】姜黄15克，桂枝10克，羌活15克，生黄芪15克，熟地10克，秦艽10克，全蝎5克，延胡索15克，赤芍10克，生甘草5克。

【用法】水煎服，每天2次，每日1剂。

【功效】补益肝肾，温经通络。

【主治】肩关节周围炎。

【来源】中国中医急症，2013，10（6）

当归四逆汤加减

【组成】当归20克，桂枝10克，白芍10克，威灵仙15克，桑寄生15克，羌活5克，细辛5克，大枣8枚，炙甘草5克。

【用法】水煎服，每天2次，每日1剂。

【功效】温经通络。

【主治】肩关节周围炎。

【来源】中国民族民间医药，2016，25（7）

关节不活方

【组成】当归12克，白芍12克，乌药9克，全蝎3条，白僵蚕9克，威灵仙9克，陈皮9克，秦艽9克，续断9克，黄芪12克，木瓜6克，泽兰5克，香附6克，党参9克，防风8克，茯苓9克，红花3克，甘草4.5克。

【用法】水煎服，每天2次，每日1剂。

【功效】活血化瘀，祛风除湿，消肿止痛，舒筋通络。

【主治】肩关节周围炎。

【来源】中医正骨，1999，11（4）

舒筋活络汤

【组成】生山楂50克，桑椹50克，桑枝25克，乌梅25克，白芍20克，伸筋草20克，制延胡索20克，姜黄15克，桂枝15克，威灵仙15克，醋制香附15克，甘草10克。

【用法】水煎服，每天2次，每日1剂。

【功效】舒筋通络，祛瘀行痹止痛，滑利关节。

【主治】肩关节周围炎。

【来源】中医正骨，1991，3（3）

·当归乌药茶·

【组成】当归15克，乌药10克，苍术10克，薏苡仁20克，麻黄3克，桂枝3克，生姜6克，甘草6克。

【用法】将上药一同放入砂锅，煎500毫升，代茶饮，每日1剂。

【功效】疏风散寒，燥湿活络。

【主治】肩关节周围炎（风寒型）。

【来源】《肩周炎自然疗法》

·五虫药酒·

【组成】蜈蚣3条，全蝎6克，蜣螂虫6克，穿山甲6克，全蝎6克，红花15克，海风藤15克，络石藤15克，桂枝15克，威灵仙15克，制川乌10克，制草乌10克，川芎10克，片姜黄9克，乳香9克，没药9克，白酒1000毫升。

【用法】上药密封浸泡2周。每次口服20~30毫升，每日3次。

【功能】祛风除湿，温经散寒，活血化瘀，搜风通络。

【主治】肩关节周围炎。

【来源】《风湿痹痛及骨科用药酒》

·水蛭酒·

【组成】水蛭（切片）60克，黄酒500毫升。

【用法】上药密封浸泡2周。每次口服6~7毫升，每日3次。

【功能】祛风，活血，通络。

【主治】肩关节周围炎。

【来源】《风湿痹痛及骨科用药酒》

❧· 两乌愈风酒 ·❧

【组成】制川乌9克，制草乌9克，秦艽30克，木瓜30克，熟地黄30克，鸡血藤30克，当归30克，威灵仙30克，骨碎补20克，蜈蚣20克，玄胡20克，全蝎20克，五加皮20克，桑枝20克，羌活20克，独活20克，防己25克，细辛6克，丹参40克，木香10克，白芷10克，桂枝10克，丝瓜络10克，红枣60克，黄酒2250毫升。

【用法】上药密封浸泡2周。每次口服10毫升，每日3次。

【功能】温经养血，祛风除湿，蠲痹止痛。

【主治】肩关节周围炎。

【来源】《风湿痹痛及骨科用药酒》

❧· 鸡蛇酒 ·❧

【组成】鸡血藤30克，桂枝30克，杜仲30克，乌梢蛇20克，红花10克，白酒2500毫升。

【用法】上药密封浸泡2周。每次口服10~20毫升，每日2次。

【功能】祛风散寒，行气活血。

【主治】肩关节周围炎。

【来源】《风湿痹痛及骨科用药酒》

❧· 肩周1号酒 ·❧

【组成】川牛膝12克，宣木瓜12克，炮姜12克，地骨皮12

441

克，羌活9克，五加皮9克，广陈皮9克，茜草9克，没药9克，肉桂9克，川厚朴15克，当归15克，白酒2500毫升。

【用法】上药密封浸泡2周。每次口服15毫升，每日2~3次。

【功能】祛风散寒化湿。

【主治】肩关节周围炎。

【来源】《风湿痹痛及骨科用药酒》

∾ 肩痹药酒 ∾

【组成】当归15克，防风15克，杜仲20克，牛膝18克，秦艽18克，独活18克，续断18克，川芎18克，地黄18克，黄芪12克，人参12克，枸杞12克，威灵仙12克，桂枝12克，细辛6克，白酒2000毫升。

【用法】上药密封浸泡2周。每次口服10毫升，每日2次。

【功能】益气补肾，活血祛风。

【主治】肩关节周围炎。

【来源】《风湿痹痛及骨科用药酒》

∾ 秦艽木瓜酒 ∾

【组成】秦艽6克，制川乌6克，制草乌6克，广郁金10克，羌活10克，川芎10克，木瓜20克，全蝎2克，红花8克，透骨草30克，鸡血藤30克，白酒1000毫升。

【用法】上药密封浸泡2周。每晚临卧前口服15~30毫升。

【功能】祛风散寒，舒筋通络。

【主治】肩关节周围炎（偏寒、偏瘀型）。

【来源】《风湿痹痛及骨科用药酒》

·　调中解凝酒　·

【组成】黄芪10克，炒白术10克，川木瓜9克，陈皮9克，青皮6克，广木香6克，龙眼肉15克，丁香6克，白蔻仁6克，茯苓6克，当归10克，川芎9克，白芍6克，秦艽8克，羌活5克，川牛膝9克，白冰糖180克，白酒500毫升。

【用法】上药密封浸泡2周。每次温服10毫升，每日2次。

【功能】调补脾胃，活血养血，散寒祛湿化痰。

【主治】肩关节周围炎。

【来源】《风湿痹痛及骨科用药酒》

·　麻桂酒　·

【组成】麻黄15克，桂枝15克，当归20克，鸡血藤20克，制川乌15克，白酒1500毫升。

【用法】上药密封浸泡2周。每次口服25毫升，每日3次。

【功能】祛风通络。

【主治】肩关节周围炎。

【来源】《风湿痹痛及骨科用药酒》

·　漏肩风药酒　·

【组成】当归15克，枸杞15克，制首乌15克，杜仲15克，山萸肉15克，制草乌9克，土鳖虫9克，全蝎6克，自然铜6克，姜黄6克，蜈蚣2条，红花5克，白酒2000毫升。

【用法】上药密封浸泡2周。每次服10~30毫升，每日1~2次。

【功能】温经散寒，活血通络。

【主治】肩关节周围炎。

【来源】《风湿痹痛及骨科用药酒》

❦ · 臂痛药酒 · ❧

【组成】生黄芪30克，枸杞15克，海桐皮12克，怀牛膝12克，秦艽9克，当归9克，片姜黄9克，威灵仙9克，赤芍9克，桑寄生9克，茯神9克，杜仲9克，桂枝9克，北沙参9克，炙甘草6克，独活6克，川芎6克，防风6克，白酒1000毫升。

【用法】上药密封浸泡2周。每次服10~20毫升，每日2次。

【功能】祛风湿，通经络，补肝肾，壮筋骨。

【主治】肩关节周围炎。

【来源】《风湿痹痛及骨科用药酒》

❦ · 秦艽木瓜酒 · ❧

【组成】秦艽10克，木瓜20克，全蝎2克，川乌10克，草乌10克，红花8克，郁金10克，川芎10克，羌活10克，透骨草30克，鸡血藤30克。

【用法】上药浸入60度左右的粮食白酒1000毫升中，密封浸泡2周。每晚服用15~30毫升。

【功效】祛风散寒，养血活血，温经通络。

【主治】肩关节周围炎。

【来源】江苏中医，1990（8）

❦ · 祛风止痛酒 · ❧

【组成】制川乌10克，制草乌10克，地枫皮10克，千年健16克，全蝎10克，蜈蚣8条，乌梢蛇10克，地龙10克，甘草10克，白酒500毫升，白糖125克。

【用法】上药密封浸泡10天。每次口服10毫升，每日2次。

【功效】祛风止痛。

【**主治**】肩关节周围炎。

【**来源**】《方药传真》

第二节　外用方

·一号洗药·

【**组成**】透骨草10克，延胡索10克，当归尾10克，姜黄10克，花椒10克，威灵仙10克，海桐皮10克，乳香10克，没药10克，羌活10克，白芷10克，苏木10克，五加皮10克，红花10克，土茯苓9克。

【**用法**】将上述药物用纱布包好先放凉水中浸泡约30分钟，然后加水约4000毫升煎煮，开锅后文火煎约30分钟，将药汁冷至约50℃。手拿盛药的纱布包蘸药汁外洗患肩，每次约30分钟，每日1次，如药液凉，可适当加温。一剂药可洗2~3天，以药不变质发酸为限。

【**功效**】舒筋活血，消肿止痛。

【**主治**】肩关节周围炎（瘀血型）。

【**来源**】《肩周炎自然疗法》

·二号洗药·

【**组成**】川乌9克，草乌9克，苍术9克，独活9克，桂枝9克，防风9克，艾叶9克，花椒9克，刘寄奴9克，红花9克，透骨草9克，伸筋草9克。

【**用法**】将上述药物用纱布包好先放凉水中浸泡约30分钟，然后加水约4000毫升煎煮，开锅后文火煎约30分钟，将药汁冷至约50℃。手拿盛药的纱布包蘸药汁外洗患肩，每次约30分钟，每日1

次，如药液凉，可适当加温。一剂药可洗2~3天，以药不变质发酸为限。

【功效】温经散寒，活血通络。

【主治】肩关节周围炎（风寒湿型）。

【来源】《肩周炎自然疗法》

·肩周洗剂·

【组成】当归15克，透骨草30克，艾叶30克，伸筋草30克，红花10克，桂枝10克，威灵仙10克，川芎10克，秦艽10克，海桐皮15克，乳香6克，没药6克，钻地风10克。

【用法】取上药置砂锅内加适量的水，煎之沸腾后再煎数分钟停火。将患肩暴露，置于离砂锅一定距离之上，外罩被单或塑料薄膜，以免热气散发，趁温热熏蒸患肩周围。待水不烫手时，再用药水洗患肩。每日2次，每次约30分钟。翌日仍用原汤加热熏洗，如此复煎，反复数天。

【功效】温经通络，活血止痛。

【主治】肩关节周围炎。

【来源】《肩周炎自然疗法》

·漏肩风熏洗方·

【组成】黄酒250克，红花9克，桂枝9克，木瓜9克，鬼箭羽15克，蚕沙15克。

【用法】上药水浸15分钟，再加水半面盆，黄酒250毫升，共煎药汁，熏洗肩关节痛处，待药汁冷后，不要倒掉，将原药汁再加水适量煎汁，再熏洗患处，每剂药可用3日，每日熏洗2次，共6次，再用第二剂药，方法如前。

【功效】活血通络，祛风散寒。

【来源】《中国现代名医验方荟海》

·止痛酊·

【组成】生南星50克，山豆根15克，生川乌15克，生草乌15克，生半夏15克，细辛15克，赤芍15克，甲珠15克，黄芪12克，川芎9克，六瓜9克。

【用法】上药以45%酒精2500毫升浸泡10天后备用。

【功效】温经散寒，通络止痛。

【主治】肩关节周围炎。

【来源】四川中医杂志，1993（5）

·消炎止痛液·

【组成】丁香10克，儿茶10克，红花10克，生地黄10克，赤芍10克，丹皮10克，白芷10克，川芎110克，樟脑10克，木香9克，防风9克，乳香9克，没药9克，大黄12克，当归12克，薄荷6克，90%酒精适量。

【用法】用时先在病灶部位用特定电磁波谱治疗仪照射10分钟后，再取本液涂搽患处，每隔1分钟涂擦1次，每次照射30分钟，每日2次。

【功能】温经散寒，通络止痛。

【主治】肩关节周围炎（肩凝症）。

【来源】《风湿痹痛及骨科用药酒》

·舒筋止痛液·

【组成】制马钱子50克，制川乌50克，制草乌50克，威灵仙

50克，血竭50克，苏木50克，五加皮50克，白花蛇50克，桂枝50克，冰片50克，樟脑50克，50%酒精2500毫升。

【用法】倒药液适量，擦揉患处，致局部发热后再以热敷，每日3~4次，7天为1个疗程。一般用2个疗程。

【功能】祛风散寒，活血化瘀，通络止痛。

【主治】肩关节周围炎。

【来源】《风湿痹痛及骨科用药酒》

☙ · 吴薏盐散 · ❧

【组成】吴茱萸30克，薏苡仁30克，莱菔子30克，菟丝子30克，紫苏子30克。

【用法】先将30克食盐放在铁锅里炒黄，再加入上药拌炒，将药炒至微变色为度，然后倒在一块布上，包缠好后热熨患肩。一边熨，一边做肩关节上举、后伸、内收、外展、内旋等活动，直至熨药温度降低为止。3小时复炒以上药物，再熨烫1次，每天3次，同法连续治疗2天，第3天将以上药物水煎熏洗患肩2次。

【功效】散寒祛湿，行气活血，通络止痛。

【主治】肩关节周围炎（风寒湿、瘀滞型）。

【来源】家庭医药，2004（8）

☙ · 三白麻黄散 · ❧

【组成】麻黄10克，白胡椒10克，白附子20克，白芷10克。

【用法】先找准肩部最痛点，再涂一层凡士林或垫一层醋浸纱布，再将药末撒在上面，外盖一条醋浸毛巾，喷洒白酒数口，即刻点燃，局部发热后即熄灭酒火，迅速按揉，伸展关节或做爬墙动作，每日或隔日治疗1次。

【功效】祛风散寒，温经止痛。

【主治】肩关节周围炎。

【来源】《单方验方治百病》

～· 麦麸散 ·～

【组成】伸筋草15克，生姜15克，川芎15克，威灵仙15克，羌活12克，麦麸300~400克。

【用法】用时取药袋趁热敷于患处。外以绷带包扎固定。每日换药1次。10天为1个疗程。

【功效】祛风除湿，温经通络。

【主治】肩关节周围炎。

【来源】《单方验方治百病》

～· 二乌散 ·～

【组成】川乌80克，草乌80克，细辛80克，樟脑80克，冰片10克，老陈醋适量。

【用法】用时根据疼痛部位大小，取药末适量（一般为15克），用老醋调成糊状，均匀敷在压痛点上，厚0.5~0.7厘米，外裹纱布，然后用热水袋在纱布上热敷20~30分钟，每日1~2次。

【功效】祛风除湿，温经散寒，通络止痛。

【主治】肩关节周围炎。

【来源】《单方验方治百病》

～· 乳没四生散 ·～

【组成】生半夏30克，生南星30克，生川乌30克，生草乌30克，细辛30克，白芷30克，红花30克，乳香30克，没药30克。

【用法】用时取药末15~20克，加生姜3片、葱白3个，同捣烂，兑入白酒适量，一起入锅内炒热，和匀，敷患处，上盖敷料，胶布固定。隔日换药1次，5次为1个疗程。

【功效】温经化痰，活血止痛。

【主治】肩关节周围炎。

【来源】《单方验方治百病》

·外用肩周散·

【组成】天南星20克，生川乌20克，生草乌20克，羌活20克，苍术20克，片姜黄20克，生半夏20克，白附子15克，白芷15克，乳香15克，没药15克，红花10克，细辛10克。

【用法】用时每取1料，加食醋、蜂蜜、白酒、葱白捣烂如泥，鲜生姜适量，白胡椒（研细）30克，一并炒热后，装入旧布袋中，扎口，热敷患处，每日换药2次，每次敷30分钟。连用5~7天，不可内服。

【功效】温经散寒，通络止痛。

【主治】肩周炎。

【来源】《百病中医膏散疗法》

·葱白醋方·

【组成】葱白30克，食醋少许。

【用法】先将葱白捣烂如泥，再加入食醋调匀成糊状，敷于患处。

【功效】通络止痛。

【主治】肩关节周围炎。

【来源】《关节炎千家妙方》

～・ 生姜葱子酒 ・～

【组成】生姜500克，葱子250克，红酒100毫升。

【用法】上药捣烂炒热敷痛处，每日1次。

【功效】通络祛寒止痛。

【主治】肩关节周围炎。

【来源】《关节炎千家妙方》

～・ 姜黄二活煎 ・～

【组成】姜黄15克，羌活15克，独活15克，桂枝15克，秦艽15克，当归15克，海风藤15克，桑枝15克，乳香9克，木香9克，川芎9克。

【用法】上药加水煎取药液2次，倒入盆中，药液中放毛巾2块，将浸满药液的热毛巾稍稍拧干，热敷疼痛点，范围逐渐扩大至整个肩关节周围。毛巾冷即换，交替使用。每次热敷时间不少于30分钟，每日热敷1次。

【功效】祛风散寒，通络止痛。

【主治】肩关节周围炎。

【来源】《颈肩腰腿痛千家妙方》

～・ 川乌通络止痛汤 ・～

【组成】川乌15克，桂枝15克，防风15克，麻黄15克，赤芍15克，艾叶15克，五加皮15克，威灵仙15克，木通15克，细辛10克，葱适量，姜适量。

【用法】上药加水2000毫升，煎沸15分钟后离火，不必过滤，趁热熏患部，每次熏洗15~20分钟，每天1~2次，每剂药可洗4~5次。

【功效】散寒除湿，行气活血，温经通络。

【主治】肩关节周围炎。

【来源】《颈肩腰腿痛千家妙方》

❧ · 吴茱萸薏苡散 · ❧

【组成】吴茱萸30克，薏苡仁30克，紫苏子30克，食盐30克，菟丝子30克，莱菔子30克。

【用法】上药共研粗末，炒热，布包热敷患肩，每次30分钟，每日2次，连用5~7天。

【功效】散寒除湿，温经通络。

【主治】肩关节周围炎。

【来源】《常见疼痛中医简便诊治》

❧ · 南星二乌散 · ❧

【组成】天南星20克，生川乌20克，生草乌20克，羌活20克，苍术20克，半夏20克，姜黄20克，白附子15克，白芷15克，乳香15克，没药15克，红花10克，细辛10克。

【用法】上药共研细末，加食醋、蜂蜜、白酒、葱白捣烂，鲜生姜适量，白胡椒（研碎）30粒，炒热后用纱布袋盛装，外敷患处。

【功效】活血通络，散寒止痛。

【主治】肩关节周围炎。

【来源】浙江中医杂志，1982（6）

❧ · 蓖麻杆复方 · ❧

【组成】蓖麻杆30克，楝根皮12克，小茴香20克，蒲公英30克。

【用法】上药捣烂敷贴患处。

【功效】祛风除湿通络。

【主治】肩关节周围炎。

【来源】《中国民间草药方》

～ · 四枝酒方 · ～

【组成】椿树枝20克，柳树枝20克，桑树枝20克，榆树枝20克。

【用法】将上药捣烂，拌白酒，敷贴患处。

【功效】祛风除湿通络。

【主治】肩关节周围炎。

【来源】《中国民间草药方》

～ · 暖肩散 · ～

【组成】威灵仙20克，桂枝20克，羌活20克，细辛12克，艾叶12克，透骨草20克，伸筋草20克，生草乌20克，生芥子20克，生南星20克，乳香20克，没药20克，水蛭20克，虻虫20克，全蝎20克，血竭10克。

【用法】上药共研细末，放于干净器皿中备用，用时用白酒调成稠糊状，外敷患处，隔日1次，4周为1个疗程。

【功效】活血化瘀，通经活络，祛风散寒，消炎止痛。

【主治】肩关节周围炎。

【来源】全国中医药专科专病学术研讨会论文集，1995，443

～ · 羌活防风散 · ～

【组成】羌活30克，防风30克，苍术30克，藁本30克，栀子

30克，桃仁30克，红花30克，生乳香30克，生没药30克。

【用法】上药共研细末，加酒、醋等份，调和成干糊状，外敷于痛处范围内。

【功效】祛风散寒止痛。

【主治】肩关节周围炎。

【来源】《百病外治500问》

～·痹症膏·～

【组成】马钱子1000克，川乌150克，草乌150克，乳香150克，没药150克，青风藤150克，当归200克，广丹1000克（冬季用750克），香油2000克。

【用法】将膏药微加温贴于患处，每张膏药贴3~5天。

【功效】温经散寒，活血化瘀，通络止痛。

【主治】肩关节周围炎。

【来源】《肩周炎自然疗法》

～·骨灵膏·～

【组成】威灵仙、羌活、独活、川芎、乳香、没药、䗪虫、丹参、栀子、僵蚕、白芥子、半夏、透骨草、伸筋草、桑寄生、续断、川牛膝、熟地、白芍各等量，香油、樟丹适量。

【用法】上药按制作黑色硬膏的传统工艺进行熬制，取其20克（约合生药量为20%），摊涂于10厘米×10厘米大小的牛皮纸上即成。局部外敷，每贴使用2~3天，根据情况，其间可休息1~2天，继续使用。

【功效】祛风散寒，化瘀止痛。

【主治】肩关节周围炎。

【来源】辽宁中医杂志，1995，21（12）

～・ 葱白膏 ・～

【组成】葱白50克，好陈醋适量。

【用法】上药为1次量，用时取上膏泥敷于患处，上盖敷料，胶布固定。每日换药1次，直至痊愈。

【功效】通阳散寒，散瘀止痛。

【主治】肩关节周围炎。

【来源】《单方验方治百病》

～・ 生姜膏 ・～

【组成】老生姜300克，细辛80克，60度白酒100毫升。

【用法】上药调成膏状后趁热敷于患处，包扎固定。每晚1次。热敷时避免受寒。

【功效】温经散寒，通络止痛。

【主治】肩关节周围炎。

【来源】《单方验方治百病》

～・ 透骨膏 ・～

【组成】透骨草根36克，臭梧桐30克，生姜30克，大蒜30克，韭菜30克。

【用法】上药制成膏药，用时取膏药摊贴患处，一日一换。

【功效】祛风散寒，活血止痛。

【主治】肩关节周围炎。

【来源】《单方验方治百病》

外用肩周炎膏1

【组成】络石藤1000克，桑寄生200克，当归40克，全蝎20克，土鳖虫20克，独活20克，肉桂20克，黑附子20克，干姜15克，乳香30克，没药30克，冰片6克，桑枝50~150克。

【用法】上药制成膏药，用时每取适量药膏，贴敷于曲池、肩髃、天宗穴上，包扎固定。每日换药1次，10次为1个疗程。

【功效】温经散寒，通络止痛。

【主治】肩关节周围炎。

【来源】《手部疗法治百病》

外用肩周炎膏2

【组成】生半夏30克，生天南星30克，生川乌35克，生草乌35克，山柰35克，八角茴35克，青皮35克，威灵仙35克，甘松35克，小茴香35克，独活35克，大黄35克，花椒30克，细辛30克，荜茇30克，干蟾蜍1具。

【用法】上药制成膏药，用时取适量贴敷患处，每日贴1次。

【功效】祛风除湿，温经散寒，活络止痛。

【主治】肩关节周围炎。

【来源】《穴位贴敷治百病》

桂枝二乌膏

【组成】生川乌30克，生草乌30克，桂枝30克，透骨草30克，樟脑（后入）30克。

【用法】上药共研细末，用时取药末15克，以葱白、生姜汁捣汁或白酒适量，调和成糊状，外敷双足底涌泉穴（或健侧足心），上盖敷料，胶布固定。每日换药1次，10次为1个疗程。

【功效】祛风除湿，散寒止痛。

【主治】肩关节周围炎。

【来源】《足底疗法治百病》

～・五枝膏・～

【组成】樟丹250克，乳香15克，没药15克，香油500毫升，桑树枝1段，槐树枝1段，榆树枝1段，桃树枝1段，柳树枝1段。

【用法】开始前2天，每天口服吡罗昔康30毫升，贴膏前，先用温水将肩关节周围皮肤擦洗干净后，再贴五枝膏。每5天换药1次，同时开始可动关节及肩关节功能锻炼。

【功效】祛风除湿，活血消炎，通络止痛。

【主治】肩关节周围炎。

【来源】《百病中医膏散疗法》

～・御寒膏・～

【组成】生姜（取自然汁）250克，牛膝90克，乳香5克，没药5克，花椒少许。

【用法】上药制成膏药，用时取膏药贴敷患处，用鞋底烘热熨之，候五七日脱下，或起小痕不妨。

【功效】温经散寒，活血通络。

【主治】肩关节周围炎。

【来源】《寿世保元》

～・活络止痛薄贴膏・～

【组成】当归30克，川芎30克，红花30克，天麻30克，续断30克，牛膝30克，秦艽30克，独活30克，桑白皮180克，生天南星240克，生半夏240克，生草乌240克，生川乌240克。

【用法】上药共研细末，加桐油2500毫升、黄丹1000克，炼制成膏，取适量敷贴患处，隔日换药1次，10次为1个疗程。

【功效】活络止痛。

【主治】肩关节周围炎。

【来源】《中药外用治百病》

～· 痹痛膏 ·～

【组成】马钱子250克，川芎200克，生草乌200克，生苍术150克，桑枝150克，甘遂100克，大黄粉50克，冰片50克，樟脑50克。

【用法】上药用适量麻油共同熬成硬膏，分摊在牛皮纸上，每张20克。用时加热烘软，外敷患处，10日1贴，3贴为1个疗程。

【功效】通络止痛。

【主治】肩关节周围炎。

【来源】《方药传真》

～· 舒筋活血1号洗方 ·～

【组成】透骨草10克，延胡索10克，当归10克，姜黄10克，花椒10克，威灵仙10克，海桐皮10克，乳香10克，没药10克，羌活10克，白芷10克，苏木10克，五加皮10克，红花10克，土茯苓9克。

【用法】将上述药物用纱布包好，放入砂锅中，加入清水约4000毫升，浸泡30分钟。之后用武火煎煮，至煮沸后改用文火再煎20分钟，使药物的气味尽出。待药液温度下降到50~60℃时，用手拿盛药的纱布包蘸药液外洗患侧肩部，如药液温度太低时，可适当再加温。通常每次浸洗20~30分钟，每日1次，1剂药可用2~3次。

【功效】舒筋活血，消肿止痛。

【主治】肩关节周围炎（气滞血瘀型）。

【来源】《肩周炎自然疗法》

⌘ · 舒筋活血2号洗方 · ⌘

【组成】川乌9克，草乌9克，苍术9克，独活9克，防风9克，艾叶9克，花椒9克，刘寄奴9克，红花9克，透骨草9克，伸筋草9克。

【用法】将上述药物用纱布包好，放入砂锅中，加入清水约4000毫升，浸泡30分钟，之后用武火煎煮，至煮沸后改用文火再煎20分钟，使药物的气味尽出，待药液温度下降到50~60℃时，用手拿盛药的纱布包蘸药液外洗患侧肩部。如药液温度太低时，可适当再加温。通常每次浸洗20~30分钟，每日1次，1剂药可用2~3次。

【功效】温经散寒，舒筋活血，通络止痛。

【主治】肩关节周围炎。

【来源】《肩周炎自然疗法》

⌘ · 熏洗汤 · ⌘

【组成】当归15克，闹羊花15克，川椒15克，透骨草15克，寻骨风15克，伸筋草15克，川续断15克，海桐皮15克。

【用法】将上药煎煮药液一大盆，在盆上置木板，趁热将患肩置于木板上，用棉被或布覆盖，使热气熏蒸患处，至汗出为度。再用此药液擦洗或浸泡患处至药液转温为止，用毛巾擦干肩部，勿令受凉。每日1剂，熏洗2~3次。

【功效】祛风散寒，活血通络，舒筋止痛。

【主治】肩关节周围炎。

【来源】湖北中医杂志，1989（5）

舒筋通络熏蒸方

【组成】伸筋草30克，透骨草30克，五加皮20克，独活20克，仙鹤草20克，赤芍20克，桂枝20克，羌活20克，木瓜20克，乳香20克，没药20克，红花9克，川芎6克，牛膝15克。

【用法】取上药1剂，置于熏蒸锅中，加入适量清水。患者平躺在熏蒸床上，将患侧肩周疼痛部位置于熏蒸锅上方，用文火煎煮药液，以熏蒸患侧肩部，其熏蒸的温度以患者能耐受为度。如药液温度太低时，可适当再加温。通常每剂药可用3次，每次熏蒸30分钟，每日1次，15次为1个疗程。女性患者在月经期停止治疗。

【功效】舒筋祛痹，通经活络，消肿止痛。

【主治】肩关节周围炎。

【来源】《肩周炎自然疗法》

桑枝红花熏洗方

【组成】桑枝30克，伸筋草30克，透骨草30克，苏木30克，鸡血藤30克，桂枝15克，牛膝12克，木瓜12克，补骨脂12克，当归12克，羌活12克，独活12克，红花10克。

【用法】将上药装入布袋中扎紧口，放入砂锅中，加入适量清水，煎取药液，趁热熏洗患侧肩部。如药液温度太低时，可适当再加温。通常每次熏洗30分钟，每日2次。

【功效】祛风通络，活血止痛。

【**主治**】肩关节周围炎。

【**来源**】《肩周炎自然疗法》

∾·活络洗方·∾

【**组成**】炒艾叶30克，川乌30克，木瓜30克，防风30克，五加皮30克，地龙30克，当归30克，羌活30克，土鳖虫30克，伸筋草30克。

【**用法**】将上药一同放入砂锅中，加入适量清水，煎取药液，趁热熏洗患侧肩部。如药液温度太低时，可适当再加温。通常每次熏洗30分钟，每日2次。

【**功效**】祛风散寒，活血通络，舒筋止痛。

【**主治**】肩关节周围炎。

【**来源**】《肩周炎自然疗法》

∾·熏洗方·∾

【**组成**】伸筋草50克，透骨草50克，苏木50克，红花50克，生姜30克。

【**用法**】将上药一同放入砂锅中，加入适量清水，煎取药液，趁热熏洗患侧肩部，可边熏洗边被动活动肩关节。如药液温度太低时，可适当再加温。通常每次熏洗30分钟，每日2次。

【**功效**】活血通络，解痉止痛。

【**主治**】肩关节周围炎。

【**来源**】《肩周炎自然疗法》

∾·归芍川桂熏洗方·∾

【**组成**】当归90克，赤芍90克，白芍60克，川芎60克，红花

60克，牛膝60克，黄芪150克，木瓜60克，桂枝15克。

【用法】将上药一同放入砂锅中，加入适量清水，武火煮沸后，改用文火再煎20分钟，使药物的气味尽出，然后连渣带汁倒入准备好的盛器内，熏洗患侧肩部。开始熏时温度较高，感觉过烫时可离盛器远些，稍温后离盛器近些，待药温下降到50~60℃时，用毛巾蘸药汁反复擦洗患侧肩部，直至药液冷却。通常每次熏洗20~30分钟，每日1次，1剂药可用3次。

【功效】补气活血，舒筋通络。

【主治】肩关节周围炎。

【来源】《肩周炎自然疗法》

·灵仙松针熏洗方·

【组成】威灵仙500克，生甘草60克，松树针60克。

【用法】将上药一同放入砂锅中，加入适量清水，煎取药液，趁热先熏后洗患侧肩部。如药液温度太低时，可适当再加温。通常每次熏洗30分钟，每日1~2次，1剂药可用3次。

【功效】活血通络止痛。

【主治】肩关节周围炎。

【来源】《肩周炎自然疗法》

·四枝二藤浸洗方·

【组成】桑枝50克，槐枝50克，柳枝50克，茄枝50克，钩藤30克，鸡血藤30克，红花20克，川芎20克。

【用法】将上药一同放入砂锅中，加入适量清水，武火煮沸后，改用文火再煮20分钟，取出药渣，把药汁倒入盆中，趁热浸洗患侧肩部。通常每次浸洗20~30分钟，每日1~2次。

【**功效**】舒筋通络，活血止痛。

【**主治**】肩关节周围炎。

【**来源**】《肩周炎自然疗法》

·　当归桑枝熏洗方　·

【**组成**】当归15克，桑枝15克，乳香15克，没药15克，红花15克，木瓜15克，羌活15克，落得打15克，补骨脂15克，牛膝20克，独活20克，伸筋草20克，透骨草20克。

【**用法**】将上药一同放入砂锅中，加入适量清水，煎取药液，趁热先熏后洗患侧肩部，可边熏洗边被动活动肩关节。如药液温度太低时，可适当再加温。通常每次熏洗30分钟，每日2次。

【**功效**】祛风通络，舒筋活血止痛。

【**主治**】肩关节周围炎。

【**来源**】《肩周炎自然疗法》

·　艾叶川椒熏洗方　·

【**组成**】艾叶120克，川椒30克，透骨草30克。

【**用法**】将上药一同放入砂锅中，加入适量清水，煎取药液，趁热先熏后洗患侧肩部。如药液温度太低时，可适当再加温。通常每次熏洗30分钟，每日1~2次，1剂药可用3次。

【**功效**】祛风散寒，舒筋通络，活血止痛。

【**主治**】肩关节周围炎。

【**来源**】《肩周炎自然疗法》

·　红花归芎浸洗方　·

【**组成**】红花30克，当归30克，川芎30克，桂枝20克。

【用法】将上药一同放入砂锅中，加入适量清水，武火煮沸后，改用文火再煎20分钟，去渣取药液，趁热浸洗患侧肩部。如药液温度太低时，可适当再加温。通常每次浸洗30分钟，每日1~2次，1剂药可用3次。

【功效】活血化瘀，通络止痛。

【主治】肩关节周围炎。

【来源】《肩周炎自然疗法》

～ఒ·虎木二藤熏洗方·ఠ～

【组成】虎杖30克，木瓜20克，络石藤40克，鸡血藤60克。

【用法】将上药一同放入砂锅中，加入适量清水，武火煮沸后，改用文火再煎20分钟，之后连渣带汁一同倒入盛器内，趁热先熏后洗患侧肩部。如药液温度太低时，可适当再加温。通常每次熏洗20~30分钟，每日1~2次，1剂药可用3次。

【功效】祛风湿，利经络，补血行血。

【主治】肩关节周围炎。

【来源】《肩周炎自然疗法》

～ఒ·舒筋止痛熏洗方·ఠ～

【组成】当归10克，羌活10克，防风10克，红花10克，白芷10克，制乳香10克，制没药10克，骨碎补10克，木瓜10克，续断10克，透骨草10克，片姜黄10克，川椒10克，川芎10克。

【用法】将上药一同放入砂锅中，加入适量清水，煎取药液，趁热熏洗患侧肩部，如药液温度太低时，可适当再加温，通常每次熏洗30分钟，每日2次。

【功效】舒筋活血，通络止痛。

【**主治**】肩关节周围炎。

【**来源**】《肩周炎自然疗法》

❧·　通利关节熏洗方　·❧

【**组成**】伸筋草50克，透骨草50克，红花50克，苏木50克，生姜30克。

【**用法**】将上药一同放入砂锅中，加入适量清水，煎取药液，趁热熏洗患侧肩部，可边熏洗边被动活动肩关节。如药液温度太低时，可适当再加温。通常每次熏洗30分钟，每日2次。

【**功效**】活血通络，解痉止痛。

【**主治**】肩关节周围炎。

【**来源**】《肩周炎自然疗法》

❧·　漏肩风熏洗方　·❧

【**组成**】红花9克，桂枝9克，木瓜9克，鬼箭羽15克，蚕沙15克。

【**用法**】将上药水浸15分钟，再加水半面盆、黄酒250毫升，共煎药汁，熏洗肩关节痛处，待药汁冷后，不要倒掉，将原药汁再加水适量煎汁，再熏洗患处，每剂药可用3日，每日熏洗2次，共6次。再用第二剂药，方法如前。

【**功效**】活血通络，通经和络，祛风散寒。

【**主治**】肩关节周围炎（瘀血阻络型）。

【**来源**】《中国现代名医验方荟海》

❧·　桂枝防风灵洗剂　·❧

【**组成**】桂枝15克，防风15克，威灵仙15克，五加皮15克，荆芥10克，细辛10克，没药10克。

【用法】将药物装入药袋内扎口煎汤，趁热熏洗患肩，每次30分钟，同时用药袋热熨患肩，每日1~2次，每剂药可用3~5日。

【功效】祛风止痛。

【主治】肩关节周围炎。

【来源】《常见疼痛中医简便诊治》

❧ · 五枝汤 · ❧

【组成】桑枝90克，槐枝60克，柏枝60克，柳枝30克，松枝30克，艾叶30克，桂枝30克。

【用法】水煎去渣，加白酒50毫升，熏洗患处。

【功效】温经通络止痛。

【主治】肩关节周围炎。

【来源】中国中医骨伤科杂志，1989（1）

❧ · 伸筋透骨草洗剂 · ❧

【组成】伸筋草20克，透骨草20克，红花12克，桂枝12克，艾叶12克，钩藤15克，苏木15克，赤芍15克，川续断15克，鸡血藤15克，当归15克，羌活15克。

【用法】水煎熏洗，每日2~3次。

【功效】活血通络，散寒止痛。

【主治】肩关节周围炎。

【来源】《颈肩腰腿痛千家妙方》

❧ · 透骨草洗剂 · ❧

【组成】透骨草25克，川乌15克，草乌15克，红花15克，防风15克，地龙15克，川芎15克，露蜂房2个。

【用法】加水适量，煎煮，以气熏蒸患处。

【功效】活血通络止痛。

【主治】肩关节周围炎。

【来源】《关节炎千家妙方》

·乌辛酒浸液·

【组成】川乌头300克，细辛150克，高度白酒1500毫升。

【用法】以本品配合直流药物导入治疗仪治疗。每日治疗1次，每次30分钟，2周为1个疗程，一般治疗1~3个疗程，患者自行做肩周关节活动。

【功能】温经散寒祛湿，活血通络止痛。

【主治】肩关节周围炎。

【来源】《风湿痹痛及骨科用药酒》

·玉真散酒·

【组成】制南星30克，天麻30克，防风30克，羌活30克，白附子60克，桑枝30克，细辛60克，白酒2000毫升。

【用法】每日行手法，同时涂搽本酒。每日行爬墙练习，同时涂搽本酒于患肩，边擦边揉。6天为1个疗程。

【功能】祛风散寒，通络镇痛。

【主治】肩关节周围炎。

【来源】中医正骨，2000，12（5）

·活血止痛膏·

【组成】酒大黄、海桐皮、桂枝、透骨草、防风、乳香、没药、苍术各等量。

【用法】加工成散剂，蜂蜜调制并小火熬成膏剂，取适量均匀涂抹于纱布上，外敷于肩关节，每天更换1次。

【功能】祛风散寒，通络镇痛。

【主治】肩关节周围炎。

【来源】湖南中医杂志，2020，36（5）

❦ · 石氏熏洗方 · ❦

【组成】麻黄10克，桂枝20克，羌活20克，制南星（单包）20克，威灵仙20克，白芷20克，鹿含草20克，花椒10克，大黄20克。

【用法】用5升水煮沸后待温度降至50℃左右时用毛巾熏洗患处。

【功效】疏通腠理，祛风除湿，畅通气血。

【主治】肩关节周围炎。

【来源】中国中医药现代远程教育，2020，18（2）

第六章　强直性脊柱炎

强直性脊柱炎是一种与HLA-B27呈强相关的自身免疫性疾病。以四肢大关节及椎间盘纤维环及其附近结缔组织纤维化和骨化、关节强直为病变特点的慢性炎性疾病。

中医认为本病属"骨痹""腰背痛""大偻"等范畴，病因病机为肾精亏损，督脉空疏，外受风、寒、湿邪，致气血运行不畅，痰、瘀、湿邪痹阻经络，流注脊柱。可参考"痹证"治疗。

第一节　内服方

◦· 舒筋软坚汤 ·◦

【组成】黄芪20克，枸杞子20克，当归20克，仙茅20克，骨碎补20克，防己20克，秦艽20克，露蜂房15克，牛蒡子15克，白芥子15克，甘草15克，桂枝15克，红花15克，海风藤15克，青风藤15克，丹参15克，海藻30克，昆布30克，葛根25克，杜仲25克，狗脊25克，穿山甲10克，血竭10克，制马钱子10克，蜈蚣5条，细辛5克。

【用法】水煎服，每天2次，每日1剂。

【功效】祛风除湿，搜剔通络。

【主治】强直性脊柱炎（肝肾亏虚型）。

【来源】中医药信息，2001，18（6）

❧ · 祛痹饮 · ❧

【组成】羌活10克，秦艽10克，当归10克，赤芍10克，黄芪15克，杜仲15克，牛膝15克，枸杞15克，制川乌（先煎）5克，乳香5克，没药5克。

【用法】水煎服，每天2次，每日1剂。

【功效】温肾通督，祛风除湿，搜剔通络。

【主治】强直性脊柱炎（顽固型）。

【来源】湖南中医药导报，2001，7（4）

❧ · 五藤汤 · ❧

【组成】青风藤10克，海风藤10克，鸡血藤10克，石楠藤10克，千年健6克，地骨皮6克，乳香6克，没药4克，木瓜4克，生甘草4克。

【用法】水煎服，每天2次，每日1剂。

【功效】祛风除湿，搜剔通络。

【主治】强直性脊柱炎（顽固型）。

【来源】现代中西医结合杂志，2001，10（12）

❧ · 通痹止痛汤 · ❧

【组成】制川乌（先煎）9克，制草乌（先煎）9克，制乳香9克，羌活9克，独活9克，地龙12克，木瓜12克，当归12克，川芎12克，台乌药12克，海藻12克，全蝎3克。

【用法】水煎服，每天2次，每日1剂。

【功效】祛风除湿，搜剔通络。

【主治】强直性脊柱炎（顽固型）。

【来源】河南中医，2001，21（3）

～・ 消痹益阳汤 ・～

【组成】桑寄生15克，木瓜15克，乌梢蛇15克，菟丝子15克，肉苁蓉15克，党参15克，黄芪15克，柴胡12克，当归12克，生甘草6克。

【用法】水煎服，每天2次，每日1剂。

【功效】祛风除湿，搜剔通络。

【主治】强直性脊柱炎（顽固型）。

【来源】浙江中医杂志，2001，36（4）

～・ 舒督通痹汤 ・～

【组成】麻黄10克，桂枝10克，当归15克，赤芍15克，木瓜15克，伸筋草15克，独活10克，青风藤15克，乌梢蛇15克，杜仲15克，五加皮15克，甘草6克。遇冷痛者，加制草乌6克、制草乌6克；舌苔黄、脉数者，加连翘30克、栀子10克。

【用法】水煎服，每天2次，每日1剂。

【功效】祛风除湿，搜剔通络。

【主治】强直性脊柱炎。

【来源】河南中医，1997，17（2）

～・ 独活寄生汤 ・～

【组成】独活10克，桑寄生10克，杜仲12克，牛膝12克，当归10克，赤芍10克，白芍10克，川芎10克，红花10克，秦艽12克，防风10克，生地10克，熟地10克，细辛3克，桂心6克。颈项强痛、僵直者，加羌活10克、姜黄10克、葛根12克、白僵蚕9克；腰骶疼痛明显者，加狗脊10克、菟丝子10克，并加重寄生、杜仲、川断用量；阳虚明显者，加制附片6克、鹿角胶10克；病程缠绵，久而不愈，痰瘀交阻者，加白芥子6克、三棱10克、莪术10克。

【用法】水煎服，每天2次，每日1剂。

【功效】祛风除湿，滋补肝肾，搜剔通络。

【主治】强直性脊柱炎（顽固型）。

【来源】浙江中医杂志，1996，31（4）

·ᦂ· 杨爱国肾痹汤 ·ᦂ·

【组成】生地20~90克，赤芍15克，白芍15克，红花10克，王不留行90克，川断15克，葛根20克，黄芪20克，银花30克，蒲公英20克，独活20克，土茯苓30克。痛剧者，加地丁、板蓝根；下肢浮肿或关节积液者，加车前草、薏苡仁；形寒肢冷者，加桂枝；小关节肿痛者，加贝母、威灵仙；关节明显肿胀畸形者，加杜仲、淫羊藿、骨碎补；疼痛顽固、久治不愈者，加蜈蚣、全蝎。

【用法】水煎服，每天2次，每日1剂。

【功效】祛风除湿，养血通络。

【主治】强直性脊柱炎（湿热浸淫型）。

【来源】南京中医药大学学报，1997，13（3）

·ᦂ· 娄玉钤肾痹汤 ·ᦂ·

【组成】熟地20克，首乌20克，淫羊藿20克，桑寄生20克，川断20克，丹参20克，杜仲15克，地龙15克，川芎12克，红花12克，荜茇30克，金毛狗脊30克，舌红少苔，脉数加生地、玄参；遇冷加重者，加附子、桂枝；关节肿痛者，加川牛膝、木瓜；肩及颈项部疼痛者，加威灵仙、羌活、葛根。

【用法】水煎服，每天2次，每日1剂。

【功效】益肾养血，祛邪化瘀。

【主治】强直性脊柱炎（顽固型）。

【来源】《中国痹病大全》

❧ · 补肾强督治尪汤 · ❧

【组成】熟地15~20克，制附片（先煎）9~12克，鹿角胶（烊化）10克，川断10~20克，骨碎补15~20克，羌活15克，独活15克，桂枝10~20克，白芍12克，赤芍12克，知母12~15克，土鳖虫6~9克，防风12克，麻黄3~9克，干姜6~9克，怀牛膝12~18克，炙穿山甲6~9克，炙草乌（先煎）5~9克。

【用法】水煎服，每天2次，每日1剂。

【功效】补肾祛寒、强督助阳为主，辅以化湿疏风、养肝荣筋、活瘀通络。

【主治】强直性脊柱炎（肾虚寒湿型）。

【来源】江苏中医药，2003，24（2）

❧ · 补肾清化治尪汤 · ❧

【组成】骨碎补15~20克，川断10~20克，怀牛膝9~12克，黄柏12克，苍术12克，地龙9克，秦艽12~18克，青蒿10~15克，稀莶草30克，络石藤30克，青风藤15~25克，防己10克，威灵仙10~15克，银柴胡10克，茯苓15~30克，羌活9克，独活9克，炙穿山甲6~9克，生薏苡仁30克。

【用法】水煎服，每天2次，每日1剂。

【功效】清热除湿，补肾通络。

【主治】强直性脊柱炎（肾虚兼热型）。

【来源】江苏中医药，2003，24（2）

❧・ 白虎通痹汤 ・❧

【组成】生石膏30克，生地30克，生半夏10克，生薏苡仁30克，玄参15克，红藤15克，忍冬藤15克，羌活15克，独活15克，知母9克，桂枝6克，陈皮6克，川牛膝12克，马钱子3克。

【用法】水煎服，每天2次，每日1剂。

【功效】清热祛风，除湿通络。

【主治】强直性脊柱炎（湿热型）。

【来源】新中医，1989（8）

❧・ 散痹汤 ・❧

【组成】青风藤24克，生麻黄24克，桂枝24克，生姜24克，制附子（先煎）24克，生石膏18克，木通6克，甘草6克。寒盛者，重用附子，加细辛；热盛者，去附子，加知母、黄柏；风盛者，加蜈蚣、葛根；湿盛者，加薏苡仁、茯苓；夹瘀者，加土鳖虫、水蛭；痛甚者，加刘寄奴。

【用法】水煎服，每天2次，每日1剂。

【功效】祛风除湿，搜剔通络。

【主治】强直性脊柱炎（顽固型）。

【来源】陕西中医，1990，13（3）

❧・ 独活寄生汤合阳和汤化裁 ・❧

【组成】制附片（先煎）10克，独活15克，桑寄生15克，续断15克，狗脊15克，淫羊藿15克，鹿角胶（烊化）15克，白芥子15克，土鳖虫15克，威灵仙15克，怀牛膝12克，当归12克，麻黄6克，生黄芪30克。

【用法】水煎服，每天2次，每日1剂。

【功效】通痹活络，温肾补督。

【主治】强直性脊柱炎（骨痹型）。

【来源】浙江中医杂志，1994，29（2）

虎潜丸方加减

【组成】生地15克，熟地15克，白芍15克，龟甲15克，泽泻15克，地龙15克，乌梢蛇15克，僵蚕15克，枸杞10克，山萸肉10克，知母10克，黄柏10克，穿山甲10克，蜈蚣6克。

【用法】水煎服，每天2次，每日1剂。

【功效】滋肾养肝，搜剔幽伏之邪。

【主治】强直性脊柱炎（顽固型）。

【来源】浙江中医杂志，1994，29（2）

乌头汤合蠲痹汤加减

【组成】麻黄10克，制附片（先煎）10克，桂枝10克，细辛10克，羌活10克，独活10克，苍术10克，制川乌（先煎）15克，薏苡仁15克，威灵仙15克，白芍12克，生黄芪20克。

【用法】水煎服，每天2次，每日1剂。

【功效】祛风除湿，搜剔通络。

【主治】强直性脊柱炎（风寒湿郁型）。

【来源】浙江中医杂志，1994，29（2）

强脊痛痹汤

【组成】黄芪30克，葛根30克，牛膝30克，当归20克，续断

20克，乌梢蛇5克，防风5克，狗脊5克，千年健5克，杜仲15克，秦艽10克，威灵仙10克。

【用法】水煎服，每天2次，每日1剂。

【功效】祛风除湿，搜剔通络。

【主治】强直性脊柱炎（顽固型）。

【来源】中医正骨，2001，13（12）

·益肾通督汤·

【组成】鹿角胶（烊化）10克，龟甲胶（烊化）10克，狼狗骨胶（烊化）10克，淫羊藿10克，巴戟肉10克，补骨脂10克，菟丝子10克，炒杜仲10克，大熟地20克，枸杞子10克，山萸肉10克，女贞子10克，当归10克，白芍10克，炒白芥子10克，水蛭10克，蜈蚣（研末冲服）2条，细辛5克，降香6克，川乌（先煎）6克。

【用法】水煎服，每天2次，每日1剂。

【功效】益肾壮骨，通督除痹，解毒通络。

【主治】强直性脊柱炎（肾气虚弱、邪毒瘀滞、督脉受阻型）。

【来源】新中医，2005，37（11）

·补肾祛风汤·

【组成】狗脊30克，熟地15克，秦艽15克，防风10克，熟附子（先煎）10克，牛膝15克，续断10克，羌活10克，独活10克，淫羊藿15克，炙穿山甲15克，千年健10克，千斤拔10克，黑蚂蚁10克，白花蛇15克，乌梢蛇15克。

【用法】水煎服，每天2次，每日1剂。

【功效】祛风除湿，补肾通络。

【主治】强直性脊柱炎（肾虚风寒型）。

【来源】广西中医学院学报，2002，5（3）

✿· 王丽国经验方 ·✿

【组成】七叶一枝花20克，连翘25克，桑寄生20克，川续断25克，鸡血藤30克，牛膝25克，秦艽25克，枸杞子30克，桂枝15克，白术20克，茯苓20克，威灵仙30克，红花12克，木香6克，黄芩15克，狗脊30克，巴戟天25克，菟丝子20克，杜仲25克，赤芍药30克，白芍药30克，制附子（先煎）20克。

【用法】水煎服，每天2次，每日1剂。

【功效】祛风除湿，搜剔通络。

【主治】强直性脊柱炎（顽固型）。

【来源】河北中医，2000，22（1）

✿· 小乌桂汤 ·✿

【组成】麻黄10克，桂枝10克，当归10克，北黄芪30克，石膏20克，干姜10克，炙甘草10克，川芎10克，白芍15克，党参15克，川乌（先煎）10克，知母10克，附子（先煎）10克。

【用法】水煎服，每天2次，每日1剂。

【功效】祛风除湿，益气通络。

【主治】强直性脊柱炎（气虚夹风湿型）。

【来源】辽宁中医杂志，1999，26（2）

✿· 麻藤石甘汤 ·✿

【组成】炙麻黄5克，雷公藤（先煎）5~9克，忍冬藤30克，海风藤15克，生石膏30~60克，生甘草10克，白芥子10克，蜈蚣3条，全蝎3克，淫羊藿20克。阴虚者，加生地30~60克、鹿衔草

10克；阳虚者，加桂枝10克、鹿角片10克。

【用法】水煎服，每天3次，每日1剂。

【功效】疏风散寒，祛湿止痛。

【主治】强直性脊柱炎（风寒外袭型）。

【来源】《现代名中医骨科绝技》

雷公藤合独活寄生汤

【组成】雷公藤12~25克，牛膝10克，独活10克，川芎10克，桂枝10克，淫羊藿10克，防己10克，杜仲12克，桑寄生12克，鸡血藤15克，熟地黄15克，薏苡仁20克。

【用法】水煎服，每天2次，每日1剂。

【功效】疏风散寒，祛湿止痛。

【主治】强直性脊柱炎（风寒外袭型）。

【来源】南京中医药大学学报，1998，14（5）

温肾通督汤

【组成】川续断15克，金狗脊40克，淫羊藿10克，炒杜仲15克，鹿角霜10克，制附子片（先煎）12克，桂枝10克，骨碎补10~20克，生地黄12克，熟地黄12克，赤芍10克，白芍10克，生薏苡仁30克，伸筋草30克，白僵蚕12克，土鳖虫10克，知母15克，麻黄3~9克，羌活10克，独活10克，草乌9克，防风10克，牛膝18克。

【用法】水煎服，每天2次，每日1剂。

【功效】补肾强督，温经散寒，活血化瘀。

【主治】强直性脊柱炎（肾虚督寒）。

【来源】《实用中医风湿病学》

·ﾟ•· 邱玉珍肾痹汤 ·•ﾟ·

【组成】生地30~60克，葛根20~30克，金银花30克，土茯苓30克，蒲公英20克，狗脊15克，赤芍15克，白芍15克，王不留行15克，红花10克。热毒炽盛者，加紫花地丁、板蓝根；寒热错杂者，加川椒、桂枝；兼发热者，加石膏、丹皮；兼下肢浮肿或关节积液者，加薏苡仁、车前草，并酌减生地用量；兼畏风汗多或平素易于感冒者，加黄芪。

【用法】水煎服，每天2次，每日1剂。

【功效】养阴活血，清热解毒。

【主治】强直性脊柱炎（阴虚毒热型）。

【来源】陕西中医，1991（2）

·ﾟ•· 补肾强督汤方 ·•ﾟ·

【组成】川续断15克，金毛狗脊40克，淫羊藿10克，炒杜仲15克，鹿角霜（或胶）10克，制附子片（先煎）12克，桂枝10克，骨碎补10克，薏苡仁粉30克，伸筋草30克，白僵蚕12克，土鳖虫10克，知母15克，麻黄花3~9克，干姜6~9克，羌活10克，独活10克，草乌9克，牛膝10克。

【用法】水煎服，每天2次，每日1剂。

【功效】补肾强督，温经散寒，活血化瘀。

【主治】强直性脊柱炎（督虚寒盛型）。

【来源】中医杂志，1994，35（7）

·ﾟ•· 芍药甘草汤加减 ·•ﾟ·

【组成】白芍20克，生地黄30克，甘草9克，乳香9克，没药9克，蜂房9克，五味子9克，川续断9克，独活9克，麦冬15克，丹参15克，木瓜15克，桑寄生15克。

【用法】水煎服，每天2次，每日1剂。

【功效】滋补肾阴，佐以活血祛风止痛。

【主治】强直性脊柱炎（肾阴虚型）。

【来源】《颈肩腰腿痛千家妙方》

❦· 双骨二活汤 ·❦

【组成】骨碎补20克，补骨脂10克，羌活10克，独活10克，生地黄12克，熟地黄12克，赤芍10克，白芍10克，蒺藜10克，山茱萸10克，乌梢蛇10克，蜈蚣3条，炙穿山甲9克，威灵仙12克，桂枝12克，络石藤30克，鸡血藤30克，寻骨风10克，松节15克，川续断18克，制附子片（先煎）10克，伸筋草30克，土鳖虫9克，炒黄柏10克，红花10克。

【用法】水煎服，每天2次，每日1剂。

【功效】滋补肝肾，壮骨荣筋。

【主治】强直性脊柱炎（肝肾两虚型）。

【来源】《实用中医风湿病学》

❦· 活络效灵丹加减方 ·❦

【组成】丹参30克，当归15克，乳香9克，没药9克，全蝎9克，蜂房9克，土鳖虫9克，桂枝9克，独活9克，炙甘草9克，地龙12克，熟地黄12克，细辛3克。

【用法】水煎服，每天2次，每日1剂。

【功效】活血祛瘀，佐以温通祛风止痛。

【主治】强直性脊柱炎（瘀血阻滞型）。

【来源】《实用中医风湿病学》

健步壮骨丸合补肾强督治尪汤

【组成】骨碎补20克，补骨脂10克，羌活10克，独活10克，生地黄12克，熟地黄12克，赤芍10克，白芍10克，蒺藜10克，山茱萸10克，乌梢蛇10克，蜈蚣3条，炙穿山甲9克，威灵仙12克，桂枝12克，络石藤30克，鸡血藤30克，寻骨风10克，松节15克，川续断18克，制附子片（先煎）10克，伸筋草30克，土鳖虫9克，炒黄柏9克，红花10克。

【用法】水煎服，每天2次，每日1剂。

【功效】补肝滋肾，壮骨荣筋。

【主治】强直性脊柱炎（症状较重者）。

【来源】《中医骨伤科辨病专方手册》

强直舒

【组成】全蝎9克，蜈蚣9克，甘草9克，桂枝10克，细辛10克，当归12克，杜仲12克，仙茅12克，骨碎补12克，枸杞子10克，红花12克，防己10克，生川乌（先煎）12克，海风藤15克，秦艽15克，丹参15克，青风藤20克，黄芪60克。

【用法】水煎服，每天2~3次，每日1剂。

【功效】补肝肾，强筋骨，祛风湿，蠲痹痛。

【主治】强直性脊柱炎（瘀血阻滞型）。

【来源】陕西中医，1993，14（5）

补肾清热治尪汤

【组成】生地黄18克，川续断15克，地骨皮12克，骨碎补18克，秦艽20克，赤芍12克，知母12克，炒黄柏12克，忍冬藤30克，威灵仙15克，羌活9克，独活9克，土鳖虫9克，蚕沙（包煎）10克，制乳香6克，制没药6克。

【用法】水煎服，每天2次，每日1剂。

【功效】益肾壮督，清热活络。

【主治】强直性脊柱炎（早期）。

【来源】《中医骨伤科辨病专方手册》

复方地黄汤

【组成】生地黄18克，川续断15克，地骨皮12克，骨碎补18克，秦艽20克，赤芍12克，知母12克，炒黄柏12克，忍冬藤30克，威灵仙15克，羌活9克，独活9克，土鳖虫9克，蚕沙（包煎）10克，络石藤30克，透骨草20克，红花10克，制乳香6克，制没药6克。

【用法】水煎服，每天2次，每日1剂。

【功效】益肾壮督，清热活络。

【主治】强直性脊柱炎（郁久化热型）。

【来源】《实用中医风湿病学》

复方鸡血藤汤

【组成】鸡血藤30克，桑寄生30克，威灵仙30克，续断30克，枸杞子30克，茯苓30克，金银花30克，丹参20克，狗脊20克，连翘20克，制附子（先煎）15~20克，赤芍15克，白术15克，菟丝子15克，桂枝10克，红花10克，木香6克。髋、膝疼痛加者，加独活、牛膝；有热者，去附子、威灵仙，加生石膏。

【用法】水煎服，每天2次，每日1剂。

【功效】通热痛痹。

【主治】强直性脊柱炎（湿热浸润型）。

【来源】《常见疼痛中医简便诊治》

·∾· 四妙丸加减方 ·∾·

【组成】黄柏9克，苍术9克，牛膝9克，秦艽9克，白附子（先煎）9克，防己9克，独活9克，川续断9克，蜂房9克，姜黄9克，薏苡仁30克，鸡血藤30克，桑寄生20克，徐长卿15克，蜣螂虫3克。

【用法】水煎服，每天2次，每日1剂。

【功效】清热利湿，佐以祛风止痛。

【主治】强直性脊柱炎（湿热浸淫型）。

【来源】《颈肩腰腿痛千家妙方》

·∾· 青娥益损汤 ·∾·

【组成】生黄芪30克，党参30克，当归30克，杜仲30克，牛膝30克，海桐皮30克，狗脊100克，姜黄20克，炒苍术20克，生天南星15克。虚寒者，加桂枝、制附子；湿热者，加黄柏。

【用法】水煎服，每天2次，每日1剂。

【功效】补虚益损，祛风除湿，活血去瘀。

【主治】强直性脊柱炎（肾精亏虚、痰瘀阻滞型）。

【来源】辽宁中医杂志，1998，25（10）

·∾· 二乌活络汤 ·∾·

【组成】制川乌（先煎）10克，制草乌（先煎）10克，独活10克，川芎10克，芍药10克，牛膝10克，防风10克，荆芥10克，秦艽12克，当归12克，茯苓12克，杜仲12克，党参12克，黄芪12克，续断12克，细辛6克，肉桂3克。

【**用法**】水煎服，每天2次，每日1剂。

【**功效**】祛风散寒除湿。

【**主治**】强直性脊柱炎（风寒湿邪型）。

【**来源**】《关节炎千家妙方》

❦ · 陈纪藩经验方 · ❦

【**组成**】黄柏15克，苍术15克，防风15克，萆薢15克，威灵仙15克，生薏苡仁30克，忍冬藤30克，怀牛膝18克，三七（先煎）12克，泽兰12克，泽泻12克，炙甘草6克。

【**用法**】水煎服，每天2次，每日1剂。

【**功效**】祛风除湿，搜剔通络。

【**主治**】强直性脊柱炎（顽固型）。

【**来源**】《疑难病证治验精华》

❦ · 加味补阳还五汤 · ❦

【**组成**】黄芪45克，当归尾15克，赤芍药15克，地龙10克，川芎10克，红花10克，桃仁10克，全蝎10克，蜈蚣3条，三七12克，延胡索5克。

【**用法**】水煎服，每天2次，每日1剂。

【**功效**】益气祛瘀。

【**主治**】强直性脊柱炎（气虚血瘀型）。

【**来源**】河南中医药学刊，2001，16（4）

❦ · 桃红四物汤加减 · ❦

【**组成**】当归15克，熟地15克，川芎15克，白芍15克，桃仁15克，红花15克，田七12克，黄芪20克，穿山甲12克，延胡索15克。

【用法】水煎服，每天2次，每日1剂。

【功效】活血祛瘀，行气止痛。

【主治】强直性脊柱炎（下焦瘀阻型）。

【来源】河南中医药学刊，2001，16（4）

苓桂术甘汤加味方

【组成】茯苓15克，白花蛇舌草15克，桂枝10克，白术15克，炮附子（先煎）10克，防己10克，郁金10克，白芥子10克，炙甘草6克，蜈蚣（研末）6克，牛膝12克，川续断12克。

【用法】水煎服，每天2次，每日1剂。

【功效】温阳化饮，搜风散寒，活血痛痹。

【主治】强直性脊柱炎（寒湿型）。

【来源】《常见病验方集锦》

独活秦艽汤

【组成】独活20克，秦艽20克，土茯苓20克，薏苡仁20克，羌活15克，威灵仙15克，王不留行15克，川牛膝18克，川芎12克，细辛6克。恶风明显者，加防风；畏寒怕冷者，加桂枝；项背强痛者，加葛根。

【用法】水煎服，每天2次，每日1剂。

【功效】祛风化湿，散寒通络。

【主治】强直性脊柱炎（寒湿型）。

【来源】河南中医，1998，18（3）

强脊汤1方

【组成】羌活15克，独活15克，杜仲15克，当归15克，狗脊

15克，苍术15克，秦艽10克，防风10克，赤芍药10克，牛膝30克，葛根30克，桑枝12克，茯苓12克。肿胀明显者，加泽泻、薏苡仁；畏寒者，加肉桂、干姜；有热者，加生石膏、知母、黄柏；痛重者，加乳香、没药；肌肉痉挛者，加全蝎、蜈蚣、乌梢蛇、葛根。

【用法】水煎服，每天2次，每日1剂。

【功效】祛风除湿，温经散寒，强腰壮肾。

【主治】强直性脊柱炎（寒湿型）。

【来源】中医正骨，2001，27（6）

∾·加减木防己汤·∾

【组成】木防己15克，滑石20克，石膏20克，薏苡仁20克，黄柏12克，栀子12克，丹参10克，玄参10克，桂枝9克，生甘草9克。热象明显者，加赤芍药、生地黄、紫草；湿重者，加石菖蒲、藿香；颈强不舒者，加葛根、藁本；胸闷者，加柴胡、郁金。

【用法】水煎服，每天2次，每日1剂。

【功效】凉血解毒，清利湿热。

【主治】强直性脊柱炎（寒热错杂型）。

【来源】中医正骨，2001，25（3）

∾·独活寄生汤加减方·∾

【组成】独活15克，桑寄生15克，杜仲15克，五加皮12克，川芎12克，当归身10克，防风10克，茯苓10克，细辛6克，炙甘草9克。畏寒肢冷，双腿冷痛者，加肉桂、淫羊藿；腰背寒痰凝滞，强硬不舒者，加白芥子、天南星；肝血虚筋挛急者，加木瓜、白芍药。

【用法】水煎服，每天2次，每日1剂。

【功效】补肾温阳，祛寒除湿。

【主治】强直性脊柱炎（虚实夹杂型）。

【来源】中医正骨，2001，25（3）

补肾舒督汤

【组成】金毛狗脊30克，桑寄生30克，葛根30克，白芍药30克，青风藤30克，生甘草10克，枸杞子15克，威灵仙15克。血瘀者，加䗪虫、鸡血藤、怀牛膝；湿热明显者，加忍冬藤、虎杖、薏苡仁；关节僵痛者，加蜈蚣、乌梢蛇或白花蛇；风寒明显者，加羌活、桂枝、麻黄、川乌头、鹿角霜；毒热重者，加金银花、蒲公英、紫背天葵、地丁、野菊花、白花蛇舌草。

【用法】水煎服，每天2次，每日1剂。

【功效】补肾强督，柔筋止痛。

【主治】强直性脊柱炎（肾督亏虚型）。

【来源】中国中医药信息杂志，2000，7（3）

补肾化痰逐瘀汤

【组成】狗脊20克，生地黄20克，川续断15克，鹿衔草15克，皂角刺15克，骨碎补12克，露蜂房9克，乌梢蛇10克，苏木10克，泽泻10克，水蛭6克。形寒肢冷、便溏溲清者，加川乌、桂枝；少气乏力、自汗明显者，加黄芪；筋脉拘挛不伸者，加白芍药；腰部僵硬感明显者，加白芥子、穿山甲；低热者，加牡丹皮、黄柏。

【用法】水煎服，每天2次，每日1剂。

【功效】滋补肝肾，化痰逐瘀。

【主治】强直性脊柱炎（肝肾阴虚、痰瘀内生型）。

【来源】河南中医，1998，18（3）

·鹿角温肾强督汤·

【组成】鹿角霜10克，淫羊藿10克，桂枝10克，炙蜣螂虫10克，补骨脂10克，骨碎补10克，露蜂房10克，生黄芪30克，生地黄12克，熟地黄12克，制川乌（先煎）8克，制草乌（先煎）8克，炙蜈蚣（研末吞服）3克，鹿衔草15克，甘草6克。寒湿重者，制川、草乌改为各10克以上，加炙乌梢蛇15克；背脊拘挛疼痛者，加白芍30克、宣木瓜12克；脊柱刺痛，痛位固定，舌紫或有瘀斑者，加桃仁、红花各10克；颈椎疼痛明显者，加葛根30克；腰椎痛剧者，加土鳖虫10克、川断12克、金狗脊10克；脊柱僵硬、强直者，加醋穿山甲10克、威灵仙30克；脊柱畸形者，加炒白芥子12克、皂角刺15克；对停用激素出现畏寒肢冷者，加淡附片10克、巴戟天10克。

【用法】水煎服，每天2次，每日1剂。

【功效】温肾强督，散寒祛湿。

【主治】强直性脊柱炎（督肾阳虚、寒湿瘀阻型）。

【来源】江苏中医，1992，13（11）

·二地滋肾强督汤·

【组成】生熟地15克，龟甲（先煎）15克，枸杞子10克，肉苁蓉10克，紫河车15克，全当归15克，赤白芍15克，鸡血藤30克，广地龙10克，炙僵蚕10克，桂枝8克，青风藤30克，炙全蝎（研细末分2次吞服）3克，甘草6克。累及其他关节肿痛，舌苔黄腻，湿热邪重者，去熟地、龟甲，加土茯苓、生薏苡仁各30克，草薢15克；发热，热毒邪重者，加寒水石30克、知母15克，或水牛角30克；兼见血沉、抗"O"异常者，加葎草、虎杖各30克；阴虚内热明显者，生地用30克，加炙鳖甲（先煎）、左秦艽各15克；肝肾精血亏虚明显者，加阿胶（烊服）、山萸肉各10克；脊柱疼痛明显者，加炙乌梢蛇15克、炙蜂房10克；强直者，加炮穿山甲10克。

【用法】水煎服，每天2次，每日1剂。

【功效】滋肾强督，清热祛湿。

【主治】强直性脊柱炎（肾督阴虚、湿热瘀滞型）。

【来源】江苏中医，1992，13（11）

·苓术草薢汤·

【组成】茯苓20克，生白术20克，草薢20克，防己20克，泽泻20克，薏苡仁30克，升麻5克，肉桂10克，甘草15克。关节僵硬活动受限者，加伸筋草15克、威灵仙10克；热盛者，去肉桂，加生石膏15克、黄柏10克。

【用法】水煎服，每天2次，每日1剂。

【功效】补益脾肾，温经通络，散寒除湿。

【主治】强直性脊柱炎（脾肾阳虚、寒湿阻滞经络型）。

【来源】中医药学报，2000（2）

·寒湿痹阻方·

【组成】羌活15克，当归15克，海风藤15克，桂枝12克，秦艽12克，川芎12克，桑枝12克，乳香9克，木香9克，赤芍10克，白芍10克，干姜10克，甘草10克。寒邪偏重者，可加细辛3克、川乌6克；有关节肿胀者，加茯苓15克、泽泻15克、薏苡仁20

克；血瘀明显者，加桃仁10克、红花10克、丹参30克。

【用法】水煎服，每天2次，每日1剂。

【功效】散寒祛湿除痹。

【主治】强直性脊柱炎（寒湿痹阻型）。

【来源】《脊柱病中医经验集成》

湿热阻络方

【组成】黄柏12克，防己12克，连翘12克，栀子12克，法半夏12克，苍术10克，白术10克，牛膝15克，滑石20克，老鹳草20克。关节肿胀明显者，加茯苓15克、泽泻15克；热象明显伴发热者，加金银花20克、蒲公英15克、土茯苓15克、青风藤30克、白花蛇舌草30克。

【用法】水煎服，每天2次，每日1剂。

【功效】清热祛湿，通络除痹。

【主治】强直性脊柱炎（湿热阻络型）。

【来源】《脊柱病中医经验集成》

肾虚督空方

【组成】杜仲15克，白芍15克，桑寄生20克，牛膝24克，肉桂12克，熟地黄12克，独活12克，秦艽12克，防风12克，川芎12克，茯苓12克，补骨脂9克，核桃仁18克，细辛3克。阳虚畏寒肢冷，腿膝酸软明显者，加桂枝10克、巴戟天15克；督脉空虚，腰背酸软乏力者，加鹿角胶10克、续断10克、狗脊15克；瘀血较重，疼痛明显者，可加桃仁10克、红花10克、鸡血藤15克、水蛭6克。

【用法】水煎服，每天2次，每日1剂。

【功效】补肾强督助阳。

【主治】强直性脊柱炎（肾虚督空型）。

【来源】《脊柱病中医经验集成》

肝肾阴虚方

【组成】熟地黄24克，牛膝24克，山药20克，龟甲12克，知母12克，白芍12克，杜仲15克，山茱萸15克，当归15克。关节疼痛明显，日轻夜重，舌质紫黯或有瘀斑者，加鸡血藤15克、王不留行10克、桃仁10克；阴虚火旺者，加青蒿20克、牡丹皮10克、天花粉15克；伴有阳虚者，加狗脊10克、桑寄生15克、肉桂5克。

【用法】水煎服，每天2次，每日1剂。

【功效】滋养肝肾。

【主治】强直性脊柱炎（肝肾阴虚型）。

【来源】《脊柱病中医经验集成》

瘀血阻络方

【组成】土鳖虫10克，川芎10克，生地黄10克，甘草10克，丹参30克，桃仁12克，红花12克，香附12克，地龙12克，牛膝24克，乳香9克，没药9克，羌活15克，秦艽15克。寒邪偏重者，加川乌（先煎）10克、细辛3克、干姜6克；虚损明显者，加用熟地黄20克、龟甲10克，去秦艽。

【用法】水煎服，每天2次，每日1剂。

【功效】活血化瘀，通络除痹。

【主治】强直性脊柱炎（瘀血阻络型）。

【来源】《脊柱病中医经验集成》

⊷ · 王为兰经验方1 · ⊶

【组成】 白花蛇舌草15克，半枝莲15克，虎杖15克，金银花15克，土茯苓15克，连翘10克，白鲜皮10克，牡丹皮10克，忍冬藤10克，桂枝6克，甘草6克，川乌（先煎）5克。

【用法】 水煎服，每天2次，每日1剂。

【功效】 清热，解毒，除湿。

【主治】 强直性脊柱炎（急性发作期）。

【来源】《中医治疗强直性脊柱炎》

⊷ · 王为兰经验方2 · ⊶

【组成】 白花蛇舌草15克，金银花15克，川断15克，生地黄20克，熟地黄20克，何首乌20克，炙龟甲20克，女贞子20克，草河车10克，地骨皮10克，狗脊10克，炙甘草10克。

【用法】 水煎服，每天2次，每日1剂。

【功效】 清热养阴，荣筋强骨。

【主治】 强直性脊柱炎（缓解期——肾阴虚型）。

【来源】《中医治疗强直性脊柱炎》

⊷ · 王为兰经验方3 · ⊶

【组成】 巴戟天15克，补骨脂15克，紫花地丁15克，土茯苓15克，牡丹皮15克，鹿角胶（烊化）20克，肉苁蓉20克，熟地黄20克，白花蛇舌草20克，白芥子10克，淫羊藿10克，沙苑子10克，炒杜仲10克，菟丝子10克，炙甘草6克。

【用法】 水煎服，每天2次，每日1剂。

【功效】 温阳解毒，佐以蠲痹。

【主治】 强直性脊柱炎（缓解期——肾阳虚型）。

【来源】《中医治疗强直性脊柱炎》

～・ 王为兰经验方 4 ・～

【组成】人参6克，甘草6克，肉桂6克，黄芪15克，茯苓15克，紫河车15克，当归10克，白芍10克，白术10克，陈皮10克，鹿角胶（烊化）10克，熟地黄20克。

【用法】水煎服，每天2次，每日1剂。

【功效】补气养血，通调督脉。

【主治】强直性脊柱炎（隐匿型——气血两虚、督脉瘀滞者）。

【来源】《中医治疗强直性脊柱炎》

～・ 王为兰经验方 5 ・～

【组成】柴胡10克，枳实10克，白芍10克，郁金10克，香附10克，山茱萸10克，白术10克，菟丝子10克，鸡内金10克，枸杞子10克，炙甘草6克，鹿角霜20克，怀牛膝15克，生地黄15克。

【用法】水煎服，每天2次，每日1剂。

【功效】疏肝解郁，益肾通督。

【主治】强直性脊柱炎（隐匿型——肝郁肾虚、督脉瘀滞者）。

【来源】《中医治疗强直性脊柱炎》

～・ 王为兰经验方 6 ・～

【组成】附子（先煎）10克，干姜10克，白术10克，草果仁10克，厚朴10克，槟榔10克，山茱萸10克，炒杜仲10克，菟丝子10克，炙甘草6克，肉桂6克，熟地黄20克，茯苓15克，生鹿角15克。

【用法】水煎服，每天2次，每日1剂。

【功效】温脾化湿，暖肾补火，通调督脉。

【主治】强直性脊柱炎（隐匿型——脾湿肾虚、督脉瘀滞者）。

【来源】《中医治疗强直性脊柱炎》

·⌒· 王为兰经验方7 ·⌒·

【组成】炮附子（先煎）10克，党参10克，干姜10克，山茱萸10克，炒白术10克，鹿角胶（烊化）10克，泽泻10克，炙甘草6克，肉桂6克，熟地黄20克，茯苓15克，蜈蚣（研末冲服）1条。偏阳虚者，加狗脊、菟丝子、细辛、骨碎补、川乌等；偏阴虚者，加龟甲胶、枸杞子、生地黄、白芍等。

【用法】水煎服，每天2次，每日1剂。

【功效】温补脾肾，通调督脉。

【主治】强直性脊柱炎（隐匿型——脾肾阳虚、督脉瘀滞者）。

【来源】《中医治疗强直性脊柱炎》

·⌒· 尹玉茹经验方1 ·⌒·

【组成】秦艽20克，独活20克，土茯苓20克，薏苡仁20克，羌活15克，威灵仙15克，王不留行15克，川牛膝18克，川芎12克，细辛6克。表证明显者，加防风、桂枝；项背强痛者，加葛根。

【用法】水煎服，每天2次，每日1剂。

【功效】祛风化湿，散寒通络。

【主治】强直性脊柱炎（隐匿期——风寒湿邪侵袭）。

【来源】《脊柱病中医经验集成》

❧·　尹玉茹经验方2　·❧

【组成】黄柏12克，金银花30克，板蓝根20克，土茯苓20克，虎杖20克，薏苡仁20克，川断20克，川牛膝18克，赤芍15克，白芍15克，独活15克，土鳖虫9克，生甘草6克。下肢关节肿甚者，加泽泻、车前草；伴发热者，加丹皮、生石膏；遇阴雨天加重者，加羌活；畏寒明显者，加桂枝、细辛；痛甚者，加川椒。

【用法】水煎服，每天2次，每日1剂。

【功效】清热利湿解毒，活血通络。

【主治】强直性脊柱炎（活动期，湿热毒瘀内盛型）。

【来源】《脊柱病中医经验集成》

❧·　尹玉茹经验方3　·❧

【组成】狗脊20克，生地20克，川断15克，鹿衔草15克，皂角刺15克，骨碎补12克，蜂房9克，水蛭6克，乌梢蛇10克，苏木10克，泽泻10克。畏寒肢冷，便溏溲清者，加川乌、桂枝；少气乏力，自汗明显者，加黄芪；筋脉拘挛不伸者，加白芍；腰部僵硬感明显者，加白芥子、炮穿山甲；低热者，加丹皮、地骨皮。

【用法】水煎服，每天2次，每日1剂。

【功效】滋补肝肾，化痰逐瘀。

【主治】强直性脊柱炎（稳定期，肝肾亏虚、痰瘀阻络型）。

【来源】《脊柱病中医经验集成》

❧·　骨痹汤1　·❧

【组成】生地黄30克，葛根30克，金银花30克，土茯苓30克，川牛膝20克，独活20克，威灵仙15克，王不留行15克，川芎

15 克，红花 15 克，川续断 15 克。

【用法】水煎服，每天 2 次，每日 1 剂。

【功效】清热通络。

【主治】强直性脊柱炎（湿热浸润型）。

【来源】山东中医学院学报，1992，16（6）

·᪥ 骨痹汤 2 ᪥·

【组成】狗脊 15 克，杜仲 15 克，怀牛膝 15 克，骨碎补 15 克，独活 15 克，陈皮 15 克，淫羊藿 15~30 克，威灵仙 15~30 克，生地 15~30 克，枸杞子 15~30 克，僵蚕 12 克，熟地 12 克，当归 12 克，桂枝 9~15 克，蜈蚣 2 条。阳虚明显者，加鹿角胶（烊化）9 克；阴虚明显者，加女贞子 15 克；寒盛者，加制附子（先煎）9 克；湿盛者，加薏苡仁 12 克；热盛者，加忍冬藤 15 克。

【用法】水煎服，每天 2 次，每日 1 剂。

【功效】补肾强筋，散寒除湿，活血通络。

【主治】强直性脊柱炎。

【来源】《脊柱病中医经验集成》

·᪥ 清利通络汤 ᪥·

【组成】忍冬藤 30 克，白花蛇舌草 30 克，蚤休 30 克，鸡血藤 30 克，桑枝 30 克，地龙 30 克，薏苡仁 15 克，防己 10 克，秦艽 10 克，赤芍 10 克，丹皮 10 克，川芎 10 克。疼痛较剧者，加制川乌（先煎）、红花各 10 克；烦渴、便干者，加石膏 20 克、知母 10 克；兼脘腹胀满，倦怠乏力者，加苍术 15 克，茯苓、蔻仁各 10 克。

【用法】水煎服，每天 2 次，每日 1 剂。

【功效】清热利湿，活血通络。

【主治】强直性脊柱炎。

【来源】《脊柱病中医经验集成》

·ⅣⅣ· 强脊清解汤 ·ⅣⅣ·

【组成】骨碎补15克，金毛狗脊15克，鹿角胶（烊化）15克，当归15克，怀牛膝15克，补骨脂12克，桂枝12克，白芍12克，独活12克，熟地黄30克，淫羊藿30克，黄芪30克，全蝎10克，土鳖虫10克，炮穿山甲10克，蜈蚣2条，干姜5克。寒甚痛剧者，加制川乌（先煎）、制草乌（先煎）各15克；湿重者，去鹿角胶，加鹿角霜30克；腰痛剧者，加苍术20克、泽泻15克；久病关节强直，不能行走者，加乌梢蛇、透骨草各30克，自然铜15克。

【用法】水煎服，每天2次，每日1剂。

【功效】补肾强督，散寒通络。

【主治】强直性脊柱炎。

【来源】中医杂志，2004，45（5）

·ⅣⅣ· 温肾痛痹汤 ·ⅣⅣ·

【组成】狗脊25克，鹿角霜25克，淫羊藿25克，灵仙15克，牛膝15克，没药15克，土鳖虫15克。寒盛者，加制川乌（先煎）、制草乌（先煎）、炮附子（先煎）等；湿盛者，加苍术、木瓜、薏苡仁、防己；风盛者，加羌活、防风、透骨草、乌梢蛇；热盛者，加黄柏、忍冬藤、僵蚕；虚者，加川断、杜仲、黄芪、当归；痛久不愈者，加制马钱子。

【用法】水煎服，每天2次，每日1剂。

【功效】温肾强筋，通痹止痛。

【主治】强直性脊柱炎。

【来源】《脊柱病中医经验集成》

补肾治尪汤

【组成】骨碎补15克，补骨脂15克，熟地15克，川断15克，杜仲15克，狗脊30克，赤芍12克，白芍12克，羌活12克，独活12克，怀牛膝12克，制附片（先煎）12克，干姜6克，防风10克。腰脊疼痛，脊柱僵硬严重者，川断、杜仲用30克，狗脊可增至40克，甚至50克；项背疼痛剧者，加葛根20克、羌活20克；若以寒盛为主者，可加大制附片的用量；脘腹胀满者，去熟地，加陈皮、焦三仙各12克；若病程日久，迁延不愈，痰湿较重者，加白芥子、苍耳子各9克。

【用法】水煎服，每天2次，每日1剂。

【功效】强督补肾，祛寒除湿，壮骨通筋。

【主治】强直性脊柱炎。

【来源】《脊柱病中医经验集成》

五积散加减

【组成】麻黄10克，桂枝10克，白芷12克，白芍15克，甘草6克，当归15克，川芎6克，制半夏10克，陈皮10克，茯苓15克，枳壳10克，厚朴10克，桔梗10克，苍术12克。寒邪偏重者，可加细辛、川乌、干姜等；湿邪明显，有关节肿胀者，可加茯苓、猪苓、泽泻、薏苡仁、防己、车前子等；血瘀明显，疼痛日轻夜重，舌质紫黯或见瘀斑者，可加桃仁、红花、牛膝、穿山甲、王不留行、皂角刺等。

【用法】水煎服，每天2次，每日1剂。

【功效】散寒除湿，温经通络。

【**主治**】强直性脊柱炎（寒湿痹阻型）。

【**来源**】《类风湿关节炎与强直性脊柱炎》

◦◦◦ 四妙丸合宣痹汤加减 ◦◦◦

【**组成**】黄柏12克，苍术9克，牛膝15克，薏苡仁20克，防己12克，连翘12克，山栀12克，滑石20克，制半夏12克。关节肿胀明显者，加车前子、茯苓、泽泻、泽兰等；热象明显伴发热者，加生石膏、金银花、蒲公英、板蓝根、土茯苓、白花蛇舌草等。

【**用法**】水煎服，每天2次，每日1剂。

【**功效**】清热解毒，利湿通络。

【**主治**】强直性脊柱炎（湿热阻络型）。

【**来源**】《类风湿关节炎与强直性脊柱炎》

◦◦◦ 活络效灵丹合身痛逐瘀汤加减 ◦◦◦

【**组成**】秦艽15克，川芎6克，当归18克，丹参18克，桃仁10克，红花10克，牛膝24克，乳香9克，羌活15克，没药9克，香附12克，地龙12克。

【**用法**】水煎服，每天2次，每日1剂。

【**功效**】活血祛瘀，通络止痛。

【**主治**】强直性脊柱炎（瘀血阻络型）。

【**来源**】《类风湿关节炎与强直性脊柱炎》

◦◦◦ 青娥丸合独活寄生汤加减 ◦◦◦

【**组成**】秦艽12克，独活12克，防风12克，川芎12克，杜仲15克，桑寄生18克，肉桂12克，牛膝24克，熟地12克，补骨脂9

克，核桃仁18克，细辛3克，白芍15克，茯苓12克。阳虚畏寒肢冷、腰腿酸软明显者，加桂枝、巴戟天、仙茅、淫羊藿；督脉空虚、腰背酸软乏力者，加鹿角胶、狗脊、续断、蛤蚧、锁阳、菟丝子；瘀血较重、疼痛明显者，加桃仁、红花、穿山甲、王不留行、鸡血藤、水蛭、全蝎。

【用法】水煎服，每天2次，每日1剂。

【功效】温肾补督，祛痹通络。

【主治】强直性脊柱炎（肾虚督空型）。

【来源】《类风湿关节炎与强直性脊柱炎》

·杞菊地黄丸加减·

【组成】枸杞20克，菊花15克，熟地12克，泽泻10克，山茱萸15克，山药20克，龟甲12克，知母12克，白芍12克，杜仲15克，牛膝24克，虎骨9克，当归15克。关节疼痛明显，日轻夜重，舌质紫黯或有瘀斑者，加鸡血藤、三七、穿山甲、皂角刺、王不留行、水蛭、全蝎、红花等；阴虚火旺者，加天花粉、牡丹皮、玄参、青蒿、地骨皮等；伴有阳虚者，可加狗脊、桑寄生、肉桂、补骨脂等。

【用法】水煎服，每天2次，每日1剂。

【功效】补益肝肾，通络止痛。

【主治】强直性脊柱炎（肝肾阴虚型）。

【来源】《类风湿关节炎与强直性脊柱炎》

·强脊通痹汤·

【组成】生黄芪30克，全当归20克，乌梢蛇15克，秦艽10克，防风15克，牛膝30克，狗脊15克，葛根30克，千年健15克，威灵仙10克，续断20克，杜仲15克。肿胀明显者，加泽泻、薏苡仁；畏寒者，加肉桂、干姜；热重者，加生石膏，知母、黄柏；痛重者加乳香、没药；湿重者加苍术、茯苓；肌肉痉挛者，加蜈蚣。

【用法】水煎服，每天2次，每日1剂。

【功效】祛风除湿，消肿止痛，通经活络，驱邪外出。

【主治】强直性脊柱炎。

【来源】中医正骨，2001，13（12）

❧ 活血舒筋汤 ❧

【组成】鸡血藤20克，当归尾20克，鹿膏20克，伸筋草15克，制乳香15克，制没药15克，三七15克，川木瓜10克，片姜黄10克，土鳖虫10克，川牛膝10克，甘草6克。

【用法】水煎服，每天2次，每日1剂。

【功效】滋补肝肾，活血软坚，通利关节，舒展筋骨。

【主治】强直性脊柱炎。

【来源】湖北中医杂志，2001，23（9）

❧ 自拟强脊炎方 ❧

【组成】鹿角15克，狗脊18克，菟丝子15克，生地30克，丹参30克，黄芪30克，桂枝15克，白芍30克，防己10克，金银花18克，附子（先煎）9克，细辛6克，牡蛎30克，甘草6克。热盛者，去附子、细辛，加石膏30~50克、丹皮15克；寒重者，去生地、金银花，加川乌9克、草乌6克；阴虚者，加枸杞子15克、女贞子30克；阳虚者，加巴戟天15克、淫羊藿15克。

【用法】水煎服，每天2次，每日1剂。

【功效】补肾壮督，祛风活血。

【主治】强直性脊柱炎。

【来源】中国民间疗法，2001，9（12）

复方白花蛇胶丸

【组成】白花蛇15克，全蝎10克，补骨脂45克，淫羊藿45克，枸杞子30克，续断30克，鸡血藤30克，生甘草10克，马钱子3克。

【用法】将上药粉碎过筛，取0号空胶囊装制而成，每次2粒，每日3次，饭后服。

【功效】疏通气血，补益肝肾，除湿散寒。

【主治】强直性脊柱炎。

【来源】蛇志，2000，12（2）

四妙勇安汤加味

【组成】金银花30克，当归30克，玄参30克，蒲公英30克，薏苡仁30克，雷公藤（先煎）20克，羌活20克，葛根15克，牛膝15克，补骨脂15克，地龙15克，威灵仙15克，桃仁15克，肉桂6克，细辛5克。

【用法】水煎服，每天2次，每日1剂。

【功效】清热解毒，祛风散寒，补肾活血通络。

【主治】强直性脊柱炎。

【来源】湖北中医杂志，2000，22（4）

加味桂枝附子汤

【组成】附片（先煎）15克，桂枝15克，白芍15克，防风15克，川芎15克，独活15克，羌活15克，薏苡仁15克，生姜15克，怀牛膝15克，海风藤15克，淫羊藿15克，细辛3克，海桐皮10

克，大枣10克，甘草10克。

【用法】水煎服，每天3次，每日1剂。

【功效】温经散寒，除湿通络。

【主治】强直性脊柱炎。

【来源】中国中医药信息杂志，2000，7（2）

·强柔汤·

【组成】附子（先煎）15克，干姜15克，桂枝20克，白芍20克，麻黄20克，甘草6克，土鳖虫10克，细辛3克。

【用法】水煎服，每天2次，每日1剂。

【功效】温通肾阳，祛寒除湿，舒通经脉，活血止痛。

【主治】强直性脊柱炎。

【来源】中医正骨，1999，11（12）

·寒痹汤合阳和汤·

【组成】肉桂9~12克，麻黄9~12克，细辛3~10克，鹿角霜30克，白芥子10克，乳香10克，独活15克，当归15克，草薢15克，川芎15克，羌活15克，秦艽12克，防己12克。

【用法】水煎服，每天2次，每日1剂。

【功效】散寒除湿，温阳活血，通络止痛。

【主治】强直性脊柱炎。

【来源】辽宁中医杂志，1999，26（11）

·风湿正痛丸·

【组成】麻黄13千克，羌活1千克，防风1千克，伸筋草2千克，海风藻2千克，乳香1.3千克，没药1.3千克。

【用法】上药研末制成水丸，每袋1.5克，每日2次口服。

【功效】祛风寒，通经络，散瘀血。

【主治】强直性脊柱炎。

【来源】中国中医药科技，1999，6（6）

·自拟补肾骨痹汤·

【组成】七叶一枝花30克，雷公藤30克，金毛狗脊30克，川续断15克，杜仲10克，桑寄生10克，骨碎补10克，桂枝10克，威灵仙15克，土鳖虫10克，红花10克，炙穿山甲10克，鸡血藤15克，青风藤15克，甘草5克。

【用法】水煎服，每天3次，每日1剂。

【功效】祛风散寒，利湿通络，解毒消肿，活血化瘀，补肾坚骨，扶正固本。

【主治】强直性脊柱炎。

【来源】安徽中医临床杂志，1999，11（6）

·强脊灵·

【组成】秦艽25克，青风藤25克，独活10克，姜黄10克，桂枝10克，蜂房10克，全蝎10克，土茯苓30克，萆薢15克，豨莶草15克，杜仲15克，细辛6克，炙乳香6克，炙没药6克。

【用法】水煎服，每天2次，每日1剂。

【功效】清热解毒，疏风通络，消炎止痛，补肾助阳。

【主治】强直性脊柱炎。

【来源】天津中医，1999，16（6）

·肾痹汤·

【组成】熟地30克，制首乌30克，菝葜30克，淫羊藿15克，川续断15克，丹参15克，川芎9克，桂枝9克，地龙9克。

【用法】水煎服，每天2次，每日1剂。

【功效】除风湿，强筋骨，利关节，补精血。

【主治】强直性脊柱炎。

【来源】国医论坛，1999，14（6）

❧· 人参养荣汤加减 ·❧

【组成】人参6克，甘草6克，肉桂（后下）6克，黄芪30克，当归15克，白芍15克，茯苓15克，白术18克，熟地黄24克，陈皮10克，鹿角胶（烊化）10克。脾呆不运者，加麦芽、谷芽、砂仁；血虚较重者，加阿胶、龟甲；关节疼痛较甚者，加狗脊、补骨脂、骨碎补。

【用法】水煎服，每天2次，每日1剂。

【功效】健运脾胃，补益气血，舒利筋骨。

【主治】强直性脊柱炎（气血两虚、筋骨失荣型）。

【来源】《强直性关节炎综合治疗学》

❧· 右归丸加减 ·❧

【组成】熟地黄24克，菟丝子18克，山茱萸10克，鹿角胶（烊化）10克，杜仲10克，制附子（先煎）10克，肉桂10克，山药15克，当归15克，狗脊15克，枸杞子15克，骨碎补15克，细辛6克。寒湿较甚者，加车前子、薏苡仁、砂仁、木香；腰膝疼痛较重者，宜加水蛭、没药、补骨脂；肌肉萎缩者，加怀牛膝、紫河车。

【用法】水煎服，每天2次，每日1剂。

【功效】温补肾阳，化瘀通督，温化寒湿。

【主治】强直性脊柱炎（肾督亏虚、寒湿痹阻型）。

【来源】《强直性关节炎综合治疗学》

·段颖经验方·

【组成】金银花30克，生地60克，地骨皮30克，生薏苡仁30克，生石膏30克，知母10克，独活12克，豨莶草20克，防己12克，川牛膝20克，丹参30克，土鳖虫10克，地龙10克。

【用法】水煎服，每天2次，每日1剂。

【功效】清热养阴，化湿祛风，活血通络。

【主治】强直性脊柱炎（肾阳不足、外感湿热型）。

【来源】河北中医，1992，14（2）

·强脊Ⅰ号汤·

【组成】丹参20克，生地20克，白芍20克，薏苡仁20克，威灵仙15克，独活15克，川牛膝15克，木瓜15克，香附15克，千年健12克，甘草9克。

【用法】水煎服，每天2次，每日1剂。

【功效】祛邪为主兼扶正。

【主治】强直性脊柱炎（早期）。

【来源】《中国中医骨伤科百家方技精华》

·强脊Ⅱ号汤·

【组成】淫羊藿30克，何首乌30克，桑寄生30克，川牛膝30克，当归20克，丹参20克，鸡血藤20克，白芍20克，独活20克，宣木瓜20克，威灵仙15克，甘草10克，黑豆60克，黄酒100毫升。

【用法】水煎服，每天2次，每日1剂。

【功效】扶正为主兼祛邪。

【主治】强直性脊柱炎（中晚期）。

【来源】《中国中医骨伤科百家方技精华》

健步酒

【组成】生羊肠1具，薏苡仁60克，龙眼肉60克，淫羊藿60克，沙苑子60克，仙茅30克，白酒3000毫升。

【用法】将羊肠洗净、曝干，切成小段。将羊肠小段与其余药物一同装入纱布袋内扎紧口，放入坛内，倒入白酒，加盖密封，置于阴凉干燥处，每日摇动几次，经21日后，开封取出药袋，再用细纱布过滤，贮存在干净瓶内。每日早、晚各温饮10~15毫升，药渣晒干后研为粉末，过筛后用药酒冲服，每次6克。

【功效】补肾祛寒，强督通络。

【主治】强直性脊柱炎。

【来源】《骨关节疾病中西医防治》

黑豆补肾酒

【组成】黑大豆30克，杜仲30克，枸杞子15克，熟地黄30克，怀牛膝10克，淫羊藿10克，当归10克，制附子（先煎）10克，茯苓20克，川椒6克，白术10克，五加皮10克，酸枣仁6克，羌活6克，防风6克，川芎6克，肉桂3克，白酒1500毫升。

【用法】将上药晒干，共研成粗粉末，置于瓷罐或玻璃瓶中，冲入白酒，密封21日后服用。每次30克，每日2次。

【功效】补肾壮阳，除湿祛风。

【主治】强直性脊柱炎（肾阳不足、精血不足者）。

【来源】《骨关节疾病中西医防治》

·牛膝羌活酒·

【组成】牛膝30克，羌活30克，当归20克，防风20克，肉桂20克，白酒1000毫升。

【用法】上药共研粗粉末装入干净瓶内，倒入白酒置阴凉干燥处浸泡，每日摇动几次，10~15日后即可开封饮服。每次饮服10毫升左右，每日早、晚各1次。

【功效】温阳活血，强筋壮骨，祛风除湿。

【主治】强直性脊柱炎。

【来源】《骨关节疾病中西医防治》

·狗脊参归酒·

【组成】狗脊40克，当归35克，丹参30克，白酒1000毫升。

【用法】上药共研粗粉末装入干净瓶内，倒入白酒置阴凉干燥处浸泡，每日摇动几次，10~15日后即可开封饮服。每次饮服10毫升左右，每日早、晚各1次。

【功效】益气血，祛风湿，通经络。

【主治】强直性脊柱炎。

【来源】《骨关节疾病中西医防治》

·补肾强脊加减汤·

【组成】细辛3克，羌活10克，菟丝子15克，莪术10克，续断15克，补骨脂15克，当归15克，赤芍15克，川芎15克，怀牛膝15克，淫羊藿15克。胸胁痛者，加柴胡10克、姜黄10克；颈痛者，加葛根15克；肩痛者，加姜黄10克、威灵仙15克；便结者，加玄参15克、生地黄15克、大黄5克；口渴者，加天花粉15克；肢体困重者，加薏苡仁15克、萆薢15克；肢冷畏寒者，加附子15克；关节肿胀者，加泽泻15克、猪苓15克。

【用法】水煎服，每天2次，每日1剂。

【功效】补肾助阳，强督驱寒。

【主治】强直性脊柱炎（肾虚瘀阻型）。

【来源】中医临床研究，2019，11（31）

·ᴥ· 清热强脊加减汤 ·ᴥ·

【组成】土茯苓30克，金银花15克，萆薢15克，川芎15克，续断15克，川牛膝15克，丹参15克，苦参10克，苍术10克，羌活10克，莪术10克，黄柏10克。胸胁痛者，加柴胡10克、姜黄10克；颈痛者，加葛根15克；肩痛者，加姜黄10克、威灵仙15克；便结者，加玄参15克、生地黄15克、大黄5克；口渴者，加天花粉15克；肢体困重者，加薏苡仁15克、萆薢15克；肢冷畏寒者，加附子15克；关节肿胀者，加泽泻15克、猪苓15克。

【用法】水煎服，每天2次，每日1剂。

【功效】清热祛湿，养肝荣筋，活血通络。

【主治】强直性脊柱炎（湿热瘀阻型）。

【来源】中医临床研究，2019，11（31）

·ᴥ· 强肾活血通痹汤 ·ᴥ·

【组成】当归15克，川芎12克，狗脊15克，牛膝15克，续断15克，寄生15克，灵仙15克，延胡索15克，穿山甲6克，白花蛇15克，甘草3克。气虚者，加太子参、黄芪；风胜者，加防风；湿胜者，加苍术、薏苡仁、泽泻；有热者，加黄柏、忍冬藤、地龙；

纳差者，加炒白术、焦三仙；有寒者，加淫羊藿、巴戟天、鹿角霜；阴虚者，加枸杞子、女贞子。

【用法】水煎服，每天2次，每日1剂。另外，全蝎焙干研末冲服，每次3克，每日3次。

【功效】活血通络除痹。

【主治】强直性脊柱炎。

【来源】中国临床医生，2010，38（7）

❧·补肾壮骨方·❧

【组成】狗脊20克，杜仲20克，续断20克，骨碎补20克，桑寄生20克，防风15克，鹿角10克，桂枝10克，知母10克，穿山甲10克。

【用法】水煎服，每天2次，每日1剂。

【功效】补肾壮骨，祛风通络。

【主治】强直性脊柱炎（肾虚型）。

【来源】中医杂志，2013，54（16）

❧·壮督除痹汤·❧

【组成】木瓜30克，桂枝12克，川牛膝12克，桑寄生15克，川续断15克，杜仲15克，千年健12克，乌梢蛇10克，鹿角片（先煎）6克，生甘草6克。寒邪重者，加姜黄、黄芪、当归、附片等；湿邪重者，加白术、茯苓、薏苡仁等；胸腰部肿胀者，加茯苓、穿山甲、防己等；血瘀者，加三七粉、乳香、没药；腰痛重者，加川续断、延胡索。

【用法】水煎服，每天2次，每日1剂。

【功效】壮督除痹，疏风祛湿。

【主治】强直性脊柱炎。

【来源】西部中医药，2011，24（9）

·⁀∾ 补髓膏 ∾⁀·

【组成】鹿茸9克，杜仲30克，补骨脂30克，芝麻150克，核桃仁250克，黄酒、蜂蜜各适量。

【用法】杜仲炒过，研为细粉末；鹿茸切片，用酒炙，烘干，研为细末；补骨脂与芝麻同炒，至芝麻色黑，取出研为细末。将核桃仁捣为细末，加入杜仲、鹿茸、补骨脂、芝麻细末，拌匀，加炼过的蜂蜜，搅匀即成。每次饭前服1匙，温开水化开食用。

【功效】生精补髓，强筋健骨。

【主治】强直性脊柱炎。

【来源】《骨关节疾病中西医防治》

第二节 外用方

·⁀∾ 扶正化痰外治方 ∾⁀·

【组成】川椒目30克，海藻30克，鸡血藤30克，制狗脊30克，羌活15克，独活15克，制半夏15克，昆布15克，木瓜15克，桂枝15克，胆南星9克，制川乌5克，草乌5克。

【用法】上药纱布包之，用水3000毫升，煎20分钟，倒入浴缸温水中浸泡，水量以能浸泡整个身体为度，每次浸泡30分钟，每周2次。每料中药可用3次，无不良反应者，可连用16次。平时嘱患者每日做脊柱的伸、屈、按摩转动练习，夜卧板床。

【功效】扶正化痰，软坚散结。

【主治】强直性脊柱炎（痰结型）。

【来源】上海中医药杂志，1991（9）

·· 吴茱萸热熨方 ··

【组成】吴茱萸90克，花椒60克，肉桂30克，葱头30克。

【用法】上药炒热用布包裹，趁热反复熨敷腰背部，每次30分钟，每日1~2次。

【功效】散寒止痛。

【主治】强直性脊柱炎。

【来源】《中西医结合诊治风湿类疾病》

·· 干辣热熨方 ··

【组成】干姜60克，干辣椒30克，木瓜25克，乌头20克；或川芎12克，木瓜12克，川乌10克，草乌10克，苍术10克，当归10克，牛膝10克，香附10克，独活6克，郁金6克，鸡血藤6克，细辛3克。

【用法】水煎后先用热气熏患部，然后用毛巾浸湿趁热敷患部，早、晚各1次。

【功效】散寒止痛。

【主治】强直性脊柱炎。

【来源】《关节炎千家妙方》

·· 山柰二活散 ··

【组成】山柰15克，羌活15克，独活15克，川芎15克，白芷15克，徐长卿15克，青木香15克，苏木15克，桂枝15克，当归15克，制乳香15克，制没药15克，细辛15克，冰片5克。

【用法】上药共研为末，与淘净的细沙30克拌匀，装入布袋内，放锅内隔水蒸30分钟取出，叠在另一未蒸的药袋上，放于疼痛处，留置30分钟。每日1次。

【功效】散寒止痛。

【主治】强直性脊柱炎。

【来源】《关节炎千家妙方》

❧ · 二乌南夏酒 · ❧

【组成】生川乌30克，生草乌30克，生天南星30克，生半夏30克，松节30克。

【用法】上药共研细末，用酒浸外搽患部，每日1~2次。

【功效】散寒止痛。

【主治】强直性脊柱炎。

【来源】《关节炎千家妙方》

❧ · 四乌酒 · ❧

【组成】川乌15克，草乌15克，乌梅15克，乌梢蛇15克。

【用法】上药共置于500毫升白酒内浸泡7日后，用棉花蘸药酒涂擦患部，擦至有热感为度，每日2~3次。

【功效】祛风散寒，除湿止痛。

【主治】强直性脊柱炎。

【来源】《关节炎千家妙方》

❧ · 乌头乳香膏 · ❧

【组成】生乌头30克，乳香5克。

【用法】上药共研细末，加蓖麻油30毫升、猪油适量，调和成膏，烘热涂搽患部，以掌心摩擦至发热为度，每日1~2次。

【功效】散寒除湿，活血止痛。

【主治】强直性脊柱炎。

【来源】《关节炎千家妙方》

❦ · 苍柏羌活饼 · ❦

【组成】苍术12克，黄柏15克，羌活15克，龙胆6克，防己20克，桂枝10克，白芷10克，神曲适量。

【用法】将上药共研为末，装瓶备用，用时取药末，加烧酒少许制成药饼，敷贴于患处，盖以纱布，用肢布固定。每日1次。

【功效】散寒除湿止痛。

【主治】强直性脊柱炎。

【来源】《关节炎千家妙方》

❦ · 姜黄乳没膏 · ❦

【组成】姜黄15克，乳香15克，没药15克，羌活12克，干姜10克，栀子9克。

【用法】将上药共研为末，用醋调制成65%软膏外敷于患处。每日1次。

【功效】散寒活血止痛。

【主治】强直性脊柱炎。

【来源】《关节炎千家妙方》

❦ · 自拟熏洗方 · ❦

【组成】伸筋草20克，透骨草15克，千年健15克，荆芥15克，苏木12克，川芎12克，威灵仙12克，桃仁12克，路路通

12克。

【用法】将上药用水煎煮，取药液，去残渣，先熏后洗患处。每日1~2次，每次10~15分钟。

【功效】祛风散寒，除湿活络，止痛。

【主治】强直性脊柱炎。

【来源】《关节炎千家妙方》

朱氏外用方

【组成】山柰、羌独活、川芎、白芷、徐长卿、青木香、苏木、桂枝、当归、制乳香、制没药、细辛各等份，冰片少许。

【用法】上药研细末，与淘洗干净的细沙2份拌匀，装入布袋内，放锅内隔水蒸半小时取出，叠在另一未蒸之药袋上，放于疼痛处，留置30分钟至1小时，每日1次，10日为1个疗程。

【功效】温阳散寒，除湿止痛。

【主治】强直性脊柱炎（阳虚寒湿）。

【来源】江苏中医，1992，21（11）

四生汤透骨汤

【组成】生川乌1份，生草乌1份，生半夏1份，生南星1份，细辛1份，乳香1份，没药1份，透骨草1份，白芷1份，露蜂房1份，威灵仙2份，冰片（后下）9克。脊柱关节僵硬变形者，加穿山甲、乌梢蛇、皂角刺、僵蚕；气短自汗、乏力腰酸者加黄芪、杜仲。

【用法】将上药加入气浴蒸汽锅，加适量沸水。接通电源，待药沸后气浴舱温度达到38~40℃时，嘱患者脱去衣服，进入气浴蒸汽锅，头伸向外，将气浴舱关好，用毛巾圈好颈部，防止烫伤。

开始蒸气浴并计时，舱内温度控制在42~45℃，每天1次，每次20~30分钟，10次为1个疗程。休息1周后根据病情再继续治疗，每次治疗完毕，将气浴舱冲洗干净并消毒备用。蒸气浴治疗结束后，患者要在温暖、宽敞、干燥的休息室内休息10~15分钟，期间看望患者1次，发现意外及时救护。在进行蒸气浴的同时，可配合内服中药治疗。

【功效】祛风除湿，化痰通络。

【主治】强直性脊柱炎。

【来源】《强直性关节炎综合治疗学》

·҂· 莳萝子顽痹散 ·҂·

【组成】莳萝子10克，生川乌5克，生南星5克，肉桂5克，细辛5克，威灵仙5克，木瓜5克，透骨草5克，伸筋草5克，乳香5克，没药5克，川芎5克，红花5克。

【用法】将以上药物各等份粉碎为细末，60克为1袋，用黄酒调配成稠状，摊涂于纱布上外敷腰骶部，每日1次，每次30分钟，7天为1个疗程。

【功效】温阳祛寒，活血通络止痛。

【主治】强直性脊柱炎（肾虚督寒型）。

【来源】中国中医急症，2018，27（2）

·҂· 化痰活血方 ·҂·

【组成】桃仁2份，僵蚕2份，胆南星2份，白芥子2份，赤芍3份。

【用法】将上述药物按照比例进行配药研磨，然后将其调制成膏状敷于患者的穴位（膀胱俞、肾俞、膈俞及环跳为第一组穴位；

大杼、关元俞、脾俞、阳陵泉为第二组穴位）上，每周贴敷1次，每次贴敷4小时，贴敷1个月为1个疗程，共5个疗程。

【功效】化痰，活血，祛瘀，止痛。

【主治】强直性脊柱炎。

【来源】新中医，2018，50（1）

❧ · 健脊方 · ❧

【组成】杜仲20克，川断20克，狗脊20克，淫羊藿20克，牛膝20克，补骨脂20克，秦艽25克，威灵仙20克，伸筋草20克，川芎20克，鸡血藤25克，艾叶20克，二活各15克，延胡索20克。

【用法】将上药置于中药汽疗仪药物雾化器中，达沸点后产生含药雾化蒸汽，当舱温达38℃时，患者进入舱内，头部暴露于外，按体位调节键，使患者达到舒适体位，温度、时间可根据患者的体质及耐受能力调节，一般在38~45℃之间，每次治疗30分钟，每日1次，连续治疗7天后，休息1天，20天为1个疗程，共治疗2个疗程。

【功效】温肾散寒，活血通络。

【主治】强直性脊柱炎。

【来源】哈尔滨医科大学学报，2008，42（2）

❧ · 熏蒸1号方药 · ❧

【组成】羌活20克，独活20克，防风15克，桂枝15克，细辛10克，川芎20克，海风藤30克，徐长卿30克，姜黄20克，苏木20克，冰片1克。

【用法】将上药装入纱布袋中，放入低频熏蒸治疗仪药箱内煮沸，蒸汽温度设置在55℃左右，对患者的四肢关节进行熏蒸治疗，每次20分钟，每日1次，20次为1个疗程。

【功效】温阳除湿，活血通络，祛风止痛。

【主治】强直性脊柱炎。

【来源】中国中医药信息杂志，2009，16（7）

❧ · 强直性脊柱炎熏蒸方 · ❧

【组成】延胡索30克，透骨草20克，葛根20克，炒牛蒡子30克，莪术30克，制草乌20克，川草乌20克，鸡血藤40克，制马钱子6克，天南星20克，制乳没各20克，秦艽30克，汉防己25克。

【用法】将上药混合放入锅内，加水加热，当药物煮沸后，患者穿短裤进入熏蒸舱，调节熏蒸机温度，嘱患者感觉后背督脉温度，以患者能耐受为宜，保持30分钟，每日1次，10次为1个疗程。

【功效】舒筋活络，祛湿止痛。

【主治】强直性脊柱炎。

【来源】临床合理用药杂志，2011，4（31）

❧ · 玉龙散 · ❧

【组成】干姜9克，肉桂9克，木香10克，白芷10克，生南星6克，生草乌6克，乳香15克，没药15克，羌活15克，独活15克，续断15克，木瓜15克，川芎15克。

【用法】将上药粉碎成细粉，过筛，混合均匀，用亲水性高分子材料为基质，与药物混匀后涂布于无纺布上制备成巴布剂，贴敷下腹背和（或）关节疼痛部位，每日贴敷1次，每次6小时，30天为1个疗程。

【功效】温补肾阳，散寒止痛。

【主治】强直性脊柱炎（肾虚督寒型）。

【来源】贴敷治疗强直性脊柱炎的临床疗效观察，广州中医药大学，2017

∽·　穴位贴敷外用方1　·∽

【组成】川乌3份，白芥子2份，细辛1份，制乳香3份，制没药3份，冰片1份。

【用法】上药按比例研末，姜汁调匀作直径约1厘米药饼备用。患者取俯卧位，将治疗部位充分暴露，药饼直接贴在穴位上并用湿纱布覆盖，将左手及穴位贴敷处各放一块电极，接通直流电治疗仪，将电流调至患者舒适为宜，通电20分钟。每周3次。

【功效】祛寒除湿，补肾壮骨，活血通络。

【主治】强直性脊柱炎。

【来源】上海针灸杂志，2015，34（8）

∽·　穴位贴敷外用方2　·∽

【组成】地龙10克，川芎30克，朱砂10克，生姜50克，斑蝥2克。

【用法】将上药研末，取适量加酒少许调成糊状，搓成一元硬币大小待用。予患者穴位处常规消毒，用上药贴穴位医用胶布固定，每天1次，每次贴12小时。

【功效】通经络，温阳气。

【主治】强直性脊柱炎。

【来源】中国中医药现代远程教育，2014，12（19）

∽·　熏蒸1号方　·∽

【组成】杜仲20克，狗脊20克，透骨草30克，威灵仙30克，制马钱子20克，川芎20克，没药20克，制南星20克，细辛20克，附子20克，川草乌20克。

【用法】将上药用纱布包后置入大号砂锅内，加水600毫升，浸泡30分钟，文火煎沸20分钟后将药液倒入熏蒸器的高压蒸汽容器内电热加热后产生蒸汽，经过汽化的药液分子在压力的作用下高速向患部皮肤进行喷射，每天1次，每次30分钟。

【功效】温经散寒，活血化瘀。

【主治】强直性脊柱炎（寒湿型）。

【来源】云南中医中药杂志，2012，33（12）

·❦· 熏蒸2号方 ·❦·

【组成】杜仲20克，狗脊20克，透骨草30克，威灵仙30克，制马钱子20克，川芎20克，没药20克，制南星20克，秦艽20克，络石藤20克，知母20克。

【用法】将上药用纱布包后置入大号砂锅内，加水600毫升，浸泡30分钟，文火煎沸20分钟后将药液倒入熏蒸器的高压蒸汽容器内电热加热后产生蒸汽，经过汽化的药液分子在压力的作用下高速向患部皮肤进行喷射，每天1次，每次30分钟。

【功效】祛风祛湿，活血化瘀。

【主治】强直性脊柱炎（湿热型）。

【来源】云南中医中药杂志，2012，33（12）

·❦· 蠲痹强脊方 ·❦·

【组成】熟地黄30克，川续断15克，狗脊20克，羌活30克，白芷30克，苍术30克，秦艽30克，海风藤30克，伸筋草30克，雷公藤30克，青风藤30克，白芍15克，鸡血藤30克，桂枝15克，细辛10克，冰片10克，樟脑10克，生川乌10克，生草乌10克。

【用法】上方平均分为2份，分别装于纱布口袋中。放入熏蒸机A、B两个区，加水没过药袋浸泡30分钟，自动加热棒加热至沸腾30分钟，放入透气隔热板，调节温度至40℃，嘱患者暴露治疗部位并置于熏蒸机上，每次30分钟，以微汗出为宜，每日1次。

【功效】补肾强督，强筋健骨，通络止痛。

【主治】强直性脊柱炎。

【来源】中医研究，2012，25（2）

湿敷方

【组成】青风藤150克，寻骨风200克，透骨草80克，淫羊藿80克，乳香30克，没药30克，丹参20克，红花20克。

【用法】以上各药加武力拔寒散1袋，一起装入一相应大小布袋中，加水3000毫升，食盐250克，浸泡2小时后将药煮沸，先熏洗患处，等药温降到40℃左右，将药袋敷在患处，每日1次，每次1小时，每贴药连用5~7天。

【功效】高热渗透，活血化瘀，通络止痛，祛寒除湿。

【主治】强直性脊柱炎。

【来源】中医外治杂志，2003，12（2）

雷乌方

【组成】伸筋草20克，青风藤20克，大黄15克，透骨草15克，雷公藤15克，蜂房15克，补骨脂12克，川乌10克，草乌10克，花椒10克，乳香10克，没药10克，芒硝10克。

【用法】上药置入全身熏蒸舱药锅内，加清水3000~4000毫升，而后加热煮至沸腾并指导患者躺在熏蒸舱中，露出头部，结合患者实际情况调整熏蒸温度。每次30分钟，每日1次。

【功效】温阳通络，活血止痛。

【主治】强直性脊柱炎。

【来源】世界最新医学信息文摘，2018，18（5）

向开维自拟中药熏蒸方

【组成】麻黄20克，桂枝20克，细辛20克，白芷20克，羌活20克，独活20克，川芎30克，当归30克，老鹳草30克，伸筋草30克，透骨草30克，三棱30克，莪术30克，白酒200毫升，白醋50毫升。

【用法】上药放于HH-QL型中药熏蒸仪的盆内，加入适量水后加热至沸腾，后降温至40℃左右，让患者坐入盆内，熏蒸30分钟，每日1次。

【功效】舒筋活血，祛风止痛，通络止痛。

【主治】强直性脊柱炎（肾虚寒湿型）。

【来源】中国老年学杂志，2017，37（15）

活血通络汤

【组成】附子20克，杜仲20克，桂枝20克，白芍20克，透骨草20克，细辛20克，川乌20克，草乌20克，红花40克，川芎40克，牛膝40克。

【用法】采用熏蒸治疗床，将诸药放入电热锅内，加水2500毫升，加热煮沸15分钟后，患者仰卧于熏蒸治疗床上，对病变部位熏蒸，温度40~45℃，以患者耐受为宜，每次40分钟，每日2次。

【功效】祛风除湿，散寒止痛，活血通络。

【主治】强直性脊柱炎。

【来源】中国实用医药，2013，8（22）

❧ ･ 松脊展筋方 ･ ❧

【组成】制川乌15克，制草乌15克，桂枝10克，透骨草10克，伸筋藤10克，鸡血藤10克，络石藤10克，海风藤10克，五加皮10克，海桐皮20克，川椒10克，羌活10克，独活10克，细辛6克，防风10克，合欢皮10克，乳香10克，没药10克，桃仁10克，红花10克。

【用法】上药装袋后置入TQ-98B型汽化药热疗器，对患者腰骶部及背部进行熏蒸治疗，根据患者的个体差异和耐受程度，设定温度在45~50℃，每日1次，每次40分钟。

【功效】温通经脉，活血化瘀，散寒止痛。

【主治】强直性脊柱炎。

【来源】现代中西医结合杂志，2004，13（10）

❧ ･ 中药熏蒸方1 ･ ❧

【组成】红花10~12克，独活8~10克，骨碎补10~12克，透骨草5~7克，木瓜15~17克，牛膝13~15克，姜黄16~18克，鸡血藤12~15克，川续断8~10克，苍术17~20克，生地18~20克，熟地13~15克。

【用法】将上药倒入1800~2000毫升的水中，待煮沸后，加入适当凉水，同时让患者平卧于熏蒸床上，对疼痛部位进行熏蒸。每次20分钟，每日1次。

【功效】温阳通络止痛。

【主治】强直性脊柱炎。

【来源】中西医结合心血管病电子杂志，2017，5（28）

❧ ･ 中药熏洗方2 ･ ❧

【组成】杜仲30克，续断30克，桑寄生25克，防风15克，羌活15克，川芎15克，桂枝12克，延胡索12克，制附子10克，甘草6克，细辛5克。

【用法】上药水煎取汁500毫升倒入中药熏洗仪中，加温开水500毫升，调节温度至40℃左右，将中药熏洗脊柱疼痛部位，每次20分钟，每日1次。

【功效】祛风散寒，除湿通络，补益肝肾。

【主治】强直性脊柱炎。

【来源】浙江中医杂志，2015，50（6）

中药熏洗方3

【组成】生川乌30克，生草乌30克，威灵仙30克，细辛30克，宽筋藤50克，乌不落50克，半枫荷50克，九龙藤50克，鸡血藤50克，大钻50克，满山香50克。

【用法】上药置于布袋内，水煎煮沸后10分钟取出，稍冷却，置于患部熏疗。每次20分钟，每日1次，每天1剂。

【功效】补肾壮骨，温经络，祛风湿，止痹痛。

【主治】强直性脊柱炎。

【来源】中医学报，2011，26（5）

中药熏洗方4

【组成】当归20克，川芎20克，独活25克，狗脊20克，木瓜20克，杜仲30克，伸筋草30克，川椒30克，制乳香20克，制没药20克。

【用法】将上药用纱布包好后放入大号砂锅内，加水200毫升浸泡30分钟，文火煎沸20分钟后将药液倒入熏洗床的贮槽内，加入食醋100毫升。令患者暴露其脊柱及骶髂部周围，仰卧于床上，上盖棉被保暖熏蒸，待药物不烫手时，用棉布擦洗患处，边洗边按摩，使药力充分到达患处，每次熏洗时间一般在40分钟左右，也可根据患者体质情况适当调整。熏洗时勿令感受风寒，每日熏洗2次，每剂洗2天。

【功效】疏通经络，温经散寒，活血止痛。

【主治】强直性脊柱炎。

【来源】中国医药导报，2008，5（24）

·❦·　中药熏洗方5　·❦·

【组成】全蝎10克，僵蚕15克，土鳖虫15克，地龙20克，蜈蚣4条，桃仁15克，牛膝20克，秦艽20克，豨莶草20克，制何首乌20克，熟地30克，白芍30克，白花蛇4克，甘草6克。

【用法】上药煎水熏洗，每日1次，每次30分钟。

【功效】祛风除湿，活血祛瘀止痛。

【主治】强直性脊柱炎。

【来源】中国中医急症，2006，15（4）

·❦·　中药熏洗方6　·❦·

【组成】桂枝15克，虎杖15克，川芎15克，丹参15克，透骨草15克，当归9克，杜仲10克，伸筋草30克。

【用法】将上药浸泡半小时后放入熏蒸气疗仪电锅中煎煮，患者仰卧于熏蒸仓内，腰部对准药液蒸汽出口处，蒸汽温度控制在50~55℃，每次熏蒸30分钟，每日1次。

【功效】祛风除湿，散寒止痛，活血通络。

【主治】强直性脊柱炎。

【来源】浙江中医杂志，2016，51（7）

⌇ · 中药熏洗方7 · ⌇

【组成】麻黄10克，桂枝10克，当归10克，党参15克，石膏20克，干姜10克，炙草10克，川芎10克，白芍15克，黄芪20克，川乌10克，知母10克，防风10克，附子10克，丹皮10克，黄芩10克。

【用法】上药加水1000~1500毫升煎至250~500毫升后，取药液进行熏蒸，运用医用智能汽疗仪，保持箱内气体温度在40℃左右，每次熏蒸腰骶部位30分钟，每日1次。

【功效】散风除湿，散寒镇痛，活血通络。

【主治】强直性脊柱炎。

【来源】护理学杂志，2008，23（9）

⌇ · 中药熏洗方8 · ⌇

【组成】威灵仙40克，淫羊藿15克，艾叶15克，当归30克，川芎30克，红花20克，羌活20克，独活20克，细辛20克，透骨草20克，伸筋草20克，川椒20克，徐长卿20克，防风20克。

【用法】在中药治疗仪开机前将预先配制好的上述药物用冷水浸泡20分钟后倒入药箱内，煎药沸腾20分钟后开始使用，此时产生含药蒸汽使治疗舱内温度达38℃，按患者的个体差异及耐受程度设定时间及温度，一般温度在37~41℃，每次治疗20分钟左右，每日1次。

【功效】活血化瘀，消肿止痛，祛风除湿。

【主治】强直性脊柱炎。

【来源】中国临床医生，2010，38（7）

⌇ · 中药熏洗方9 · ⌇

【组成】羌活30克，防风30克，狗脊30克，川芎30克，秦芃30克，杜仲30克，牛膝30克，白芍30克，透骨草30克，川乌30克，草乌30克，乳香60克，没药60克，川芎60克，雷公藤100克，鸡血藤100克。

【用法】采用特制温控中药熏蒸床，将药物放入电热锅中，加水2000毫升，加热煮沸20分钟后，患者仰卧于熏蒸治疗床上，对病变部位熏蒸，水温控制在65~75℃，蒸汽温度控制在40~45℃，以患者舒适耐受为度，每次熏蒸20分钟，每日1次。

【功效】补肾强督，助阳散寒，养肝活血。

【主治】强直性脊柱炎。

【来源】光明中医，2009，24（12）

中药熏洗方10

【组成】羌活30克，独活30克，桂枝20克，川芎20克，红花15克，海风藤30克，徐长卿20克，苏木20克，透骨草30克。

【用法】水煎取药液进行熏蒸，每天1次，每次30分钟。

【功效】益气健脾，利湿通络。

【主治】强直性脊柱炎。

【来源】中医药临床杂志，2014，26（6）

独活寄生汤加减

【组成】独活15克，桑寄生10克，制川乌10克，草乌10克，川牛膝10克，杜仲10克，透骨草30克，伸筋草30克，干地黄10克，狗脊15克，秦芃10克，防风10克，细辛10克，川芎10克。

【用法】上药放入熏蒸机中加水3升熏蒸治疗，每次熏蒸蒸汽温度控制为60℃，时间设定为45分钟，隔日1次。

【功效】祛风湿，止痹痛，益肝肾，补气血。

【主治】强直性脊柱炎。

【来源】陕西中医学院学报，2014，37（6）

· 寒痹外用方 ·

【组成】熟地黄10克，狗脊10克，骨碎补10克，补骨脂10克，独活10克，防风10克，牛膝10克，赤芍10克，白芍10克，青风藤15克，海风藤15克。

【用法】中药蒸床：寒痹外用方药包放入多功能药化汽疗按摩机的储药罐中，加入温水，患者平躺按摩机上，调整温度设置（5~8℃），中档强度，治疗时间为30分钟；中药热敷离子导入：腰背部或颈部给予浸入中药汤剂的纱布热敷，采用直流电离子导入仪辅助药液的渗透，每次20分钟。足浴：将寒痹外用方药包放入足浴治疗器中，加入温水至患者小腿中间高度，调整温度设置（38℃左右），中档强度，每次25分钟。

【功效】补肾壮骨，祛风通络。

【主治】强直性脊柱炎。

【来源】中医杂志，2013，54（16）

· 活血化瘀膏 ·

【组成】乳香100克，没药100克，全蝎（研末）10克，红丹粉150克，清油500克。

【用法】用锅将清油置于火上热透时，加入乳香、没药，改用文火熬至半流状呈棕黄色，再逐量加入红丹粉呈黄红色，熬3小时后呈沥青状（黑色）时均匀撒进全蝎粉末，凝固后即可使用。使用时将药置于火上融化，并将药抹于12厘米×12厘米胶布上，贴于患处，3~5天换1贴。有局部皮肤瘙痒、红疹泛起者，暂停贴敷并用尿素软膏涂之，症状消失后继续贴敷。

【功效】软坚散结，温阳活血，经络通利。

【主治】强直性脊柱炎。

【来源】西部中医药，2011，24（9）

～・ 强直性脊柱炎热敷方 ・～

【组成】防风15克，独活15克，千年健15克，细辛15克，伸筋藤25克，威灵仙25克，桂枝15克，艾叶15克，姜黄15克。

【用法】将上述药物混合粉碎，加三花米酒浸泡后装纱布袋用料密封用少许水加热或蒸后外敷患处，药凉后反复加热，每次20~30分钟，每日2次。

【功效】祛风胜湿，温经散寒，通络止痛。

【主治】强直性脊柱炎。

【来源】中医药学刊，2004，22（10）

第七章　银屑病性关节炎

银屑病性关节炎，是既有皮肤损害又有关节炎性病变的疾病。该病多发于青壮年，以皮损、瘙痒合并关节疼痛、变形或骨性强直、关节功能障碍为主要临床表现。

中医学认为本病属"痹证"和"白疕"范畴。病因病机为热、瘀、风、湿毒邪凝滞气血，痹阻经络而发病。可参考"痹证""白疕"治疗。

第一节　内服方

桂枝芍药知母汤加减

【组成】桂枝10克，芍药10克，知母12克，白术15克，生姜15克，防风12克，麻黄10克，制附子（先煎）9克，甘草6克。寒重者，加细辛；热重者，加忍冬藤；湿重者，加薏苡仁；兼阴虚者，加生地黄；兼气虚者，加黄芪；兼血瘀者，加川芎。

【用法】水煎服，每天2次，每日1剂。

【功效】调和营卫，养阴清热。

【主治】银屑病性关节炎。

【来源】风湿病与关节炎，2019，8（4）

黄芪桂枝五物汤合身痛逐瘀汤加减

【组成】生黄芪20克，桂枝12克，秦艽15克，羌活15克，桃仁10克，红花10克，乳香10克，乌梢蛇15克，川牛膝20克，地肤子12克，炙甘草6克。

【用法】水煎服，每天2次，每日1剂。

【功效】祛风散寒，活血通络。

【主治】银屑病性关节炎（风寒阻络）。

【来源】光明中医，2016，31（8）

消风散合解毒养阴汤

【组成】金银花20克，蒲公英20克，生地黄30克，牡丹皮20克，赤芍20克，丹参20克，蝉蜕10克，石斛15克，苦参12克，知母15克，生石膏30克，地肤子20克。

【用法】水煎服，每天2次，每日1剂。

【功效】散风清热，凉血润燥。

【主治】银屑病性关节炎（风热血燥型）。

【来源】光明中医，2016，31（8）

四妙散合身痛逐瘀汤

【组成】苍术10克，黄柏12克，生薏苡仁20克，秦艽15克，羌活15克，白鲜皮20克，苦参12克，土茯苓30克，猪苓15克，桃仁10克，红花10克，乳香10克，川牛膝20克。

【用法】水煎服，每天2次，每日1剂。

【功效】清热利湿，祛风活血。

【主治】银屑病性关节炎（湿热蕴结型）。

【来源】光明中医，2016，31（8）

大补元煎合身痛逐瘀汤加减

【组成】生地黄18克，熟地黄20克，当归30克，杜仲12克，山萸肉12克，枸杞子15克，秦艽15克，桃仁10克，红花10克，炙乳香10克，羌活12克，川芎12克。

【用法】水煎服，每天2次，每日1剂。

【功效】补益肝肾，祛风活血。

【主治】银屑病性关节炎（肝肾亏虚型）。

【来源】光明中医，2016，31（8）

郭氏经验方1

【组成】当归20克，丹参20克，鸡血藤30克，生地黄20克，赤芍、白芍各20克，川芎12克，秦艽15克，牡丹皮12克，防风15克，麦冬15克，玄参15克，白鲜皮12克，蛇蜕6克。新鲜皮疹增多、色红，皮损加重者，加青黛6克、生槐米15克；关节疼痛剧烈者，加延胡索20克；关节刺痛，舌质暗、有瘀点者，加虎杖15克、穿山甲15克。

【用法】水煎服，每天2次，每日1剂。

【功效】养血润燥。

【主治】银屑病性关节炎（寻常型——阴虚血燥型）。

【来源】中医研究，2013，26（3）

郭氏经验方2

【组成】丹参20克，牡丹皮15克，鸡血藤30克，萆薢30克，苍术15克，生、炒薏苡仁各20克，黄柏15克，茯苓15克，泽泻12克，泽兰12克，滑石20克，车前草20克，通草15克，紫花地丁15克，金银花10克。大热、大汗、脉洪大者，加石膏20克、知母15克；关节肿痛甚者，加延胡索20克；瘙痒明显者，加防风15克、白鲜皮12克。

【用法】水煎服，每天2次，每日1剂。

【功效】清热利湿，和营通络。

【主治】银屑病性关节炎（红皮型活动期——湿热蕴结型）。

【来源】中医研究，2013，26（3）

❦ · 郭氏经验方3 · ❧

【组成】生地黄20克，当归15克，地榆12克，生槐米20克，赤芍15克，青黛9克，牡丹皮12克，地骨皮12克，紫草12克，丹参20克，鸡血藤20克，石斛15克，玉竹12克。口苦、心烦者，加栀子9克、黄芩6克；口干者，加玄参15克；大便干者，加大黄9克；小便黄者，加车前草15克。

【用法】水煎服，每天2次，每日1剂。

【功效】凉血清热润燥。

【主治】银屑病性关节炎（红皮型稳定期——风热血燥型）。

【来源】中医研究，2013，26（3）

❦ · 郭氏经验方4 · ❧

【组成】生石膏30克，知母15克，黄芩9克，竹叶12克，金银花15克，连翘12克，板蓝根15克，赤芍15克，牡丹皮12克，地骨皮15克，紫花地丁12克，玄参15克，麦冬12克。心火盛者，加黄连6克、栀子9克；肺火盛者，加天花粉15克；肝火盛者，加龙胆草12克、栀子9克。

【用法】水煎服，每天2次，每日1剂。

【功效】凉血清热解毒。

【主治】银屑病性关节炎（脓疱性——火毒炽盛型）。

【来源】中医研究，2013，26（3）

乌头通痹汤

【组成】麻黄5克，桂枝15克，苍术15克，防风15克，蜂房15克，制附片（先煎）10~20克，制川乌（先煎）10~20克，威灵仙20克，雷公藤20克，菝葜30克，鬼箭羽30克，鸡血藤30克，络石藤30克，防己6克，全蝎10克，生甘草（先煎）10克。

【用法】水煎服，每天2次，每日1剂。

【功效】祛寒除湿，温经通络，化瘀止痛。

【主治】银屑病性关节炎。

【来源】中医药学报，2002，30（2）

七仙消银汤加减

【组成】麻黄24克，桂枝24克，当归12克，川芎10克，桃仁15克，红花15克，太子参15克，麦冬15克，鸡血藤30克，肉桂30克，干姜15克，陈皮15克，甘草30克，苍术10克，防风10克，制附片（先煎）10克，鸡血藤30克，络石藤30克。

【用法】水煎服，每天3次，每日1剂。

【功效】温阳强肾，活血化瘀。

【主治】银屑病性关节炎。

【来源】光明中医，2008，23（10）

防己黄芪汤加减

【组成】防己10克，黄芪15克，白术6克，干姜6克，红枣10克，甘草6克，海风藤10克，羌活10克，独活10克，槲寄生15

克，鸡血藤30克，丹参10克，当归10克，赤芍10克，白芍10克，桂枝10克，延胡索10克，苍术10克。

【用法】水煎服，每天2次，每日1剂。

【功效】祛风解表，利湿通络。

【主治】银屑病性关节炎（风湿阻络型）。

【来源】浙江中医药大学学报，2017，41（11）

自拟寒湿通痹方

【组成】青风藤24克，生麻黄24克，桂枝24克，生姜24克，制附子（先煎）24克，生石膏18克，木通6克，甘草6克。寒盛者，重用附子，加细辛；热盛者，去附子，加知母、黄柏；风盛者，加蜈蚣、葛根；湿盛者，加薏苡仁、茯苓；夹瘀者，加土鳖虫、水蛭；痛甚者，加刘寄奴。

【用法】水煎服，每天2次，每日1剂。

【功效】散寒祛湿，化瘀止痛。

【主治】银屑病性关节炎（寒热错杂型）。

【来源】浙江中医药大学学报，2017，41（11）

独活寄生汤加减

【组成】独活10克，羌活10克，槲寄生10克，秦艽10克，白芍10克，赤芍10克，桂枝10克，细辛2克，杜仲10克，牛膝10克，豨莶草15克，土茯苓15克，槐花15克，当归10克，甘草6克。

【用法】水煎服，每天2次，每日1剂。

【功效】补肝肾，益气血，止痹痛。

【主治】银屑病性关节炎（肝肾亏虚型）。

【来源】浙江中医药大学学报，2017，41（11）

身痛逐瘀汤加减

【组成】桃仁9克,红花6克,川芎9克,秦艽15克,羌活15克,牛膝18克,地龙9克,当归9克,没药6克,五灵脂9克,香附6克,甘草6克。风邪胜者,加防风9克、白芷9克、葛根12克、荆芥9克;寒邪胜者,加附子9克、麻黄6克、细辛3克、桂枝9克;湿邪胜者,加苍术9克、薏苡仁30克、萆薢12克、防己9克;燥邪胜者,加沙参9克、麦冬9克、天花粉15克、白芍9克;热邪胜者,加生石膏15克、生地15克、知母9克、玄参9克;肝肾亏虚者,加熟地15克、桑寄生12克、杜仲12克、山茱萸12克。

【用法】水煎服,每天2次,每日1剂。

【功效】活血化瘀,祛风通络,除痹止痛。

【主治】银屑病性关节炎。

【来源】内科,2017,12(4)

银屑病性关节炎经验方1

【组成】杜仲10克,菟丝子10克,桑寄生10克,牛膝10克,枸杞子10克,鸡血藤30克,乌梢蛇10克,延胡索10克,川芎10克。关节肿大明显者,加炒皂角刺;肢体麻木者,加黄芪、当归。

【用法】水煎服,每天2次,每日1剂。

【功效】滋补肝肾,通经活络。

【主治】银屑病性关节炎(肝肾亏损型)。

【来源】北京中医,2002,21(4)

银屑病性关节炎经验方2

【组成】羚羊角粉0.6克,板蓝根30克,银花15克,草河车15克,白茅根30克,生地30克,丹皮15克,桑枝15克,秦艽15克,木瓜15克，鸡血藤30克，大黄10克。关节周围软组织肿胀明显者，加茯苓皮；伴高热者，加生石膏、芦根。

【用法】水煎服，每天2次，每日1剂。

【功效】解毒凉血，通经活络。

【主治】银屑病性关节炎（毒热阻络型）。

【来源】北京中医，2002，21（4）

ﾟ 银屑病性关节炎经验方3 ｡

【组成】桂枝10克，独活10克，羌活10克，白术10克，茯苓10克，当归10克，红花10克，天仙藤10克，络石藤10克，延胡索10克。寒邪甚者，加制草乌；湿邪盛者，加苍术；关节痛甚者，加全蝎或乌梢蛇。

【用法】水煎服，每天2次，每日1剂。

【功效】散寒除湿，活血通络。

【主治】银屑病性关节炎（寒湿痹阻型）。

【来源】北京中医，2002，21（4）

ﾟ 银屑病性关节炎经验方4 ｡

【组成】秦艽9克，防风6克，桑枝20克，独活12克，威灵仙15克，土茯苓15克，当归9克，赤芍9克，牛膝12克，熟地30克，山萸肉9克，丹皮15克，杜仲9克，木瓜12克，狗脊15克。上肢症状重者，加姜黄9克、海风藤12克；下肢症状重者，加防己6克。

【用法】水煎服，每天2次，每日1剂。

【功效】清热利湿解毒，活血通络止痛，兼以补益肝肾。

【主治】银屑病性关节炎。

【来源】中医正骨，2008，20（8）

·᷍· 银屑病性关节炎经验方5 ·᷍·

【组成】秦艽9克，防风6克，桑枝20克，独活12克，威灵仙15克，土茯苓15克，当归9克，赤芍9克，牛膝12克，熟地30克，山萸肉9克，丹皮15克，杜仲9克，木瓜12克，狗脊15克。上肢症状重者，加姜黄9克、海风藤12克；下肢症状重者，加防己6克。

【用法】水煎服，每天2次，每日1剂。

【功效】清热利湿解毒，活血通络止痛，兼以补益肝肾。

【主治】银屑病性关节炎。

【来源】中医正骨，2008，20（8）

·᷍· 银屑病性关节炎经验方6 ·᷍·

【组成】制川乌（先煎）12克，川芎12克，当归12克，红花12克，白鲜皮30克，豨莶草30克，秦艽30克，丁公藤15克，细辛9克，露蜂房10克，全蝎3克，蜈蚣2条。

【用法】水煎服，每天2次，每日1剂。

【功效】散寒除湿。

【主治】银屑病性关节炎（风寒湿痹型）。

【来源】湖北中医杂志，2000，22（5）

·᷍· 银屑病性关节炎经验方7 ·᷍·

【组成】忍冬花30克，生石膏30克，白鲜皮30克，秦艽30克，豨莶草30克，连翘15克，桂枝12克，苦参12克，制川乌（先煎）12克，细辛9克，丹皮10克，赤芍10克，蝉蜕10克。营分热盛者，去桂枝、细辛、蝉蜕，加水牛角片、生地。

【用法】水煎服，每天2次，每日1剂。

【功效】凉血解毒。

【主治】银屑病性关节炎（毒蕴营血型）。

【来源】湖北中医杂志，2000，22（5）

❧·宣痹汤合萆薢渗湿汤加减·❧

【组成】防己15克，滑石15克，薏苡仁15克，栀子15克，萆薢15克，茯苓15克，丹皮15克，杏仁10克，连翘10克，半夏10克，蚕沙（包煎）10克，赤小豆皮10克，黄柏10克，泽泻10克，通草10克。

【用法】水煎服，每天2次，每日1剂。

【功效】清热利湿，和营通络。

【主治】银屑病性关节炎（急性期）。

【来源】山西中医，2008，24（10）

❧·独活寄生汤加减·❧

【组成】独活20克，乌梢蛇20克，桑寄生15克，秦艽15克，干地黄15克，防风10克，当归10克，杜仲10克，牛膝10克，人参10克，茯苓10克，蝉蜕10克，甘草5克，桂心5克。

【用法】水煎服，每天2次，每日1剂。

【功效】益气补血，滋补肝肾，祛风活血。

【主治】银屑病性关节炎（稳定期）。

【来源】山西中医，2008，24（10）

❧·消肿除痹汤·❧

【组成】苍术15克，黄柏10克，白芷10克，川芎10克，红花

10克，神曲10克，天南星20克，桂枝15克，独活15克，羌活15克，威灵仙20克，生石膏30克，穿山龙30克，制川乌（先煎）10克，全蝎10克，蜈蚣2条。有低热者，可加大生石膏用量；肿胀明显者，可酌加生薏米、木瓜；热邪伤阴明显者，酌加生地、石斛、玄参；后期酌加补肝肾药杜仲、川断、桑寄生。

【用法】 水煎服，每天2次，每日1剂。

【功效】 祛风活血，通络散结。

【主治】 银屑病性关节炎。

【来源】 中医药学报，2009，37（6）

∽ 克银方合湿热痹煎剂 ∽

【组成】 克银方：白鲜皮30克，金银花36克，连翘18克，生地黄24克，白茅根36克，苦参15克，防风12克，地肤子18克，丹参18克，鸡血藤24克，当归12克。血热盛者，加紫草18克、生槐花36克、黄芩12克；血瘀重者，加赤芍15克、莪术12克；风盛痒甚者，加刺蒺藜36克、乌梢蛇18克、牛蒡子12克；若皮损头部甚者，加全蝎（研末分服）10克、川芎10克、藁本12克；久病阴血亏虚而内燥甚者，加玄参24克、生何首乌24克、熟地黄18克、生黄芪18克。

湿热痹煎剂：雷公藤15克，忍冬藤24克，络石藤24克，黄柏18克，土茯苓60克，苍术18克，薏苡仁40克，赤小豆24克，姜黄18克，木通18克，川芎18克。

【用法】 克银方先用大火煮沸后，改用文火继煎20分钟，滤出药汁；金银花另煎，煮沸后，煎煮时间不超过10分钟，滤汁加入药汁中同服。上两方均每日1剂，水煎，上、下午分服。

【功效】 前者凉血养血，清热解毒，疏风润燥；后者清利湿热，通经活络。

【主治】银屑病性关节炎。

【来源】中国中医药科技，2010，17（5）

❀· 地榆槐花汤 ·❀

【组成】生槐花30克，生地榆15克，防己10克，土茯苓15克，当归10克，大青叶10克，半枝莲10克，白术15克，秦艽10克，甘草10克。

【用法】水煎服，每天2次，每日1剂。

【功效】清热祛湿、凉血解毒为主，养血和营、健脾燥湿为辅。

【主治】银屑病性关节炎。

【来源】世界中医药，2013，8（1）

❀· 清热祛湿汤 ·❀

【组成】生槐花30克，白术15克，土茯苓15克，当归10克，防己10克，大青叶10克，秦艽10克，半枝莲10克，甘草10克。热甚而红赤剧者，加生地15克、丹皮15克、赤芍15克；湿盛而糜烂流黄水者，加土茯苓30克、苍术15克、黄柏15克；痒甚夹风者，加地肤子15克、苦参20克、蝉蜕10克、乌梢蛇10克；热毒重者，加蒲公英15克、紫花地丁15克、土茯苓30克。

【用法】水煎服，每天2次，每日1剂。

【功效】解毒凉血，清热祛湿。

【主治】银屑病性关节炎。

【来源】实用中医药杂志，2018，34（5）

❀· 乌头汤加减 ·❀

【组成】麻黄15克，制川乌（先煎）15克，川芎15克，当归

15克，桂枝15克，鸡血藤15克，芍药30克，白鲜皮30克，豨莶草30克，秦艽30克，独活10克，细辛10克，全蝎3克，蜈蚣2条。

【用法】水煎服，每天2次，每日1剂。

【功效】温经散寒，祛风除湿。

【主治】银屑病性关节炎（寒湿痹阻型）。

【来源】四川中医，2016，34（4）

宣痹汤合草薢渗湿汤加减方

【组成】秦艽30克，豨莶草30克，防己20克，草薢20克，滑石15克，薏苡仁15克，桂枝15克，赤茯苓15克，丹皮15克，制川乌（先煎）10克，连翘10克，木瓜10克，生地10克，泽泻10克，通草10克。

【用法】水煎服，每天2次，每日1剂。

【功效】清热利湿，和营通络。

【主治】银屑病性关节炎（风湿毒热型）。

【来源】四川中医，2016，34（4）

独活寄生汤合当归饮子加减

【组成】何首乌30克，人参20克，黄芪20克，当归20克，枸杞15克，生地15克，秦艽15克，干地黄15克，乌梢蛇10克，杜仲10克，牛膝10克，防风10克。

【用法】水煎服，每天2次，每日1剂。

【功效】滋补肝肾，养血通络，祛风除湿止痛。

【主治】银屑病性关节炎（血虚风燥、肝肾亏损型）。

【来源】四川中医，2016，34（4）

～·白疕1号·～

【组成】生地黄30克，威灵仙21克，羌活15克，蛇蜕6克，白鲜皮24克，土茯苓60克，金银花30克，甘草12克。

【用法】水煎服，每天2次，每日1剂。

【功效】祛风止痒。

【主治】银屑病性关节炎（慢性静止期）。

【来源】山东中医杂志，2002，21（10）

～·白疕2号·～

【组成】白花蛇舌草60克，金银花30克，土茯苓60克，半枝莲30克，玄参15克，生地黄30克，当归30克，牡丹皮9克，蛇蜕9克，秦艽15克，黑芝麻30克，白鲜皮30克，羌活12克，独活12克。

【用法】水煎服，每天2次，每日1剂。

【功效】滋阴润燥。

【主治】银屑病性关节炎（阴虚血燥型）。

【来源】山东中医杂志，2002，21（10）

～·白疕3号·～

【组成】金银花30克，蒲公英30克，土茯苓30克，黄柏12克，田基黄24克，茯苓15克，萆薢15克，羌活12克，蛇床子15克，牛膝15克，薏苡仁24克，土贝母12克，桃仁12克，红花9克。

【用法】水煎服，每天2次，每日1剂。

【功效】除湿止痒，活血通络。

【主治】银屑病性关节炎（湿热型）。

【来源】山东中医杂志，2002，21（10）

·白疕4号·

【组成】生地黄15克，生石膏60克，知母30克，金银花30克，连翘15克，赤芍30克，秦艽24克，白花蛇舌草60克，土茯苓60克，羌活12克，独活12克，白鲜皮24克，石斛15克。

【用法】水煎服，每天2次，每日1剂。

【功效】清热解毒。

【主治】银屑病性关节炎（阳明大热型）。

【来源】山东中医杂志，2002，21（10）

·解毒通络汤·

【组成】苍术10克，黄柏10克，薏苡仁30克，川牛膝10克，银花20克，雷公藤20克，络石藤20克，虎杖15克，土茯苓30克，丹参20克，赤芍15克，地龙15克，僵蚕15克，桂枝10克。

【用法】水煎服，每天2次，每日1剂。

【功效】清热利湿解毒，活血通络止痛。

【主治】银屑病性关节炎（活动期）。

【来源】浙江临床医学，2003，5（8）

·独活寄生汤·

【组成】黄芪20克，当归20克，杞子20克，杜仲15克，怀牛膝15克，丹皮10克，龟甲胶（烊化）15克，桑寄生15克，红花10克，乌梢蛇30克，独活10克，秦艽10克，防风10克，甘草5克。

【用法】水煎服，每天2次，每日1剂。

【功效】补益肝肾，祛风活血。

【主治】银屑病性关节炎（稳定期）。

【来源】浙江临床医学，2003，5（8）

四妙勇安汤加味

【组成】银花30克，当归20克，玄参20克，生地黄12克，虎杖12克，白花蛇舌草20克，山慈菇10克，鹿衔草10克，甘草15克。关节疼痛僵硬明显者，加蜈蚣、全蝎；关节红肿明显，皮疹色红，脱屑多者，加苦参、黄芩、龙胆草；瘙痒明显者，加白鲜皮、白蒺藜。

【用法】水煎服，每天2次，每日1剂。

【功效】清热解毒，凉血止痛，活血化瘀，消肿除湿。

【主治】银屑病性关节炎。

【来源】中医学报，2012，27（12）

当归拈痛汤加减方

【组成】秦艽15克，秦皮15克，防风10克，白术10克，苍术10克，茵陈蒿20克，泽泻15克，猪苓15克，当归10克，白芍20克，乌梢蛇20克，苦参10克，连翘20克，蝉蜕10克，白鲜皮15克，穿山龙30克。

【用法】水煎服，每天2次，每日1剂。

【功效】外散湿气，内清热毒。

【主治】银屑病性关节炎（湿热痹阻型）。

【来源】北京中医药，2011，30（4）

大补元煎合身痛逐瘀汤加减

【组成】熟地20克，生地20克，山茱萸12克，杜仲12克，枸杞子15克，秦艽15克，桃仁10克，红花10克，制乳香10克，当归15克，川芎12克，羌活12克。关节红肿甚或关节疼痛加重者，去生熟地，加川牛膝、金银花、连翘、黄柏；银屑病皮损加重或不断出现新的皮损，去羌活、川芎，加水牛角粉、丹皮、赤芍。

【用法】水煎服，每天2次，每日1剂。

【功效】补益肝肾，祛风活血。

【主治】银屑病性关节炎（肝肾亏虚型）。

【来源】《风湿病中医治疗学》

消风散合解毒养阴汤加减

【组成】生石膏30克，金银花20克，蒲公英20克，蝉蜕10克，石斛15克，苦参12克，知母15克，地肤子20克，生地30克，丹皮20克，赤芍20克，丹参20克。关节疼痛不减，甚或加重者，加红花、王不留行、苏木、片姜黄；皮损继续扩大或有新起者，加菝葜、鬼箭羽；服药后胃内不适或大便稀溏者，去苦参、生石膏，加炒白术，生地酌情减量或改用麦门冬、天门冬。

【用法】水煎服，每天2次，每日1剂。

【功效】疏风清热，凉血润燥。

【主治】银屑病性关节炎（风热血燥型）。

【来源】《风湿病中医治疗学》

黄芪桂枝五物汤合身痛逐瘀汤加减

【组成】生黄芪20克，桂枝12克，当归15克，炙甘草6克，桃仁10克，红花10克，乳香10克，乌梢蛇15克，川牛膝20克，地肤子12克，秦艽15克，羌活15克。恶寒肢冷，遇寒关节痛甚者，可加制川乌（或熟附子）、白芥子；皮损增厚，瘙痒较重者，加苍术、白鲜皮、蛇床子；关节疼痛较重者，加川椒、苏木、红花。

【用法】水煎服，每天2次，每日1剂。

【功效】祛风散寒，活血通络。

【主治】银屑病性关节炎（风寒阻络型）。

【来源】《风湿病中医治疗学》

❧ 四妙散合身痛逐瘀汤加减 ❧

【组成】苍术10克，黄柏12克，川牛膝20克，生薏苡仁20克，桃仁10克，红花10克，乳香10克，秦艽15克，羌活15克，白鲜皮20克，苦参12克，土茯苓30克，猪苓15克。关节肿胀积液增多者，加车前草、泽泻、防己、木通等；体温持续升高，皮损无好转者，加金银花、连翘、栀子、丹皮等；全身乏力、纳呆、下肢沉重明显者，去乳香，加生黄芪、木瓜、络石藤。

【用法】水煎服，每天2次，每日1剂。

【功效】清热利湿，祛风活血。

【主治】银屑病性关节炎（湿热蕴结型）。

【来源】《风湿病中医治疗学》

❧ 解毒清营汤加减 ❧

【组成】金银花30克，蒲公英20克，连翘20克，板蓝根20克，生地20克，丹皮20克，赤芍20克，丹参20克，知母15克，生石膏60克，石斛15克，水牛角粉（布包，先煎）30克，玳瑁粉（冲服）5克。口干渴、大便秘者，加大黄、玄明粉；高热持续不退者，以上清热解毒药可适当增加剂量，或加蚤休、紫花地丁、白花蛇舌草，也可同时增服紫雪丹、羚羊角粉。

【用法】水煎服，每天2次，每日1剂。

【功效】清热解毒，凉血活血。

【主治】银屑病性关节炎（热毒炽盛型）。

【来源】《风湿病中医治疗学》

首乌穿山甲酒

【组成】首乌30克，穿山甲20克，虾蟆20克，当归身20克，生地20克，熟地20克，五加皮30克，川草乌5克，侧柏叶15克，松针30克。

【用法】将上药共碎细，布包，置于净瓶中，用黄酒3000克浸之，密封7日后开封，去渣备用，不拘时候，空腹随量饮之。

【功效】祛风解毒。

【主治】银屑病性关节炎（瘀血阻滞型）。

【来源】《风湿病中医治疗学》

消银一汤

【组成】水牛角粉（布包，先煎）15~30克，生地30克，丹皮15克，赤芍15克，板蓝根20~30克，蚤休30克，蒲公英30克，白鲜皮25克，苦参10克，土茯苓30克，生甘草6克。

【用法】水煎服，每天2次，每日1剂。

【功效】凉血消斑，清热解毒。

【主治】银屑病性关节炎（血热型）。

【来源】辽宁中医杂志，1983（6）

消银二汤

【组成】龙胆草10克，炒山栀子10克，盐黄柏10克，蚤休25

克，银花30克，赤芍12克，生地30克，白鲜皮30克，苦参10克，土茯苓30克，泽泻15克。

【用法】水煎服，每天2次，每日1剂。

【功效】清热利湿，凉血解毒。

【主治】银屑病性关节炎（湿热型）。

【来源】辽宁中医杂志，1983（6）

消银三汤

【组成】生地30克，玄参20克，花粉30克，当归15克，丹参20~30克，蚤休25克，银花15~30克，茅根30克，白鲜皮20克，灵仙12克，蜂房15克。因扁桃体炎、咽炎诱发者，加山豆根、连翘；心烦热著者，加黄连、山栀子；如疹痒剧烈，不论何型，都宜酌加玳瑁、地肤子、川槿皮。

【用法】水煎服，每天2次，每日1剂。

【功效】育阴润燥，清热解毒，佐以活血化瘀。

【主治】银屑病性关节炎（血燥型）。

【来源】辽宁中医杂志，1983（6）

第二节 外用方

消肿除痹汤

【组成】苍术15克，黄柏10克，白芷10克，川芎10克，红花10克，神曲10克，天南星20克，桂枝15克，独活15克，羌活15克，威灵仙20克，生石膏30克，穿山龙30克，制川乌（先煎）10克，全蝎10克，蜈蚣2条。有低热者，加大生石膏用量；肿胀明显者，加生薏米、木瓜；热邪伤阴明显者，加生地、石斛、玄参；

后期，加杜仲、川断、桑寄生。

【用法】上药煎汤外洗全身30分钟（注意：水温需在20~30℃）；熏洗后休息30分钟。

【功效】祛风活血，通络散结。

【主治】银屑病性关节炎。

【来源】中医药学报，2009，37（6）

中药熏洗方1

【组成】海桐皮30克，黄柏30克，蛇床子30克，丹皮30克，苦参30克，白鲜皮30克，透骨草30克，乳香30克，没药30克，雷公藤40克。

【用法】水煎取药汁3000毫升，将煎好药汁趁热倾入浴盆，患者先平卧在浴盆木架上，身上覆布单不使热气外泄，待药汁不烫时，把患处浸于药汁中洗浴，每次20~30分钟，熏洗完毕后用毛巾轻轻擦干，避风，每日1次。

【功效】祛风清热除湿，凉血活血通络，解毒止痒杀虫。

【主治】银屑病性关节炎。

【来源】实用医学杂志，2009，25（16）

中药熏蒸方2

【组成】威灵仙20克，秦艽15克，独活15克，川芎15克，乳香10克，没药10克，雷公藤15克，黄柏15克，生大黄10克，金银花15克，木瓜10克，五加皮10克，伸筋草15克，透骨草15克。

【用法】熏蒸时将纱布袋中装入熏蒸方药，放入中药汽疗仪，操作前浸泡中药30分钟，预热机器，设定蒸汽温度为39~40℃，熏蒸患者躯体及四肢关节，每次20分钟，每周2次。

【功效】清热解毒，行气活血，舒筋通络。

【主治】银屑病性关节炎（风热血燥）。

【来源】湖南中医杂志，2016，32（12）

中药熏洗方3

【组成】乳香30克，白鲜皮30克，海桐皮30克，丹皮30克，没药30克，透骨草30克，蛇床子30克，黄柏30克，苦参30克，雷公藤40克。

【用法】水煎取药汁3000毫升，趁热将煎好的药汁倾入浴盆，患者可以平卧于浴盆木架上，为了不使热气外泄可以裹上布单，待药汁温度适宜时可将患处浸于药汁中洗浴，每次持续20~30分钟，熏洗完毕后用毛巾擦干，避风，每天1次。

【功效】疏通腠理，调和脉络。

【主治】银屑病性关节炎。

【来源】亚太传统医药，2015，11（15）

中药熏蒸方4

【组成】鸡血藤20克，威灵仙20克，青风藤15克，秦艽15克，防风15克，白鲜皮15克，苦参12克，独活9克，地肤子9克，黄柏9克。

【用法】上药装入纱布袋封好，放入蒸发器加水3000毫升，浸泡1小时，通电煮煎，当舱内温度达37℃时，患者更换一次性衣裤进入舱内，头部露在舱外，每次熏蒸20~30分钟，舱内温度保持在38~42℃，每日1次。

【功效】清热解毒，活血润燥，散寒除湿，温经通络，除痛止痒。

【主治】银屑病性关节炎。

【来源】中国康复，2009，24（6）

ᚻ· 中药温浴方 ·ᚺ

【组成】黄柏30克，红花30克，防风30克，苦参30克，苏木30克，地肤子30克。

【用法】上药加水煎至500毫升后，放入38~40℃温水中后全身浸泡，每日1次，每次30分钟，并自行活动关节，按摩。

【功效】清热祛风，活血止痒。

【主治】银屑病性关节炎。

【来源】四川中医，2016，34（4）

ᚻ· 1号癣药 ·ᚺ

【组成】猪胆汁。

【用法】加等量蜂蜜调匀外用（加适量防腐剂）。

【功效】清热解毒。

【主治】银屑病性关节炎（皮损鳞屑较薄，皮疹基底浸润较轻者）。

【来源】山东中医杂志，2002，21（10）

ᚻ· 2号癣药 ·ᚺ

【组成】斑蝥3克，生半夏6克，紫荆皮9克。

【用法】上药用白酒300毫升浸泡7天后过滤外用。

【功效】攻毒蚀疮，逐瘀散结。

【主治】银屑病性关节炎（鳞屑较厚，皮疹高起，基底浸润较甚者）。

【来源】山东中医杂志，2002，21（10）

·◦⌣ · 割治涂药方 · ⌣◦·

【组成】黑胡椒85克，穿山甲10克，冰片5克。

【用法】上药共研细末，过80~120目筛后装瓶备用。取双耳支点穴、阳溪（双）、大椎、解溪（双）。常规消毒后，用手术刀片尖或三棱针划"－"或"＋"字型痕，以微出血为度，然后撒药粉在划痕处，胶布贴敷固定。

【功效】清热解毒，托毒外出。

【主治】银屑病性关节炎（脓疱型——火毒炽盛型）。

【来源】《风湿病中医治疗学》

·◦⌣ · 祛风活血洗药 · ⌣◦·

【组成】蛇床子15克，地肤子15克，苦参15克，黄柏15克，透骨草15克，大黄10克，白鲜皮10克，乳香10克，没药10克，苏木10克，红花10克，大枫子10克。

【用法】上药水煎成500毫升，熏洗四肢关节及皮损处，每日1次。

【功效】清热燥湿止痒。

【主治】银屑病性关节炎。

【来源】《风湿病中医治疗学》

第八章 其他类型关节炎

关节炎是临床常见的风湿、骨伤科疾病，除前几章常见关节炎类型外，还有反应性关节炎、骶髂关节炎、创伤性关节炎、滑膜炎、肠病性关节炎等类型。它们的发病机制各不相同，但均以关节疼痛、肿胀、活动受限等为主要临床表现。

按中医疾病分类方法，上述疾病亦可归为"痹证"范畴。病因病机不外乎正虚邪侵，气血运行不畅，筋骨关节失养。可参考"痹证"辨治。

第一节 内服方

身痛逐瘀汤加减

【组成】秦艽3克，川芎6克，当归10克，桃仁9克，红花6克，甘草6克，川牛膝9克，没药6克，乳香6克，续断30克，田三七10克，赤芍5克，生地20克。久痛不愈而下肢麻木甚者，加土鳖虫、乌梢蛇、蜈蚣；筋脉拘急，僵硬不适者，可加五加皮、伸筋草；肢体沉重者，加苍术、薏米仁、制川乌、独活、防己。

【用法】水煎服，每天2次，每日1剂。

【功效】活血化瘀，壮骨止痛。

【主治】创伤性关节炎（损骨血凝型）。

【来源】《风湿病中医治疗学》

固肾健步汤加减

【组成】狗脊20克，熟地30克，木瓜15克，制马前子2克，当归20克，白芍30克，玄胡索15克，甘草9克。寒胜痛剧者，加制川乌、制草乌；湿胜重着者，去熟地，加苍术、白术、薏苡仁；风胜明显者，加独活、蜈蚣；有热者，加白花蛇舌草、败酱草；病久者，加全蝎、土鳖；气虚者，加黄芪；肾阳虚者，加杜仲、制附片、淫羊藿；肾阴虚者，加枣皮、山药、首乌、丹皮。

【用法】水煎服，每天2次，每日1剂。

【功效】补肾健骨，益气活血止痛。

【主治】创伤性关节炎（肝肾亏虚型）。

【来源】《风湿病中医治疗学》

十全大补汤加减

【组成】炙黄芪30克，党参15克，白术15克，茯苓15克，熟地20克，川芎15克，当归10克，白芍20克，乳香10克，怀牛膝30克，鹿含草30克，炙甘草6克。心悸者，加枣仁、柏子仁；便溏者，加山药、炒扁豆、薏苡仁。

【用法】水煎服，每天2次，每日1剂。

【功效】益气补血，健脾通络。

【主治】创伤性关节炎（气血双亏型）。

【来源】《风湿病中医治疗学》

独活寄生汤加减

【组成】独活15克，寄生15克，秦艽10克，防风10克，细辛5克，当归12克，芍药10克，川芎9克，生地10克，川牛膝10克，党参10克，茯苓12克，桂枝6克，甘草6克。寒盛者，加制附片；

湿盛者，去熟地，加苍术、薏米仁；筋脉拘急者，加伸筋草、白花蛇舌草，重用白芍。

【用法】水煎服，每天2次，每日1剂。

【功效】温经散寒，祛湿通络。

【主治】创伤性关节炎（寒湿痹阻型）。

【来源】《风湿病中医治疗学》

加味五圣汤

【组成】黄芪60~90克，石斛30克，牛膝30克，远志30克，金银花20克，防己15克，木通12克，桂枝9克，泽泻12克，赤芍12克，桑寄生30克，萆薢15克。

【用法】水煎服，每天2次，每日1剂。

【功效】补肾填精。

【主治】膝关节滑膜炎。

【来源】《方药传真》

白虎汤合五味消毒饮加减

【组成】石膏（先煎）30克，知母15克，蒲公英15克，地丁15克，金银花20克，野菊花15克，忍冬藤30克，地龙15克，黄柏10克，甘草6克，粳米15克。热入筋骨化火伤津者，加生地、玄参、麦冬；关节肿胀甚者，加豨莶草、千年健、萆薢；屈伸不利者，加伸筋草、络石藤；关节痛甚者，加穿山甲、丝瓜络、当归。

【用法】水煎服，每天2次，每日1剂。

【功效】清热解毒，通络止痛。

【主治】肠病性关节炎（热毒内攻、闭阻经络型）。

【来源】《风湿病中医治疗学》

· 羌活胜湿汤合桂枝汤加减 ·

【组成】羌活15克，独活15克，防风15克，威灵仙15克，秦艽15克，桂枝10克，白芍15克，细辛3克，茯苓15克，炒白术15克，生姜3片，甘草6克。痛甚者，加川乌、地龙、红花、丝瓜络；湿盛关节肿胀明显者，加生薏苡仁、防己、草薢、苍术；关节屈伸不利者，加伸筋草、透风草、络石藤；上肢痛甚者，加桂枝；下肢痛剧者，加牛膝。

【用法】水煎服，每天2次，每日1剂。

【功效】祛风胜湿，温阳散寒。

【主治】肠病性关节炎（卫阳虚弱、三邪犯经型）。

【来源】《风湿病中医治疗学》

· 加味四妙散 ·

【组成】黄柏10克，苍术12克，当归尾15克，川牛膝15克，汉防己15克，川草薢15克，海桐皮20克，土茯苓30克，忍冬藤15克，车前子30克，白术15克，木瓜15克。热盛者，加栀子、连翘；湿盛者，加茵陈、薏苡仁；痛甚者，加姜黄、郁金、延胡索，重用海桐皮；出现红斑结节者，加生地、丹皮；腹胀甚者，加木香、槟榔。

【用法】水煎服，每天2次，每日1剂。

【功效】清热利湿，宣痹止痛。

【主治】肠病性关节炎（湿热蕴蒸、流注关节型）。

【来源】《风湿病中医治疗学》

· 参苓白术散合六君子汤加减 ·

【组成】党参15克，白术12克，茯苓20克，陈皮10克，砂仁

6克，半夏10克，黄芪15克，炒三仙各10克，白扁豆19克，当归12克。偏阳虚者，加干姜、附子；偏湿盛者，加苍术、藿香、厚朴；兼肾虚者，加菟丝子、巴戟天、仙茅；寒中督脉、腰脊变形强直者，加制川乌、独活、威灵仙、鹿角。

【用法】水煎服，每天2次，每日1剂。

【功效】健脾和胃，益气通络。

【主治】肠病性关节炎（脾胃亏虚、关节失濡型）。

【来源】《风湿病中医治疗学》

黄连解毒汤合五神汤

【组成】黄连5克，黄芩10克，黄柏10克，山栀12克，蒲公英30克，金银花30克，紫花地丁30克，生薏苡仁15克，牛膝10克，车前草30克，茯苓15克，生甘草6克。脓已成者，加当归、穿山甲片、皂角刺；有外伤史者，加桃仁、红花；由疔、疖走散引起者，加鲜生地、丹皮、赤芍；高热不退者，加生石膏、知母；大便秘结者，加生大黄、芒硝；发于夏秋之间感受暑湿者，加藿香、佩兰、六一散、大豆卷；阴伤者，去茯苓、车前草，加鲜石斛、玄参、麦冬。

【用法】水煎服，每天2次，每日1剂。

【功效】清热解毒，利湿通络。

【主治】骶髂关节炎（热毒内攻、闭阻经络型）。

【来源】《风湿病中医治疗学》

四妙丸加减

【组成】苍术12克，黄柏10克，生薏苡仁15克，牛膝10克，豨莶草12克，海桐皮20克，防己10克，草薢15克，独活10克，桑寄生15克，蚕沙（包煎）10克，萆草30克。痛甚者，加制乳没、赤芍、丹参；烦渴者，加寒水石、石膏、忍冬藤；痰多者，加半夏；小便短涩者，加木通、猪苓、茯苓皮、车前草。

【用法】水煎服，每天2次，每日1剂。

【功效】清热利湿，宣痹通络。

【主治】骶髂关节炎（湿热蕴结型）。

【来源】《风湿病中医治疗学》

∽ 阳和汤加减 ∾

【组成】鹿角胶（烊化）10克，淫羊藿15克，肉桂（后下）4克，炙麻黄8克，白芥子10克，制附片（先煎）10克，熟地10克，全当归10克，川芎10克，炙黄芪30克，党参15克，甘草6克。腰脊疼痛者，加杜仲、金狗脊；痛剧者，加延胡索；阳虚甚者，加大附片用量；脓已成者，可以托里散加减，药用生黄芪、当归、白芍、续断、枸杞、穿山甲片、金银花、炒白术、皂角刺、生甘草。

【用法】水煎服，每天2次，每日1剂。

【功效】温阳散寒，化痰通络。

【主治】骶髂关节炎（阳虚寒痰型）。

【来源】《风湿病中医治疗学》

∽ 肾着汤加味 ∾

【组成】川乌（先煎）10克，独活10克，干姜10克，白术15克，茯苓15克，桂枝10克，麻黄10克，桑寄生15克，金狗脊15克，豨莶草30克，蜂房10克，甘草6克。挟痰湿者，加炮南星、白芥子；阳虚寒盛，加制附片、细辛，或以制川乌易为制草乌；兼有畏风寒、面色苍白者，加炙黄芪、防风；胃纳不振者，加香谷麦芽、陈皮；小便少者，加猪苓、泽泻；瘀血甚者，加红花、川芎、土鳖虫。

【用法】水煎服，每天2次，每日1剂。

【功效】祛寒化湿，宣痹止痛。

【主治】骶髂关节炎（寒湿痹阻型）。

【来源】《风湿病中医治疗学》

·活络效灵丹加味·

【组成】当归15克，丹参15克，乳香6克，没药6克，赤芍12克，穿山甲珠10克，红花10克，土鳖虫10克，独活10克，鸡血藤30克，桂枝10克，豨莶草20克。瘀血兼寒者，加细辛、金狗脊；瘀血兼热者，加酒炒黄柏、牛膝；腰酸、头晕者，加熟地、山萸肉、补骨脂、菟丝子、鹿角胶；胸闷、腹部作胀者，加香附、沉香、木香、佛手；局部有包块者，加炮南星、白芥子、海藻。

【用法】水煎服，每天2次，每日1剂。

【功效】活血化瘀，通络止痛。

【主治】骶髂关节炎（瘀血阻络型）。

【来源】《风湿病中医治疗学》

·清骨散、大补阴丸加减·

【组成】银柴胡10克，炙鳖甲（先煎）20克，知母10克，生地黄20克，地骨皮10克，秦艽12克，麦冬20克，丹皮10克，生白芍15克，川牛膝10克，首乌15克，葎草15克。低热者，加青蒿、白薇；口干明显者，加石斛、南北沙参、玄参；夜寐多梦者，加酸枣仁、夜交藤、淮小麦。

【用法】水煎服，每天2次，每日1剂。

【功效】养阴清热。

【主治】骶髂关节炎（阴虚火旺型）。

【来源】《风湿病中医治疗学》

❧· 杜仲丸加减 ·❧

【组成】杜仲15克，龟甲（先煎）15克，补骨脂10克，枸杞子15克，黄芪12克，黄柏10克，知母10克，五味子6克，芍药12克，当归10克。腰酸甚者，加菟丝子、山萸肉、续断；肾阳虚寒盛者，去知母、黄柏，加淫羊藿、制附片、肉桂、细辛，改龟甲为鹿角胶；瘀血甚者，加土鳖虫、丹参、三七；肾虚而挟风寒湿邪者，加独活、细辛、桂枝、桑寄生、牛膝。

【用法】水煎服，每天2次，每日1剂。

【功效】补肾壮督。

【主治】骶髂关节炎（肾督亏虚型）。

【来源】《风湿病中医治疗学》

❧· 人参养荣汤加减 ·❧

【组成】人参（另煎）5克，炙黄芪30克，熟地黄12克，当归10克，白芍10克，怀牛膝10克，五加皮15克，陈皮8克，茯神10克，鸡血藤30克，威灵仙30克，炙甘草6克。下肢酸软无力者，加川断、金狗脊；下肢拘挛者，加乌梢蛇、宣木瓜；病程日久腰骶疼痛较剧者，加全蝎、蜈蚣；心慌失眠者，加酸枣仁、灵磁石。

【用法】水煎服，每天2次，每日1剂。

【功效】补益气血。

【主治】骶髂关节炎（气血两虚型）。

【来源】《风湿病中医治疗学》

莫成荣自拟汤

【组成】黄柏20克，苍术20克，牛膝20克，蒲公英30克，忍冬藤30克，金银花20克，连翘25克，海风藤30克，络石藤20克，威灵仙20克，桑枝20克，路路通20克，露蜂房20克，土茯苓30克，红花15克，赤芍15克，马勃15克，乌梢蛇20克，甘草10克。

【用法】水煎服，每天2次，每日1剂。

【功效】清热利湿，活血通络。

【主治】链球菌感染后反应性关节炎（湿热痹）。

【来源】莫成荣教授治疗反应性关节炎经验总结，辽宁中医学院（学位论文），2005

吴亚经验方

【组成】连翘20克，独活9克，银花20克，栀子15克，板蓝根15克，黄连10克，黄芩15克，生地20克，滑石粉30克，茵陈15克，蒲公英15克，生甘草5克。

【用法】文火水煎，取汁约450毫升，分2次温服，每日1剂。

【功效】清热祛湿，通淋化浊。

【主治】淋病奈瑟菌引发反应性关节炎。

【来源】山西医药杂志，2015，44（2）

金相哲经验方1

【组成】龙胆草12克，栀子12克，黄芩12克，柴胡12克，生地30克，车前子（包煎）15克，泽泻12克，生甘草9克，白芍30克，当归12克，金银花24克，紫花地丁18克。

【用法】水煎服，每天2次，每日1剂。

【功效】清肝明目，泻火解毒。

【主治】反应性关节炎（热毒炽盛、上攻诸窍型）。

【来源】光明中医，2013，28（5）

～·金相哲经验方2·～

【组成】生甘草15克，炙甘草15克，柴胡12克，黄芩12克，干姜6克，土茯苓30克，白花蛇舌草24克，雷公藤（先煎30分钟）15克，薏苡仁30克，马齿苋30克，蒲公英24克。

【用法】水煎服，每天2次，每日1剂。

【功效】清热利湿，祛浊解毒。

【主治】反应性关节炎（湿毒下注、流注会阴型）。

【来源】光明中医，2013，28（5）

～·金相哲经验方3·～

【组成】苍术9克，黄柏12克，薏苡仁30克，川牛膝24克，土茯苓30克，木防己12克，猫爪草15克，青风藤30克，车前草15克，雷公藤（先煎30分钟）15~20克，生甘草10克，蒲公英18克。

【用法】水煎服，每天2次，每日1剂。

【功效】利湿解毒，清热通络。

【主治】反应性关节炎（湿热壅盛、痹阻骨节型）。

【来源】光明中医，2013，28（5）

～·徐卫东自拟雄黄复方·～

【组成】水飞雄黄0.02克，苍术10克，黄柏10克，薏苡仁30克，川牛膝10克，丹参30克，赤芍15克，虎杖15克，土茯苓30克，忍冬藤15克，络石藤15克，地龙15克，甘草3克。热盛者，加焦山栀子10克、石膏20克；瘀阻明显者，加全蝎5克、蜈蚣1条。

【用法】水煎服，每天2次，每日1剂。

【功效】清热解毒利湿，活血通络止痛。

【主治】反应性关节炎。

【来源】风湿病与关节炎，2014，3（11）

❦ 局方甘露饮加减 ❧

【组成】生地10克，熟地10克，天冬10克，麦冬10克，茵陈15克，黄芩10克，枳壳10克，石斛15克，生甘草15克，蒲公英20克，升麻10克，桑枝30克，当归10克，连翘10克，赤小豆15克，苦参10克，生薏苡仁30克，鬼箭羽10克，牡丹皮10克。

【用法】水煎服，每天2次，每日1剂。

【功效】疏风清热化湿，通络止痛。

【主治】反应性关节炎（风湿热痹、络脉瘀阻型）。

【来源】中国中西医结合杂志，2007，27（4）

❦ 白虎加桂枝汤加减 ❧

【组成】桂枝15克，生石膏（先煎）30克，生薏苡仁30克，秦艽15克，羌活10克，独活10克，青风藤20克，海风藤20克，络石藤20克，威灵仙15克，知母10克，桑枝30克，细辛3克，生甘草6克。

【用法】水煎服，每天2次，每日1剂。

【功效】清热利湿，养阴解毒通络。

【主治】反应性关节炎（湿热蕴毒、阴虚血瘀型）。

【来源】中国中西医结合杂志，2007，27（4）

❧ · 贾树杰经验方1 · ❧

【组成】黄柏12克，苍术12克，牛膝15克，薏苡仁15克，防己12克，连翘12克，栀子10克，滑石12克，木瓜12克，木通12克，雷公藤15克，桑枝15克，络石藤15克，忍冬藤15克。热盛者，加黄连10克、黄芩12克、石膏20克；湿盛者，加白术15克、茯苓12克、泽泻12克；畏光流泪、两眼烧灼疼痛者，加夏枯草15克、决明子12克、野菊花15克；下痢赤白者，加白头翁15克、黄连12克、秦皮15克；小便赤涩疼痛者，加车前子15克、萹蓄12克、瞿麦12克。

【用法】水煎服，每天2次，每日1剂。

【功效】清热祛湿，通利关节。

【主治】反应性关节炎（湿热型）。

【来源】中医杂志，2003（4）

❧ · 贾树杰经验方2 · ❧

【组成】桃仁12克，红花12克，乳香12克，没药12克，赤芍12克，生地黄15克，当归10克，川芎12克，地龙15克，陈皮12克，枳壳12克，茯苓12克，胆南星9克，白芥子9克，全蝎6克，蜈蚣3条，乌梢蛇10克。

【用法】水煎服，每天2次，每日1剂。

【功效】活血化瘀，祛痰通络。

【主治】反应性关节炎（痰瘀阻络型）。

【来源】中医杂志，2003（4）

❧ · 贾树杰经验方3 · ❧

【组成】当归10克，生地黄15克，山茱萸15克，山药15克，茯苓12克，牡丹皮12克，泽泻12克，牛膝15克，菟丝子15克，鹿角胶（烊化）10克，龟甲胶（烊化）10克，土鳖虫10克，蜈蚣3条，穿山甲9克，牛脊骨15克。

【用法】水煎服，每天2次，每日1剂。

【功效】滋补肝肾，通络止痛。

【主治】反应性关节炎（肝肾阴虚型）。

【来源】中医杂志，2003（4）

∾ 贾树杰经验方4 ∾

【组成】熟地黄12克，山药12克，山茱萸12克，枸杞子12克，鹿角胶（烊化）10克，杜仲15克，菟丝子15克，当归15克，肉桂12克，制附子（先煎）9克，白术15克，茯苓12克，生晒参9克，牛膝15克，独活15克，威灵仙15克。

【用法】水煎服，每天2次，每日1剂。

【功效】健脾补肾，通络止痛。

【主治】反应性关节炎（脾肾阳虚型）。

【来源】中医杂志，2003（4）

∾ 郭进经验方 ∾

【组成】忍冬藤30克，土茯苓30克，牛膝15克，威灵仙15克，赤芍20克，黄柏15克，木防己10克，丹参15克，萆薢10克，络石藤15克。合并尿道炎者，加车前子15克、蒲公英10克；病程长、反复发作者，加透骨草10克、苏木10克、全蝎3克、蜈蚣1~3条、黄芪15~30克、桂枝10~15克。

【用法】水煎服，每天2次，每日1剂。

【功效】清热利湿解毒，活血祛瘀通络。

【主治】反应性关节炎。

【来源】福建中医药，2008，39（2）

消痹汤

【组成】生石膏30克，知母10克，苍术10克，黄柏15克，忍冬藤30克，络石藤15克，土茯苓20克，败酱草20克，白芍30克，甘草6克，牛膝15克，地龙15克。

【用法】水煎服，每天2次，每日1剂。

【功效】清热解毒，祛风除湿，活血通络。

【主治】反应性关节炎。

【来源】江苏中医药，2005，26（10）

荆芥连翘汤

【组成】荆芥10克，连翘20克，柴胡10克，甘草6克，桔梗6克，白芷10克，薄荷6克，黄连10克，黄柏10克，山栀10克，熟地15克，当归10克，川芎10克，赤芍10克，黄芩10克，桑枝15克，独活10克。泌尿系感染者，加白茅根、仙鹤草等。

【用法】水煎服，每天2次，每日1剂。

【功效】清热解毒，化瘀通滞。

【主治】膝反应性关节炎。

【来源】中医中药，2011，1（17）

消毒通痹汤

【组成】金银花15克，野菊花15克，紫花地丁10克，天葵子8克，归尾10克，赤芍10克，乳香10克，没药8克，黄连12克，栀子10克，泽泻8克，木通6克。

【用法】每日1剂，水煎取汁约300毫升，分2次服用。

【功效】活血化瘀，清热凉血，消肿止痛。

【主治】反应性关节炎。

【来源】中国现代药物应用，2010，4（6）

第二节　外用方

·∾ 中药熏洗方 ∾·

【组成】炒艾叶30克，生川乌20克，生南星20克，威灵仙30克，络石藤50克，地南蛇50克，五加皮20克，伸筋草30克。

【用法】将上药入盆中加冷水置火上煎煮，沸腾5分钟左右，将盆离火置于地上，趁热熏蒸患处，待稍冷后（以不烫手为度），用药汤浴洗患部，并轻轻按摩患处，每日1~2次，每次30分钟~1小时，每剂药可连用1周。

【功效】温阳散寒，通络止痛。

【主治】创伤性关节炎。

【来源】《风湿病中医治疗学》

·∾ 中药热敷方 ∾·

【组成】生艾叶200克，食盐500克。

【用法】将盐倒入铁锅内，炒热约60℃加入艾叶后拌匀，继续炒至温度约为80℃起锅。再将盐艾装入一只准备好的小布袋内，趁热（以不烫为度）敷于患处。每日1~2次。

【功效】温阳活血止痛。

【主治】创伤性关节炎。

【来源】《风湿病中医治疗学》

～·　消肿止痛膏　·～

【组成】姜黄、羌活、干姜、栀子、乳香、没药各等份。

【用法】熏蒸时将纱布袋中装入熏蒸方药，放入中药汽疗仪，操作前浸泡中药30分钟，预热机器，设定蒸汽温度为39~40℃，熏蒸患者躯体及四肢关节，每次20分钟，每周2次。

【功效】清热解毒，行气活血，舒筋通络。

【主治】膝关节创伤性滑膜炎（损伤初期瘀肿疼痛者）。

【来源】《中医筋伤学》

～·　外贴熨风散　·～

【组成】羌活、白芷、当归、细辛、芫花、白芍、吴茱萸、肉桂各等量，连须赤皮葱适量。

【用法】上药共研细末，每次取适量药末及适量连须赤皮葱捣烂混合，加醋炒热，热熨患处。

【功效】温经散寒，祛风止痛。

【主治】慢性滑膜炎。

【来源】《中医筋伤学》

～·　消肿化瘀散　·～

【组成】当归、赤芍、生地黄、延胡索、血竭、制乳香、制没药、红花、大黄、姜黄、鳖甲、茄根、红曲、赤小豆各等份。

【用法】上药共研细末，用凡士林调成60%软膏，外敷患处。

【功效】活血祛瘀，止痛消肿。

【主治】急、慢性滑膜炎。

【来源】《关节炎千家妙方》

·吴亚经验方·

【组成】当归30克，酒大仙60克，苏木30克，鸡血藤60克，桂枝15克，威灵仙60克，土鳖虫20克。

【用法】文火水煎，取汁约2000毫升，每日浸泡膝盖局部2次。

【功效】清热祛湿，通淋化浊。

【主治】淋病奈瑟菌引发反应性关节炎。

【来源】山西医药杂志，2015，44（2）